LUDWIG
Gynäkologische Endokrinologie und Reproduktionsmedizin
Aktuelle Themen der frauenärztlichen Praxis

Gynäkologische Endokrinologie und Reproduktionsmedizin

Aktuelle Themen der frauenärztlichen Praxis

Herausgegeben von
MICHAEL LUDWIG, Hamburg

Unter Mitarbeit von

GEORG BENKER, MARTIN BIRKHÄUSER, SVEN DIEDERICH, ALMUT DORN,
CHRISTOPH DORN, MATTHIAS EPE, DOLORES FOTH, GEORG GRIESINGER,
JENS W. JACOBEIT, ONNO E. JANSSEN, MARIA KÖSTER, HERBERT KUHL,
MICHAEL LUDWIG, ALEXANDER MANN, MARKUS MONTAG, FRANK NAWROTH,
ANNETTE RICHTER-UNRUH, THOMAS RÖMER, ERWIN STREHLER,
UWE ULRICH, HANS VAN DER VEN, KATRIN VAN DER VEN, RAINER WIEDEMANN,
INKA WIEGRATZ, MICHAEL VON WOLFF

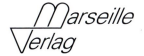

Prof. Dr. med. Michael Ludwig
Endokrinologikum Hamburg
Zentrum für Hormon-
und Stoffwechselerkrankungen,
Gynäkologische Endokrinologie
und Pränatale Medizin
Lornsenstraße 4–6
22767 Hamburg

Michael.Ludwig@endokrinologikum.com

64 Abbildungen, davon 13 farbig, und 60 Tabellen

© 2010 by Hans Marseille Verlag GmbH, München
Inhaberin: Christine Marseille, Verlegerin, München
Herstellungsbüro Wien: Karl Binder, Robert Cipps, Wolfgang Habesohn,
Elisabeth Janetschek, Johannes Krumpel, Michael Miedler,
Norbert Ryba, Dr. Günther Samitz, Heinrich Traindl
Papier: Symbol Freelife Satin
Druck und Bindung: Holzmann Druck, Gewerbestraße 2, 86825 Bad Wörishofen

www.marseille-verlag.com

Inhaltsverzeichnis

Vorwort 7
M. Ludwig

Uterine Fehlbildungen 9
T. Römer

Pubertas tarda und Pubertas praecox 21
A. Richter-Unruh

Diagnostik und Therapie von Zyklusstörungen 31
M. Ludwig

Abklärung und Differenzialdiagnostik der adrenalen Hyperandrogenämie 39
S. Diederich

Gestagene in der hormonalen Kontrazeption und Hormonersatztherapie 51
M. H. Birkhäuser und H. Kuhl

Aktueller Stand der Hormonersatztherapie 71
I. Wiegratz

Alternativen zur perimenopausalen Hormonersatztherapie 83
D. Foth

Perimenopausale Adipositas. Zwischen Hormonen und Kalorien 93
W. A. Mann

Psychologische Beratung und Begleitung in der Kinderwunschtherapie 103
A. Dorn

Clomifenstimulation in der Praxis. Indikationen und Grenzen 113
F. Nawroth

Klinische und reproduktionsmedizinische Andrologie. Stand der Dinge 2010 121
J. W. Jacobeit

Der aktuelle Stand in der ovariellen Stimulation
bei assistierter reproduktiver Technik 145
G. Griesinger

Die intrauterine Insemination. Indikationen und Grenzen 161
F. Nawroth, C. Dorn und M. Ludwig

Moderne Verfahren im IVF-Labor 169
M. Montag, M. Köster, K. van der Ven und H. van der Ven

Fertilitätsprotektion bei onkologischen Erkrankungen 177
M. von Wolff und F. Nawroth

Habituelle Aborte. Standards in Diagnostik und Therapie 189
E. Strehler und R. Wiedemann

Gestationsdiabetes. Standards in Diagnostik und Therapie 199
M. Epe

Schilddrüsenfunktion bei Subfertilität, in der Schwangerschaft
und während der Stillzeit 207
G. Benker und O. E. Janssen

Endometriose. Klinik, Diagnostik und Therapie 219
U. Ulrich, F. Nawroth und C. Dorn

Autorenverzeichnis 228

Abkürzungsverzeichnis 231

Sachverzeichnis 233

Vorwort des Herausgebers

MICHAEL LUDWIG

Das vorliegende Buch behandelt praxisrelevante Themen aus dem Bereich der gynäkologischen Endokrinologie und Reproduktionsmedizin. Jeden Tag sehen wir Patientinnen mit endokrinologischen Problemen – sei es im Rahmen der Übergangssprechstunde (Pubertas tarda und praecox), sei es mit Zyklusstörungen, mit Fragen zu Kontrazeption oder Hormonersatztherapie bzw. zur Abklärung hormoneller Veränderungen wie der Hyperandrogenämie.

Die Themen gehen über den explizit gynäkologisch-endokrinologischen Ansatz hinaus; sie beschäftigen sich ebenso mit Randgebieten, die teilweise der internistischen Endokrinologie zugeordnet sind, aber dennoch bei unseren Patientinnen jederzeit präsent sein müssen wie Fragen zum Thema »Schilddrüsenendokrinologie« und »Gestationsdiabetes«.

Schließlich widmen sich diverse Kapitel dem aktuellen Stand der Kinderwunschbehandlung – auch hier mit dem Fokus auf den Themen, die die Beratung in der täglichen Praxis berührt. Die Autoren haben die Daten zu Clomifen, zu habituellen Aborten und zur Endometriose zusammengetragen. Auch wenn die meisten Patientinnen mit Kinderwunsch zu Verfahren wie IVF, ICSI und andrologischer Abklärung an spezielle Zentren überwiesen werden, war es uns wichtig, die Grundlagen dieser Methoden und Ansätze zu umreißen.

Darüber hinaus findet sich ein aktueller Überblick zu uterinen Fehlbildungen, zu den Inhaltsstoffen aktueller Hormonpräparate sowie zur perimenopausalen Adipositas.

Das Buch soll ein Begleiter in der Praxis sein. Es soll in übersichtlichen Kapiteln aktuellste Informationen zusammenführen.

Wir hoffen, dass unsere Leser die eine oder andere diagnostische und/oder therapeutische Hilfestellung finden können.

Uterine Fehlbildungen

Thomas Römer

Uterine Fehlbildungen spielen meist erst dann eine Rolle, wenn es um unerfüllten Kinderwunsch oder habituelle Aborte geht. Häufig werden die Fehlbildungen spät erkannt, z. B. wenn habituelle Aborte stattgefunden haben; oft wird erst dann eine Therapie eingeleitet. Kenntnisse von Diagnostik und Therapie von Uterusfehlbildungen sind somit unabdingbar. In der täglichen Praxis zeigt sich jedoch oft, dass selbst bei den Definitionen der einzelnen Uterusfehlbildungen Unklarheiten bestehen. Nachfolgend soll auf die häufigsten uterinen Fehlbildungen und die therapeutischen Möglichkeiten eingegangen werden.

Epidemiologie

Die Inzidenz von Prävalenz genitaler Fehlbildungen ist meist in retrospektiven Studien erhoben worden. Dies hängt im Wesentlichen davon ab, welche Patientinnen untersucht werden und mit welcher Methode. Während in der Allgemeinbevölkerung eine Prävalenz von 0,2–0,4% angegeben wird, beträgt diese bei Infertilität zwischen 3% und 13%. In größeren Studien findet sich eine Frequenz von uterinen Fehlbildungen bei mehr als 3000 Patientinnen von 4% (1). Allerdings variiert dies zwischen 6,3% bei Infertilität, 3,8% bei fertilen Frauen sowie 2,4% bei unerfülltem Kinderwunsch (1). Diese Ergebnisse zeigen, dass besonders bei Frauen mit Kinderwunsch oder habitueller Abortneigung die uterine Fehlbildung in das diagnostische und therapeutische Gesamtkonzept miteinbezogen werden muss.

Ätiologie

Uterine Fehlbildungen sind aufgrund ihrer Entstehung auch häufig mit Fehlbildungen der Vagina, der Zervix, der Adnexen und vor allem auch des Harntraktes assoziiert. Klinisch relevant werden Uterusfehlbildungen meist erst mit Einsetzen der Blutungen, der sexuellen Aktivität, besonders auch bei Kinderwunsch. Die Ursachen von Fehlbildungen sind Anomalien der Müller-Gänge, die von dem doppelt angelegten Uterus (z. B. Uterus didelphis) über partielle Fusionsstörungen der Müller-Gänge (z. B. Uterus subseptus) bis hin zu einer doppelt angelegten Zervix oder Vagina gehen können. Gendefekte spielen bei isolierten Fehlbildungen der Müller-Gänge keine Rolle.

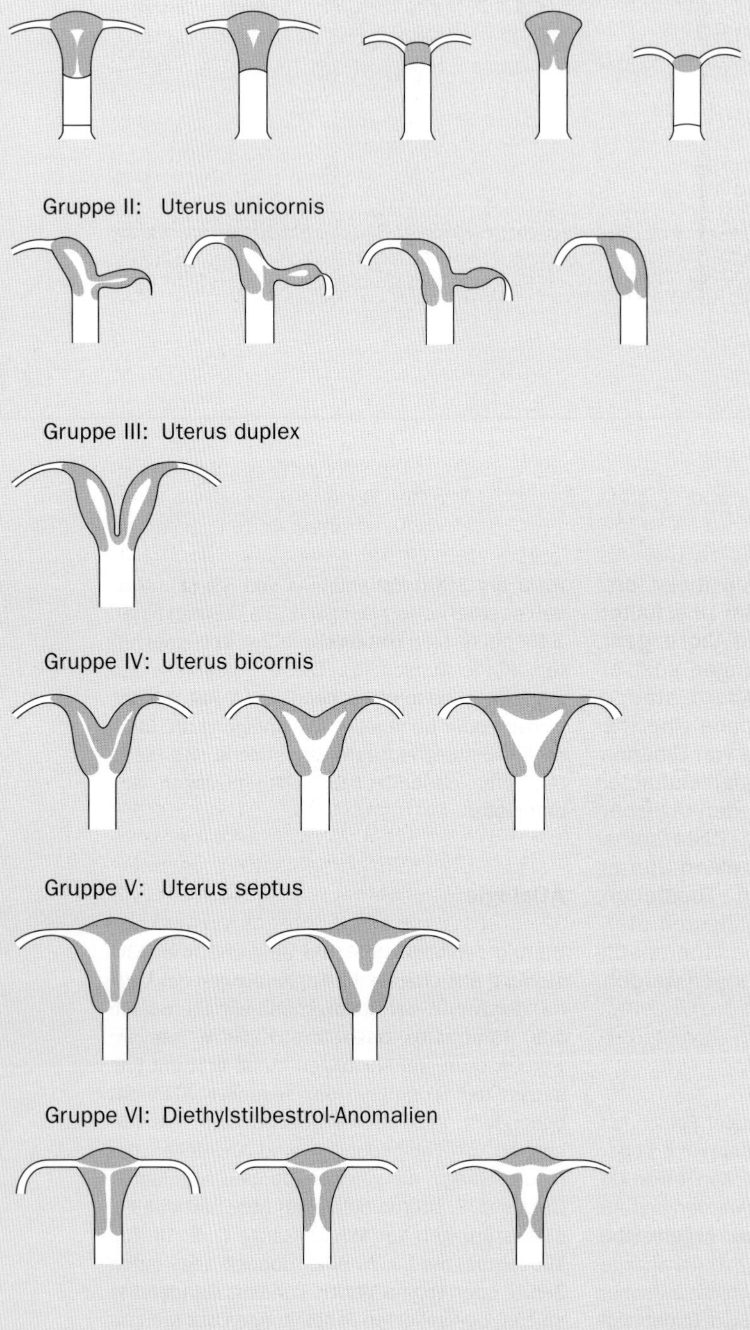

Gruppe I: Müller-Agenesis oder Hypoplasie

Gruppe II: Uterus unicornis

Gruppe III: Uterus duplex

Gruppe IV: Uterus bicornis

Gruppe V: Uterus septus

Gruppe VI: Diethylstilbestrol-Anomalien

Abb. 1
AFS-Klassifikation der Uterusfehlbildungen

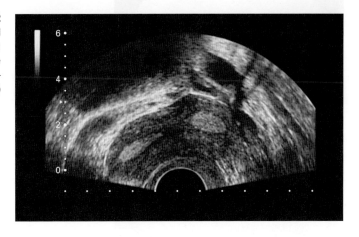

Abb. 2
Vaginalsonographiebefund in der 2. Zyklushälfte: 2 Endometriumareale sichtbar (Zweihöhlenphänomen)

Klassifikation

Die am häufigsten angewendete Klassifikation ist die der American Fertility Society (AFS) (Abb. 1) (2). Hier werden 6 Untergruppen angegeben. In der revidierten Fassung kommt als weitere Untergruppe der Uterus arcuatus dazu. Bei komplexen Fehlbildungen, die besonders die Vagina, Zervix oder auch Adnexen betreffen, unterliegt diese jedoch Einschränkungen, sodass sich bei diesen komplexeren Fehlbildungen die VCUAM-Klassifikation bewährt hat (3). Für die klinische Anwendung bei isolierten Uterusfehlbildungen ist die Klassifikation der American Fertility Society jedoch ausreichend und übersichtlicher.

Diagnostik

Bei ausgeprägten Fehlbildungen, wie einer Vagina- und Uterusagenesie (MAYER-ROKITANSKY-KÜSTER-HAUSER-Syndrom), ergibt sich die Diagnostik bereits meist im Kindes- und Jugendalter durch das Auftreten einer primären Amenorrhö. Zumeist wird dann nach klinischer Untersuchung (fehlende Vagina) und sonographischer Diagnostik durch eine Laparoskopie das Fehlen des Uterus festgestellt.

In der Diagnostik von uterinen Fehlbildungen im Zusammenhang mit einem Fertilitätsproblem spielt die sonographische Diagnostik eine entscheidende Rolle. Hier sollte gezielt nach Uterusfehlbildungen gefahndet werden. Dazu empfiehlt es sich, die Sonographie prämenstruell durchzuführen, da sich dann bei einem hoch aufgebauten Endometrium ein typisches Zweihöhlenphänomen bei Uterus subseptus/bicornis darstellen lässt (Abb. 2) (4).

Der Uterus unicornis lässt sich nur selten sonographisch diagnostizieren, da sich das Uteruskavum meist normal darstellt und das rudimentäre Horn oft klein und ohne Endometrium ist. Nur bei ausgeprägten Hörnern, eventuell mit einer Hämatometra, ist eine sonographische Diagnostik beim Uterus unicornis möglich. Die endgültige Beurteilung erfolgt erst durch die Hysteroskopie und Laparoskopie (Abb. 3 und 4). Besteht bereits sonographisch der Hinweis auf eine uterine Fehlbildung, sollte eine endoskopische Diagnostik erfolgen, die die Hysteroskopie und auch die Laparoskopie mit einschließt (4). Oftmals kann auch hier eine Therapie angeschlossen werden.

Eine endoskopische Diagnostik ist immer dann indiziert, wenn es sich um habituelle Aborte handelt, sonographisch der Verdacht auf eine Fehlbildung besteht und im Rahmen der Kinderwunschdiagnostik eine weitere Abklärung notwendig ist (4).

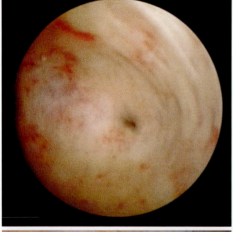

Abb. 3
Hysteroskopie: Uterus unicornis

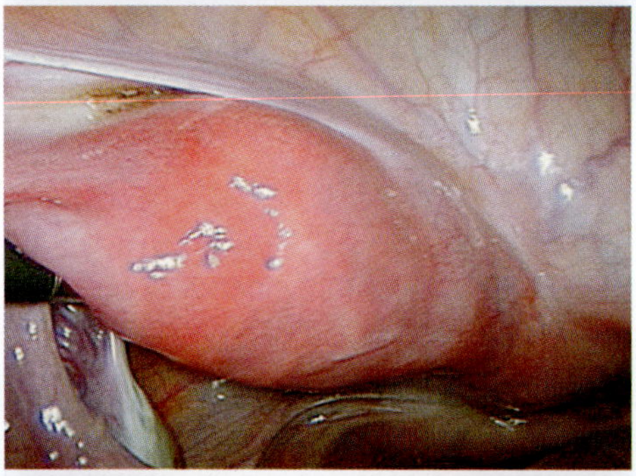

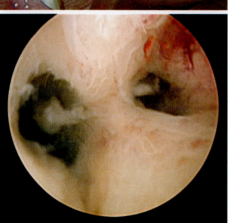

Abb. 4
Laparoskopie: Uterus unicornis Typ IId ohne rudimentäres Horn

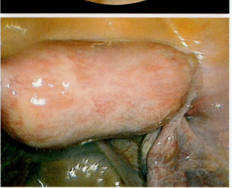

Abb. 5
Hysteroskopie: Uterus subseptus
(Differenzialdiagnose: »Uterus bicornis«)

Abb. 6
Laparoskopie: Uterusfundus breit und glatt – Diagnose: »Uterus subseptus«

	Uterus bicornis	**Uterus septus**
Häufigkeit	Seltenere Uterusfehlbildung	Häufigste Uterusfehlbildung
Abortrate ohne Therapie	30%	90%
Rate an Termingeburten ohne Therapie	30%	<5%
HSG/Hysterektomie	Zweigeteiltes Cavum	Zweigeteiltes Cavum
Laparoskopie	Fundus uteri: tiefe mediane Einkerbung	Fundus uteri: glatt oder geringe mediane Raphe
Therapie	Keine, ab 3 Aborten: abdominale Metroplastik erwägen	Hysteroskopische Septumdissektion

Tab. 1
Differenzialdiagnose:
Uterus bicornis versus
Uterus septus

Tab. 2
Therapie des Uterus unicornis

* Differenzialdiagnostik: Sonographie, gegebenenfalls MRT

Anatomie des rudimentären Horns

- Kommunizierendes Horn mit Endometrium:
  Keine Therapie (gegebenenfalls Koagulation des Horns oder Resektion bei Hämatometrabildung)*

- Nicht-kommunizierendes Horn mit Endometrium:
  Laparoskopische Resektion des Horns (Hämatometragefahr und hohe Endometrioseinzidenz)*

- Kein Cavum nachweisbar im rudimentären Horn:
  Keine Therapie*

- Kein rudimentäres Horn nachweisbar:
  Keine Therapie*

- Schwangerschaft im rudimentären Horn:
  Laparoskopische Resektion des rudimentären Horns

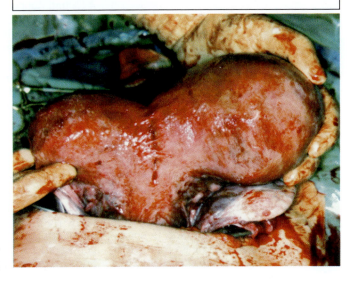

Abb. 7
Intraoperativer Befund bei einer Re-Re-Sectio in Terminnähe bei Zustand nach abdominaler Metroplastik

Wenn im Rahmen des unerfüllten Kinderwunsches eine Laparoskopie indiziert ist, sollte diese stets mit einer **Hysteroskopie** verbunden werden. Es empfiehlt sich, vor Maßnahmen der assistierten Reproduktion das Cavum uteri immer auch durch eine Hysteroskopie (die auch mit Minihysteroskopen ambulant ohne Narkose durchgeführt werden kann) abzuklären. Nichts ist belastender für eine Patientin, wenn nach erfolgreicher assistierter Reproduktion eine Schwangerschaft durch eine zuvor nicht erkannte uterine Fehlbildung in einem Abort endet. Handelt es sich um unklare Uterusfehlbildungen, kann manchmal auch ein MRT indiziert sein, wenn davon eine nachfolgende Operationsplanung abhängt.

Zur Abklärung der harnableitenden Wege ist eine Nierensonographie zu empfehlen, besonders bei asymmetrischen uterinen Fehlbildungen, da besonders hier gehäuft Anomalien (z. B. Beckennieren) auftreten können. Diese sollten im Vorfeld einer operativen Therapie genau lokalisiert werden.

Die gynäkologischen Untersuchungen, besonders solche zur Inspektion der Vagina, (Ausschluss Vaginalseptum) und der Portio (Uterus bicollis) sind selbstverständlich.

Die Hysterosalpingographie ist heute durch die Endoskopie verzichtbar, zumal auch hier keine Unterscheidung zwischen Uterus septus und bicornis möglich ist (4).

Für eine mögliche operative Therapie beim Uterus septus ist die differenzialdiagnostische Abgrenzung zum Uterus bicornis sehr wesentlich. Aus diesem Grund sollte immer eine Laparoskopie erfolgen und diese gut dokumentiert sein (Abb. 5 und 6) (4). Aus unserer klinischen Erfahrung heraus ist oft die Definition »Uterus subseptus/bicornis« unklar, und die Verlässlichkeit von Vorbefunden ist immer mit Zweifeln behaftet, vor allem dann, wenn eine Beschreibung der Uterusfehlbildung im Rahmen einer Sectio erfolgte. Daher sollte im Zweifelsfall vor einer hysteroskopischen Septumdissektion eine Laparoskopie erfolgen, um einen Uterus bicornis sicher auszuschließen (Tab. 1).

Therapie

Uterusagenesie (MAYER-ROKITANSKY-KÜSTER-HAUSER-Syndrom)

Bei Kohabitationswunsch der Patientin besteht die Möglichkeit, eine Neovagina zu rekonstruieren. Dies erfolgt meist laparoskopisch mit der Methode nach VECCHETTI (5). Wir bevorzugen die Anlage einer Peritonealscheide, die wir nach der Methode von DAVYDOV-FRIEDBERG in Kombination mit der gaslosen Laparoskopie durchführen. Eine laparoskopische Entfernung der rudimentären Hörner ist immer dann indiziert, wenn diese Endometrium enthalten, um eine Endometrioseentstehung zu vermeiden.

Uterus unicornis

Der Uterus unicornis kann mit einer Beeinträchtigung der Fertilität einhergehen. Die Lebendgeburtenraten werden mit 24–27% angegeben. Über Frühgeburtenraten von 44% und Abortraten von 29% beim Uterus unicornis wird berichtet (6). FEDELE et al. (7) berichteten über 58% Aborte und 10% Frühgeburten beim Uterus unicornis.

Die Therapie hängt in erster Linie von den Besonderheiten des rudimentären Horns ab. Liegt kein rudimentäres Horn vor, ist keine Therapie nötig. Ist das rudimentäre Horn endometriumfrei und klein, muss ebenfalls keine Therapie erfolgen (es ist jedoch nicht immer intraoperativ beurteilbar, ob ein Endometrium vorliegt).

Liegt ein nicht-kommunizierendes rudimentäres Horn mit Endometrium vor, so ist eine Entfernung (die laparoskopisch erfolgen kann) zu empfehlen. In dieser Situation entsteht oft eine Hämatometra, die zu

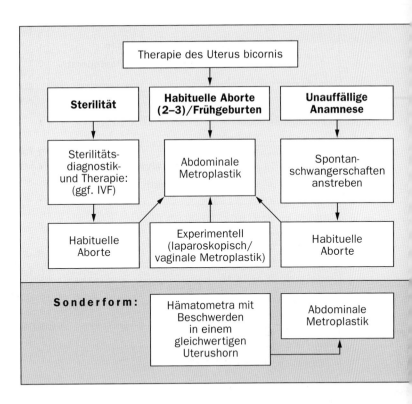

Abb. 8 Therapie bei Uterus bicornis

Beschwerden führen kann. Dies wiederum führt zu einer hohen Inzidenz einer Endometriose, die zusätzlich die Fertilität beeinträchtigt. Bei einem größeren rudimentären Horn ist die Überlegung zu treffen, ob dieses Horn in einer Schwangerschaft hinderlich sein kann. Trifft dies zu, sollte das Horn entfernt werden (Tab. 2).

Bei der Diagnostik und der Therapie des Uterus unicornis, die meist per Laparoskopie durchgeführt werden kann, ist immer auch nach Endometriosen zu suchen. Die Inzidenz wird mit 20–30% angegeben (8). Es ist weniger mit einer Beeinträchtigung der Fertilität beim Uterus unicornis, sondern mit geburtshilflichen Komplikationen zu rechnen (9).

Eine besondere Konstellation ist eine Schwangerschaft im rudimentären Horn. Hier ist eine laparoskopische Entfernung des rudimentären Hornes der Schwangeren möglich (Tab. 2) (10).

Uterus duplex (didelphis)

Der Uterus duplex ist eine sehr seltene Uterusfehlbildung. Hier wäre bei habituellen Aborten die Möglichkeit einer abdominalen Metroplastik zur Vereinigung der beiden Uteri zu empfehlen. Umfangreichere Daten über den Erfolg dieser Therapie gibt es nicht – die Möglichkeit der abdominalen Metroplastik hängt dabei vor allem davon ab, inwieweit die beiden Uteri spannungsfrei aneinandergebracht werden können.

Uterus bicornis

Stellt sich die Diagnose eines Uterus bicornis (typische Einziehung, »herzförmige« Form des Uterus), muss die Indikation zu einer operativen Intervention streng gestellt werden. Die Zahl ausgetragener Schwangerschaften bei einem Uterus bicornis ist relativ hoch; sie beträgt zwischen 30% und 50% (11, 12). Die Literatur ist hier sehr

	Eigene Ergebnisse	
	Präoperativ	Postoperativ
Abortrate	91%	6%
Lebendgeburtsrate	11%	92%

Tab. 3
Abdominale Metroplastik bei Uterus bicornis bzw. Uterus duplex und habituellen Aborten bei 32 Patientinnen (1995–2005)

	Metaanalyse (9 Studien)	
	Präoperativ	Postoperativ
Abortrate	77,4–88,9%	8,2–27,7%
Lebendgeburtsrate	8,9–22,6%	59,6–91,8%

Tab. 4
Erfolgsrate der hysteroskopischen Septumdissektion bei 709 Patientinnen (1986–2000)

	Eigene Ergebnisse	
	Präoperativ	Postoperativ
Abortrate	68,5%	11,9%
Lebendgeburtsrate	17,7%	78,6%

Tab. 5
Erfolgsrate der hysteroskopischen Septumdissektion bei 123 Patientinnen mit Infertilität und sekundärer Sterilität (1995–2005) mit Follow-up

heterogen – es wird auch nicht immer ganz exakt zwischen Uterus subscptus und bicornis unterschieden.

In der Literatur zeigt sich allerdings relativ einheitlich, dass bei Patientinnen mit rezidivierenden Aborten gute operative Therapieergebnisse zu erzielen sind. Durch die operative Korrektur mittels Metroplastik sinkt die Abortrate von 80% präoperativ auf 5–24% postoperativ (1, 13, 14). Aus diesen Literaturdaten und nach unseren eigenen klinischen Erfahrungen lässt sich schlussfolgern, dass eine operative Korrektur mittels abdominaler Metroplastiken bei Patientinnen mit habituellen Aborten beim Uterus bicornis (oder bei rezidivierenden Frühgeburten) zu einer Verbesserung der Lebendgeburten beiträgt.

Als Operationsmethode ist hier die abdominale Metroplastik der Standard.

Während STRASSMANN (1907) die Metroplastik auf vaginalem Weg durchführte, hat sich beim Uterus bicornis zunehmend die abdominale Technik durchgesetzt. Modifikationen der abdominalen STRASSMANN-Technik nach TOMPKINS, JONES oder BRET-PALMER werden individuell abgewendet. Es gibt keine relevanten Untersuchungen, ob eine der Methoden »besser« ist.

Sowohl die postoperative Einlage eines Intrauterinpessars (IUP) zur Adhäsionsprophylaxe als auch eine Östrogenisierung der Patientin über 3 Monate ist zu diskutieren.

Einzelne experimentelle Methoden, z. B. kombiniert laparoskopisch-vaginale Metroplastiken, sind Raritäten (15).

Wir haben gute Erfahrungen mit der abdominalen Metroplastik nach BRET-PALMER (Abb. 7).

Eine absolute Indikation besteht nur bei habituellen Aborten (>3 Aborte).

Eine Ausnahmesituation ist eine Hämatometra in einem Horn des Uterus bicornis. Hier kann (unabhängig von der geburtshilflichen Anamnese) bei jungen Mädchen, aufgrund der Schmerzsymptomatik eine Metroplastik erforderlich sein. Dies ist allerdings nur dann sinnvoll, wenn das bicornale Horn mit einer Hämatometra groß genug ist, um es mit dem anderen Horn zu vereinigen. Dies lässt sich präoperativ im MRT klären (Abb. 8).

In unseren eigenen Ergebnissen zeigt sich eine deutliche Reduktion der Abortrate durch die abdominale Metroplastik beim Uterus bicornis (Tab. 3).

Uterus subseptus/septus

Der Uterus subseptus/septus ist die häufigste Form der fertilitätsrelevanten Uterusfehlbildungen. Beim Uterus subseptus findet sich eine deutlich erhöhte Abortrate, die je nach Ausdehnung des Septums bei bis zu 90% liegen kann. Es empfiehlt

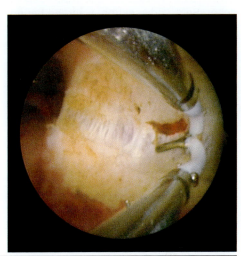

Abb. 9
Hysteroskopische Septumdissektion

Tab. 6
Vergleich der Operationsmethoden

	Abdominale Metroplastik	Hysteroskopische Septumdissektion
Zugang	Laparotomie	Transzervikal
Durchschnittliche Operationszeit	120 Minuten	15 Minuten
Mögliche Sekundärkomplikationen durch die Operation	Intraperitoneale Adhäsionen (tubare Sterilität)	Perforation
Postoperative Geburtenrate	80–90%	80–90%
Eröffnung des Cavum uteri	Ja	Nein
Geburtshilfliches Management	Höhere Sectiofrequenz (keine primäre Sectioindikation)	Keine Sectioindikation

sich daher beim Uterus subseptus/septus bei habituellen Aborten immer, das Septum mittels hysteroskopischer Septumdissektion zu beseitigen. Aber auch bei Patientinnen mit anstehenden Maßnahmen der assistierten Reproduktion oder im Rahmen der Kinderwunschdiagnostik zufällig gefundenen Septen empfiehlt sich eine Septumdissektion unter Kenntnis der deutlich erhöhten Abortrate bei Vorliegen eines Uterus septus.

Der Eingriff der hysteroskopischen Septumdissektion ist ein minimal-invasiver, für die Patientin wenig belastender Eingriff. Somit besteht bei habituellen Aborten eine absolute Indikation zur hysteroskopischen Septumdissektion, während bei primär oder sekundär unerfülltem Kinderwunsch eine relative Indikation besteht, diese jedoch (aufgrund der klinischen Daten) sehr großzügig gehandhabt werden sollte.

Eine Metaanalyse der Literatur an 9 Studien zeigt eine deutliche Reduktion der Abortrate durch eine Septumdissektion (Tab. 4). Dies bestätigen auch eigene Untersuchungen (Tab. 5). Bei der hysteroskopischen Septumdissektion wird mit einer kleinen Nadel das Septum durchtrennt (Abb. 9); die Tubenostien sollten jedoch geschont werden.

Da es zahlreiche Übergangsformen gibt, ist es sehr wichtig, auch bei der Laparoskopie den Fundus genau zu beurteilen (16). Gelegentlich gibt es eine mediane Raphe, die dann eine sehr hohe hysteroskopische Dissektion nach median verbietet (16).

Ob eine postoperative Einlage eines IUP oder die Östrogenisierung eine Verbesserung der Ergebnisse bringt, ist bisher nicht bewiesen. Wir bevorzugen bei sehr tief reichendem Septum (>3 cm) zur Adhäsionsprophylaxe allerdings die Einlage eines Kupfer-IUP über 3 Monate sowie die Östrogenisierung der Patientin (ebenfalls über 3 Monate). Nach 3 Monaten erfolgen dann eine Kontrollhysteroskopie und die IUP-Extraktion (16).

Mit neueren hysteroskopischen Operationstechniken (z. B. bipolare Dissektion), ist die Septumdissektion noch schonender möglich. Immer ist nur eine Dissektion des Septums nötig. Eine Resektion des Septums mit einer Schlinge führt zu keinem besseren Ergebnis und schädigt nur das umgebende Endometrium. Eine abdominale Metroplastik beim Uterus subseptus ist heute obsolet (diese wurde vollständig durch hysteroskopische Techniken ersetzt).

In der Praxis werden bei der Verdachtsdiagnose »Uterus subseptus« (eventuell durch

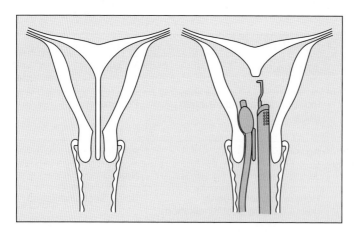

Abb. 10
Ballonmethode zur hysteroskopischen korporalen Septumdissektion bei Uterus septus completus

Klasse	Bezeichnung	Operationsindikation	Operationsmethode
1	Uterusagenesie (Mayer-Rokitansky-Küster-Hauser-Syndrom)	Kohabitationswunsch	Neovagina (Peritonealscheide)
2	Uterus unicornis	Rudimentäres Horn mit Endometrium oder Unterbauchbeschwerden	Laparoskopische Exzision des rudimentären Horns
3	Uterus duplex (didelphys)	Infertilität (3 habituelle Aborte)	Abdominale Metroplastik
4	Uterus bicornis	Infertilität (2–3 habituelle Aborte)	Abdominale Metroplastik
5	Uterus septus	Infertilität (Sterilität)	Hysteroskopische Septumdissektion
6	DES-Anomalien	Keine	Keine
7	Uterus arcuatus	Keine	Keine
Sonderform	Uterus septus completus	Infertilität (Sterilität)	Hysteroskopisch korporale Septumdissektion bei Erhalt des Zervixseptums (Ballontechnik)

Tab. 7
Uterusfehlbildungen

DES = Diethylstilbestrol

Sonographie erhärtet) mit der Patientin in einer Sitzung eine Hysteroskopie, Laparoskopie und Septumdissektion besprochen.

Wir bevorzugen dann folgendes Vorgehen (16):

Die Operation sollte möglichst in der ersten Zyklushälfte stattfinden. Eine Therapie mit GnRH-Analoga ist für die Septumdissektion nicht notwendig. Es erfolgt eine diagnostische Hysteroskopie. Stellt sich ein zweigeteiltes Cavum dar, wird die Laparoskopie angeschlossen, um den Fundus zu beurteilen. Liegt hierbei ein breiter glatter Fundus vor, bestätigt sich die Diagnose eines Uterus subseptus. Dann kann in gleicher Sitzung die operative Hysteroskopie durchgeführt und das Septum disseziert werden.

Nach der Septumdissektion wird der Patientin empfohlen, möglichst 3 Zyklen bis zur nächsten Schwangerschaft abzuwarten, sodass eine vollständige Abheilung und eine Endometriumproliferation im operierten Bereich erfolgen können, um eventuell späteren Plazentakomplikationen vorzubeugen.

Bei einer Schwangerschaft nach hysteroskopischer Septumdissektion ist keine primäre Sectio notwendig. Dies ist somit im Vergleich zur abdominalen Metroplastik ein weiterer Vorteil der hysteroskopischen Septumdissektion (Tab. 6).

Für die seltene Form des Uterus septus completus gelten die gleichen operativen Indikationen wie bei Uterus subseptus, wobei wir bei der Operation den Erhalt des Zervixseptums bevorzugen, da hier erfahrungsgemäß eine gewisse Prävention von Frühgeburten besteht. Die hysteroskopische korporale Septumdissektion mit Erhalt des Zervixseptums ist durch die von uns entwickelte hysteroskopische Ballontechnik möglich (17). Diese Operation sollte jedoch dem versierten Hysteroskopiker vorbehalten bleiben (Abb. 10).

Uterus arcuatus

Der Uterus arcuatus ist eine physiologische Normvariante. Eine Therapienotwendigkeit ergibt sich nicht, da 80–90% der Schwangerschaften bei einem Uterus arcuatus problemlos ausgetragen werden.

Fazit für die Praxis

- Die Diagnostik von Uterusfehlbildungen ist durch den großen Variantenreichtum oft schwierig. Therapiemaßnahmen bedürfen einer individuellen Abwägung von Nutzen und Risiko für die betroffene Patientin (Tab. 7).

Literatur

1. Raga F, et al. Reproductive impact of congenital Müllerian anomalies. Hum Reprod 1997; 12: 2277–2281.
2. Buttram VC jr. Müllerian anomalies and their management. Fertil Steril 1983; 40: 159–163.
3. Oppelt P, et al. The VCUAM (Vagina Cervix Uterus Adnex-associated Malformation) classification: a new classification for genital malformations. Fertil Steril 2005; 84: 1493–1497.
4. Römer T. Diagnostische Hysteroskopie. 2. Aufl. Berlin-New York: Walter de Gruyter; 2007.
5. Brucker SY, et al. Neovagina creation in vaginal agenesis: development of a new laparoscopic Vecchietti-based procedure and optimized instruments in a prospective comparative international study in 101 patients. Fertil Steril 2008; 90: 1940–1952.
6. Akar ME, et al. Reproductive outcome of women with unicornuate uterus. Aust N Z J Obstet Gynaecol 2005; 45: 148–150.
7. Fedele L, et al. Reproductive performance of women with unicornuate uterus. Fertil Steril 1987; 47: 416–419.
8. Liu MM. Unicornuate uterus with rudimentary horn. Int J Gynaecol Obstet 1994; 44: 149–153.
9. Nagele F, et al. Non-communicating rudimentary uterine horn-obstetric and gynecologic implications. Acta Obstet Gynecol Scand 1995; 74: 566–568.
10. Sönmezer M, et al. Laparoscopic management of rudimentary uterine horn pregnancy: case report and literature review. JSLS 2006; 10: 396–399.
11. Acién P. Reproductive performance of women with uterine malformations. Hum Reprod 1993; 8: 122–126.
12. Heinonen PK, Saarikoski S, Pystynen P. Reproductive performance of women with uterine anomalies. An evaluation of 182 cases. Acta Obstet Gynecol Scand 1982; 61: 157–162.
13. Spirtos NT, Comninos AV. Fertility after operation for uterus bicornis. Reproduction 1982; 6: 1–7.
14. Zorlu CG, et al. Reproductive outcome after metroplasty. Int J Gynaecol Obstet 1996; 55: 45–48.
15. Pelosi MA, Pelos MA. Laparoscopic-assisted transvaginal metroplasty for the treatment of bicornute uterus: a case study. Fertil Steril 1996; 65: 886–890.
16. Römer T. Operative Hysteroskopie. 2. Aufl. Berlin-New York: Walter de Gruyter; 2009.
17. Römer T, Lober R. Hysteroscopic correction of a complete septate uterus using a balloon technique. Hum Reprod 1997; 12: 478–479.

Pubertas tarda und Pubertas praecox

ANNETTE RICHTER-UNRUH

In der Pubertät kommt es mit der sexuellen Reifung zur Ausbildung der primären und sekundären Geschlechtsmerkmale. Während die Reihenfolge des Auftretens der einzelnen Pubertätszeichen recht konstant ist, sind der Zeitpunkt des Pubertätsbeginns und des -ablaufs sehr variabel.

Eine vorzeitige Pubertätsentwicklung oder Pubertas praecox liegt dann vor, wenn erste Pubertätszeichen außerhalb der Streubreite der normalen Pubertätsentwicklung, definiert als 2,5 Standardabweichungen (SD) unterhalb des Mittelwerts, liegen. Dies entspricht bei Mädchen einem chronologischen Alter <8 Jahren. Analog spricht man von einer verspäteten Pubertätsentwicklung oder Pubertas tarda, wenn in einem Alter von 2,5 SD über dem durchschnittlichen Pubertätsbeginn keinerlei Pubertätszeichen aufgetreten sind. Eine weiterführende Diagnostik sollte also bei ausbleibender Reifeentwicklung bei einem Alter von etwa 13,5 Jahren bei Mädchen in die Wege geleitet werden. Handelt es sich nicht um eine Normvariante, ist zügig eine ursachenorientierte Behandlung in die Wege zu leiten.

Definition und Einteilung der Pubertas praecox

Der Zeitpunkt des Pubertätsbeginns ist nicht nur von genetischen Faktoren abhängig – auch andere Einflüsse, wie z. B. das Körpergewicht, spielen eine wichtige Rolle. Nach Aufhebung hemmender zentraler Einflüsse (Gonadotropin-Releasing-Hormon [GnRH]-Pulsgenerator) kommt es über die Produktion von »Luteinising hormone releasing hormone« (LHRH) zur Freisetzung der Gonadotropine aus der Hypophyse. Diese sorgen über Bindung an den gonadalen luteinisierenden Hormon- bzw. an den follikelstimulierenden Hormonrezeptoren für die Biosynthese der Sexualsteroide. Es besteht ein Feedback der Gonaden an Hypophyse und Hypothalamus über Inhibin B sowie über Testosteron und Östrogene.

Unter dem Einfluss der Sexualhormone bilden sich die sekundären Geschlechtsmerkmale heraus. Dies ist n i c h t vom Lebensalter abhängig. Die Symptome einer isosexuellen Pubertas praecox stimmen mit den Symptomen einer zeitgerechten Pubertätsentwicklung überein; dies muss jedoch nicht für die zeitliche Dynamik gelten. So kann eine vorzeitige Pubertätsentwicklung beschleunigt sein. Es kommt zu einem Wachstumsschub und zur beschleunigten Knochenreifung mit einer Skelettalterakzeleration. Bei jedem perzentilenschneidendem Wachstum muss an eine Pubertas praecox gedacht werden. Die Talgproduktion der Haut und der Haare sowie die Schweißbildung ändern sich. Außerdem finden sich die psychischen Veränderungen der Pubertät wie Stimmungslabilität und vermehrte Aggressionen.

Man unterscheidet 2 Formen der Pubertas praecox:

○ Die z e n t r a l e (gonadotropinabhängige) Pubertas praecox, die durch eine vorzeitige Aktivierung der Hypothalamus-Hypophysen-Gonaden-Achse hervorgerufen wird. Bei der zentralen Pubertas praecox finden sich in der Regel pubertäre Gonadotropinspiegel.

○ Die p e r i p h e r e (gonadotropinunabhängige) Pubertas praecox oder auch Pseudopubertas praecox, die durch eine Sexualsteroidproduktion ohne zentrale Stimulation (niedrige oder supprimierte Gonadotropinspiegel) gekennzeichnet ist. Bei der gonadotropinunabhängigen Pubertas praecox finden sich supprimierte Gonadotropinspiegel.

In Tab. 8 sind die Ursachen für eine Pubertas praecox zusammengefasst (1, 2).

Diagnostik

Leitsymptom für eine Pubertas praecox ist das Auftreten sekundärer Geschlechtsmerkmale vor dem 8. Geburtstag. Die Anamnese enthält das Alter bei Beginn der Pubertätsentwicklung, die Geschwindigkeit des Fortschritts der Entwicklung sekundärer Geschlechtsmerkmale, zusätzlich Zeichen einer Pubertätsentwicklung (Akne, Geruch, fettige Haut und Haare, vaginaler Fluor, Menarche, Wesensänderung).

Einen hohen Stellenwert hat die Wachstumskurve. Ein perzentilenschneidendes Wachstum weist durch eine pubertäre Wachstumsgeschwindigkeit im präpubertären Bereich der Perzentilenkurven auf die zu frühe körperliche Entwicklung hin. Familienanamnese hinsichtlich früher Pubertät, Zyklusunregelmäßigkeiten und auffällig kleiner Familienangehöriger (z. B. unbehandeltes androgenitales Syndrom [AGS]) sind zu erfragen. Bedeutung kommt weiterhin dem Vorliegen früherer oder aktueller Erkrankungen zu, hier vor allem Erkrankungen, die das zentrale Nervensystem betreffen (Tumoren, Hydrozephalus, Meningomyelozele, Enzephalitis, Meningitis).

Bei der körperlichen Untersuchung mit Bestimmung von Körperhöhe und Körpergewicht ist auf die Pubertätsstadien nach TANNER zu achten. Sonographisch präpubertär darstellbare Ovarien bei ansonsten pubertären Genitale und Uterus sprechen für eine periphere Pubertas praecox. Cafe-au-Lait-Flecken können einen Hinweis auf ein MCCUNE-ALBRIGHT-Syndrom oder auf eine Neurofibromatose RECKLINGHAUSEN geben.

Die Bestimmung des Knochenalters ist eine wichtige Untersuchung. Sie erfolgt anhand einer Röntgenaufnahme der linken Hand inklusive des distalen Drittels des Unterarms, üblicherweise nach der Methode von GREULICH und PYLE. Bei einer vorzeitigen Pubertätsentwicklung findet sich in der Regel ein akzeleriertes Skelettalter. Im Verlauf ist der Progress der Knochenalterentwicklung ein wichtiger Parameter.

Die Basislabordiagnostik sollte zunächst eine Bestimmung der basalen Hormonwerte beeinhalten: LH, FSH, Estradiol, Testosteron, TSH, freies T_4, DHEAS, 17-OH-Progesteron. Bei der zentralen Pubertas praecox finden sich pubertäre Werte von LH, FSH und Estradiol. Bei einer LH-unabhängigen Pubertas praecox misst man niedrige bis supprimierte Spiegel von LH und FSH bei pubertären Konzentrationen der Sexualsteroide.

Bei Erhöhung der adrenalen Androgene ist nach einem Tumor oder nach einer Enzymstörung der Nebennieren zu suchen. Bei isolierter Testosteronerhöhung muss an einen Testosteron- oder hCG produzierenden Tumor gedacht werden. Eine isolierte Estradiolerhöhung kann durch hormonaktive Tumoren oder Ovarialzysten bedingt sein.

Bei zusätzlichen Hauterscheinungen, einer Knochendysplasie und rezidivierenden Ovarialzysten ist das Vorliegen eines McCune-Albright-Syndroms wahrscheinlich. Eine exogene Hormonzufuhr sollte anamnestisch immer ausgeschlossen werden.

Die Sexualsteroide unterliegen einem physiologischen zirkadianen Rhythmus, weshalb die Bestimmungen am frühen Vormittag erfolgen sollten.

Da auch bei punktuell präpubertären Werten eine Pubertas praecox vorliegen kann, ist bei entsprechender Klinik immer eine weiterführende Diagnostik angezeigt.

Mit dem LHRH-(GnRH-)Stimulationstest kann überprüft werden, ob die Hypothalamus-Hypophysen-Ovar-Achse bereits aktiv ist. Nach Legen eines i.v. Zugangs erfolgen eine Blutentnahme zur Bestimmung der Basalwerte von LH und FSH (0-Wert), die Injektion von LHRH (60 µg/m² KO, z.B. *LHRH Ferring* 0,1 mg, *Relefact LH-RH* 0,1 mg) und eine weitere Blutentnahme nach 30 Minuten zur Bestimmung der stimulierten Werte für LH und FSH. Zur Interpretation müssen die altersspezifischen Normwerte berücksichtigt werden (Tab. 9) (3). Als weiteres Kriterium zur Beurteilung des Tests sollte der »stimulierte LH-/FSH-Quotient« (30-min-LH-Wert dividiert durch den 30-min-FSH-Wert) herangezogen werden. Bei einer Pubertas praecox ist dieser

Zentrale Pubertas praecox über eine Aktivierung der Hypothalamus-Hypophysen-Ovar-Achse

○ Kongenitale Malformationen (Arachnoidalzyste, supraselläre Zysten, Hydrozephalus mit bzw. ohne Spina bifida, septooptische Dysplasie, Phakomatosen, Hirnfehlbildungen)

○ Kongenitale Malformationen (Arachnoidalzyste, supraselläre Zysten, Hydrozephalus mit bzw. ohne Spina bifida, septooptische Dysplasie, Phakomatosen, Hirnfehlbildungen)

○ Hypothalamisches Harmatom

○ ZNS-Tumoren (Astrozytom, Gliom, Ependymom, Pinealistumor, Kraniopharyngeom)

○ Infektionen, die das ZNS betreffen, einschließlich Abszesse

○ Schädelbestrahlung

○ Chemotherapie

○ Schädel-Hirn-Trauma

○ Im Rahmen einer Pseudopubertas praecox, die zu einer beschleunigten Knochenreife führt und damit sekundär eine zentrale Pubertas praecox auslöst

○ Im Rahmen von Syndromen (z.B. Williams-Beuren-Syndrom)

○ Bei adoptierten Mädchen aus Entwicklungsländern

○ Idiopathisch

Pseudo-Pubertas-praecox (gonadotropinunabhängig)

○ Östrogenproduzierende Ovarial- oder Adrenaltumoren

○ Ovarialzysten

○ Androgene jeden Ursprungs (immer auch an die Möglichkeit einer externen Zufuhr denken)

○ Androgenitales Syndrom (21- oder 11-Hydroxylase-Mangel)

○ Virilisierender adrenaler Tumor (Cushing-Syndrom)

○ Ovarialtumor (Arrhenoblastom)

○ Kortisolresistenz-Syndrom

○ McCune-Albright-Syndrom

Tab. 8
Ursachen für eine vorzeitige Pubertät

>1. Die LH-unabhängige Pubertas praecox zeichnet sich durch einen ausbleibenden (bzw. einen nur sehr geringen) LH-Anstieg aus.

Eine wichtige Untersuchung ist bei Mädchen die Sonographie des inneren Genitales. Die Volumina von Uterus und Ovarien sind mit altersspezifischen Volumina zu vergleichen. Zum Ausschluss einer vermehrten Östrogenproduktion ist die Sonographie des inneren Genitales (hier vor allem Uterusgröße und -form, Endometriumband) besser geeignet als die Estradiolbestimmung im Plasma.

Bei jeder zentral bedingten Pubertas praecox muss immer eine bildgebende Diagnostik des Kopfes mit besonderem Augenmerk auf die Hypothalamus-Hypophysen-Region zum Ausschluss einer organischen Ursache erfolgen.

Medikamentöse Therapie

Zielsetzungen: Beendigung der vorzeitigen Pubertätsentwicklung; Verhinderung einer weiteren Akzeleration des Skelettalters; Verlängerung der Wachstumsphase, um damit eine Endlänge im Zielgrößenbereich zu erzielen. Weiterhin soll eine dem chronologischen Alter und der geistigen Reife entsprechende körperlich-seelische Reife erreicht werden.

Bei der zentralen Pubertas praecox werden die LHRH-Rezeptoren durch langwirksame LHRH-Agonisten blockiert. In Deutschland sind Leuprorelin (Enantone Depot) und Triptorelin (Decapeptyl) zugelassen. Die Präparate liegen in mikroverkapselter Form zur s.c. Gabe vor. Die Dosis beträgt 3,75 mg *Enantone* Monatsdepot (1 Ampulle) alle 4 Wochen, wobei die ersten 3 Gaben im Abstand von 14 Tagen gegeben werden sollten. Bei Kindern <20 kg sollte die Ampulle halbiert werden. Nebenwirkungen sind nicht bekannt. Bei einer sekundären Pubertas praecox muss die primäre Ursache mitbehandelt werden (z. B. AGS mit Glukokortikoiden und Mineralokortikoiden, primäre Hypothyreose mit Schilddrüsenhormon) (4).

Bei der LH-unabhängigen Pubertas praecox muss versucht werden, die Ursache der Sexualhormonproduktion zu beseitigen (operative Entfernung hormonaktiver Tumoren, Behandlung der Grunderkrankung)

Tab. 9
Basale und LHRH-stimulierte LH- und FSH-Spiegel in unterschiedlichen Pubertätsstadien

Pubertäts-stadium	LH-Spiegel		FSH-Spiegel	
	0-Wert	30-min-Wert	0-Wert	30-min-Wert
1 (2–9 Jahre)	<0,3–0,5 IE/l	1,6–5,3 IE/l	<0,5–3,2 IE/l	6,8–16,2 IE/l
1 (>9 Jahre)	<0,3–2,0 IE/l	1,6–11,3 IE/l	<1,3–6,6 IE/l	7,4–15,5 IE/l
2	<0,3–1,2 IE/l	3,3–17,4 IE/l	<1,6–7,3 IE/l	5,6–16,3 IE/l
3	0,7–4,7 IE/l	4,4–23,1 IE/l	3,9–7,0 IE/l	8,1–14,8 IE/l
4	1,1–3,7 IE/l	4,4–33,2 IE/l	3,1–8,1 IE/l	7,3–15,8 IE/l
5	1,1–7,4 IE/l	10,4–34,4 IE/l	3,3–10,3 IE/l	7,0–18,0 IE/l

oder (wenn dies nicht möglich ist) die Hormonproduktion oder Hormonwirkung zu unterbrechen.

Die früh-normale Pubertät ohne Krankheitswert

Es kann bei Kindern zum isolierten Auftreten einzelner Pubertätsmerkmale kommen, die aber nur Varianten der normalen Pubertätsentwicklung ohne jeden Krankheitswert sind. Dennoch ist immer das Vorliegen einer Pubertas praecox auszuschließen.

Das Auftreten einer Brustdrüsenschwellung (prämature Thelarche) ohne andere Pubertätszeichen bei Mädchen, häufig in den ersten beiden Lebensjahren, ist in der Regel ein harmloser Befund, der sich meist nach wenigen Monaten wieder zurückbildet.

Das Auftreten von Pubesbehaarung vor dem 8. Geburtstag bei Mädchen ohne andere Pubertätszeichen wird prämature Pubarche oder Adrenarche bezeichnet. Hier kommt es zu einer vorzeitigen Sekretion der adrenalen Androgene und damit zu einer vermehrten Ausscheidung der 17-Ketosteroide im Harn. Im LHRH-Test findet sich kein pubertärer Anstieg der Gonadotropine, im ACTH-Test zeigt sich nur ein geringer Anstieg der adrenalen Androgene, vor allem des 17-Hydroxyprogesteron. Häufig lässt sich eine deutliche Skelettalterakzeleration nachweisen, die sich im Verlauf konstant verhält. Auch wenn sich kein Hinweis auf eine übergeordnete endokrine Störung ergibt, müssen diese Mädchen sorgfältig weiter beobachtet werden. Die Diagnose der prämaturen Adrenarche ist eine Ausschlussdiagnose.

Vaginale Blutungen im Kindesalter sind selten. Sie können durch lokale Ursachen wie Fremdkörper oder Tumoren entstanden sein, allerdings auch durch Verletzungen im Rahmen eines Missbrauchs; die häufigste Ursache sind jedoch zugrunde gegangene Ovarialzysten.

Laborchemisch lässt sich bei zeitnaher Bestimmung der endokrinologischen Basalwerte ein pubertärer Estradiolspiegel bei niedrigen Werten für LH und FSH nachweisen. Bei rezidivierenden Ovarialzysten sollte an das Vorliegen eines McCune-Albright-Syndroms gedacht werden. Nur in Ausnahmesituationen kann bei einer zunehmenden Akzeleration des Skelettalters der Versuch einer medikamentösen Therapie mit einem Aromatasehemmer in Erwägung gezogen werden.

Definition und Einteilung der Pubertas tarda

Eine weiterführende Diagnostik bei ausbleibender Pubertätsentwicklung ist bei Mädchen bei einem Alter von etwa 13,5 Jahren notwendig. Zusätzlich sind Kontrolluntersuchungen notwendig, wenn die schon begonnene Pubertätsentwicklung ins Stocken gerät oder der Zeitbedarf für das Durchlaufen der Pubertät mit mehr als 4,5 Jahren zu lang ist.

Ein normaler Pubertätsverlauf setzt die zeitgerechte Aktivierung des hypothalamischen GnRH-Pulsgenerators voraus. Diese führt zur einer pulsatilen Ausschüttung von LH und FSH durch die Hypophyse. Treffen diese Hormone auf intakte Gonaden, wird über die Bindung an den Gonadotropinrezeptoren die Steroidbiosynthese in Gang gesetzt, und es kommt zur Produktion der Sexualsteroide Testosteron und Estradiol. Störungen dieses Systems können auf verschiedenen Ebenen liegen:

○ Die zentral bedingte Pubertas tarda wird durch Störungen auf hypothalamisch/hypophysärer Ebene hervorgerufen. Durch eine fehlende Gonadotropinproduktion nennt man diese Form hypogonadotroper Hypogonadismus (HH).

○ Die primäre Pubertas tarda ist durch nicht intakte Gonaden bedingt. Durch ein fehlendes Feedback der Sexualsteroide auf das Gehirn kommt es zu einer vermehrten Ausschüttung von LH und FSH. Man spricht hier vom hypergonadotropen Hypogonadismus.

Die verschiedenen Ursachen für eine Pubertas tarda sind in Tab. 10 zusammengefasst (1).

Diagnostik

Die Mädchen fallen zum einen durch ein Ausbleiben der sekundären Geschlechtsmerkmale auf (vor allem ein Bruststadium 1 nach TANNER nach dem 13. Geburtstag; eine isoliert vorhandene beginnende Schambehaarung ist meist adrenalen Ursprungs und muss n i c h t als erstes Zeichen einer einsetzenden Pubertätsentwicklung gedeutet werden). Weiterhin geht eine verzögerte Pubertätsentwicklung häufig auch mit einer Wachstumsstörung einher. Bei Vorliegen einer konstitutionellen Entwicklungsverzögerung finden sich fast immer Angehörige, die ebenfalls spät in die Pubertät gekommen sind (Menarchealter der Mutter, Wachstumsspurt des Vaters).

Eine Beckenendlage oder eine traumatische Geburt kann einen Hinweis auf eine hypothalomo-hypophysäre Schädigung geben, ein Hodenhochstand oder vorangegangene Therapien auf eine Gonadenschädigung hindeuten. Ein vermindertes Riechvermögen lässt an ein KALLMANN-Syndrom denken.

Das Knochenalter ist verzögert; häufig weisen die Kinder einen Kleinwuchs auf, da die gleichaltrigen Jugendlichen bereits schon mitten in ihrem pubertären Wachstumsspurt sind. Grunderkrankungen aller Art müssen ausgeschlossen werden.

Zunächst sollte eine Bestimmung der basalen Hormonwerte erfolgen: LH, FSH, Estradiol, TSH, freies T_4, Prolaktin. Im ersten Schritt kann zwischen Normvariante/zentrale Störung (LH und FSH punktuell präpubertär) oder Gonadenschädigung (LH und FSH erhöht) unterschieden werden. Bei Nachweis eines hypergonadotropen Hypogonadismus sollten chomosomale Anomalien durch Bestimmung des Karyotyps ausgeschlossen werden.

Das Vorliegen oligosymptomatischer chronischer Grunderkrankungen, einer Hypothyreose oder einer Hyperprolaktinämie muss immer ausgeschlossen werden.

Zur Unterscheidung einer konstitutionellen Entwicklungsverzögerung von einem hypogonadotropen Hypogonadismus eignet sich der LHRH-Agonist-Test am besten. Durch die anhaltende Stimulation der hypophysären LH-Stimulation kommt es auch zu einer Stimulation der Thekazellen und zum Anstieg des Estradiols. Die Testdurchführung sieht eine Blutentnahme morgens um 8 Uhr zur Bestimmung des 0-Wertes von LH, FSH und Estradiol vor. Danach wird ein kurz wirksamer LHRH-Agonist (Buserelin, *Profact*) in einer Dosis von 10 µg/kg KG (alternativ einer festen Dosis von 100 µg) s.c. gespritzt. Nach 4 Stunden und nach 24 Stunden werden erneut LH, FSH und Testosteron/Estradiol bestimmt. Beim Vorliegen einer konstitutionellen Entwicklungsverzögerung kommt es zu einem LH-Anstieg von >4 IE/l und einem Anstieg der Sexualsteroide in den pubertären Bereich nach 24 Stunden (5). Allerdings kommt es auch im seltenen Fall eines tertiäreren Hypogonadismus (Störung auf hypothalamischer Ebene) zu einem Anstieg der Gonadotropine. Somit muss in jedem Fall die weitere Pubertätsentwicklung verfolgt werden.

Bei jedem hypogonadotropen Hypogonadismus sollte zum Ausschluss eines ZNS-Prozesses ein MRT des Kopfes mit besonderem Augenmerk auf die Hypothalamus-Hypophysen-Region durchgeführt werden.

Die verspätete Pubertät ohne Krankheitswert

Die häufigste Ursache für eine verspätete Pubertätsentwicklung ist die konstitutionelle Entwicklungsverzögerung (KEV). Die Kinder wachsen perzentilenparallel, allerdings häufig auf einer Perzentile unterhalb der errechneten Zielgröße. Es finden sich ein retardiertes Knochenalter und regelrechte endokrinologische Basalwerte. Lediglich der Pubertätsbeginn und die Meilensteine der Pubertätsentwicklung sind auf ein höheres chronologisches Alter verschoben. In der Regel liegt eine familiäre Neigung zu einem späten Pubertätsbeginn vor.

Beachtet werden muss auch der Zeitverlauf der Pubertät. Hat die Pubertät einmal begonnen, so schreitet sie kontinuierlich voran und ist im Mittel nach 3,5 Jahren abgeschlossen. Bei Mädchen, bei denen es nach 4,5 Jahren noch nicht zum Auftreten der Menarche gekommen ist, müssen weiter gehende Untersuchungen vorgenommen werden. Als Ursachen kommen in erster Linie Störungen der Hypothalamus-Hypophysen-Ovar-Achse, Chromosomenanomalien infrage, aber auch eine Hyperandrogenämie ist möglich.

Medikamentöse Therapie

Die KEV bedarf bei psychosozial gut integrierten Jugendlichen keiner Therapie. Manchmal kann der Eintritt in die Pubertätsentwicklung (und damit auch ein pubertäres Wachstum) durch die auf 6–12 Monate begrenzte Gabe eines niedrig dosierten Sexualsteroids (0,3 mg konjugiertes Östrogen *[Presomen]* oder 0,2 mg Estradiolvalerat) zur Pubertätsinduktion eingesetzt werden. Mit einer Reduktion der Endlänge ist nicht zu rechnen.

Die Hormonersatztherapie bei hypo- und hypergonadotropen Hypogonadismus ist identisch (es sei denn, der hypogonadotrope Hypogonadismus ist durch eine chro-

Tab. 10
Ursachen für eine verspätete Pubertät

Pubertas tarda verursacht durch eine Störung im Bereich des Hypothalamus oder der Hypophyse
- ZNS-Abnormalitäten mit Auswirkung auf Hypothalamus- und Hypophysenfunktion
- ZNS-Tumoren (Kraniopharyngeom, Germinome, Optikusgliome, Astrozytom, Hypophysentumoren)
- Kongenitale Malformationen (Gefäßanomalien, Hirnfehlbildungen, vor allem Mittelliniendefekte)
- LANGERHANS-Zell-Histiozytose
- ZNS-Infektionen
- Schädelbestrahlung
- Chemotherapie
- Schädel-Hirn-Trauma
- Isolierter Gonadotropinmangel (KALLMANN-Syndrom, LHRH-Rezeptor-Mutation, HH mit angeborener Nebennierenhypoplasie mit bzw. ohne Glycerolkinasemangel/DUCHENNE-Muskeldystrophie) (DAX1-Gen-Mutation)
- LH- oder FSH-Mangel (mit bzw. ohne Mutationen im LH- bzw. FSH-Gen)
- GPR54-Gen-Mutationen
- Prohormone-convertase-1-Mangel (PC1)
- Leptin- und Leptin-Rezeptor-Defekte
- Idiopathische und genetische Formen hypothalamohypophysärer Ausfälle mit Beteiligung mehrerer Hormonachsen (PROP1-, HESX1-, LHX3-Gendefekte)
- Im Rahmen von Syndromen (PRADER-WILLI-Syndrom, LAURENCE-MOON-Syndrom und BARDET-BIEDL-Syndrom)
- Schwere chronische Erkrankungen
- Andere Endokrinopathien (Hypothyreose)
- Leistungssport
- Essstörungen können zu einem hypogonadotropem Hypogonadismus führen

Pubertas tarda, verursacht durch eine gonadale Schädigung
- Chromosomenanomalien z. B. ULLRICH-TURNER-Syndrom, gemischte Gonadendysgenesie
- Aromatasemangel
- Bestrahlung
- Chemotherapie
- Autoimmunerkrankungen
- LH-/FSH-Rezeptor-Mutationen, polyzystische Ovarien
- Trauma/Operation
- Steroidbiosynthesedefekte
- Primäre Ovarialinsuffizienz (7)

nisch-entzündliche Erkrankung, eine andere Endokrinopathie oder eine Essstörung bedingt – dann steht die Behandlung des Grundleidens im Vordergrund). Ziel ist es, bei den Jugendlichen die Pubertät zu induzieren und diese dann analog einer endogenen Pubertät fortschreiten zu lassen.

Eine ausreichende Hormonersatztherapie ist ebenfalls für die Knochenmineralisation, d. h. für das Entgegenwirken der Entwicklung einer Osteoporose, notwendig. Durch eine zu schnelle Dosissteigerung kann es zu einem vorzeitigen Schluss der Epiphysenfugen und somit zu einer reduzierten Endlänge kommen. Nach Abschluss des Längenwachstums kann auf eine individuelle Dauersubstitution mit einem Kontrazeptivum oder einer Östrogen-/Gestagen-Kombination übergegangen werden.

Die Pubertätsinduktion bei gesichertem Hypogonadismus sollte mit 0,2 mg Estradiolvalerat oder alternativ mit 0,3 mg konjugierten Östrogenen *(Presomen)* täglich über 6 Monate erfolgen. Im 6.–12. Monat kann die Dosis auf 0,5 mg Estradiolvalerat bzw. 0,6 mg konjugierte Östrogene täglich gesteigert werden. Zusätzlich sollte die Therapie zu diesem Zeitpunkt um ein Gestagen, z. B. Retroprogesteron *(Duphaston)*, 10 mg vom 14.–25. Tag jeden Monats erweitert werden.

Im 2. Jahr können die Östradiolvaleratdosis auf 1,0–1,5 mg bzw. die konjugierten Östrogene auf 0,9 mg/d erhöht werden. Die Retroprogesterongabe ist unverändert vom 14.–25. Tag beizubehalten.

Ab dem 3. Jahr kann auf die Erwachsenendosierung (2,0 mg Estradiolvalerat bzw. 1,25 mg konjugierte Östrogene täglich) und zusätzlich Retroprogesteron 10 mg von Tag 14 bis Tag 25 übergegangen werden. An Stelle des Retroprogesterons sind auch Chlormadinonazetat (Tagesdosis 2,0 mg) oder Medroxyprogesteronacetat (Tagesdosis 2,5–5 mg) geeignet (6). Ab diesem Zeitpunkt ist auch die Hormonersatztherapie mit einem Kombinationspräparat möglich (6).

Fazit für die Praxis

- Das Auftreten sekundärer Geschlechtsmerkmale vor dem 8. Geburtstag bedarf immer einer diagnostischen Abklärung. Eine weiterführende Diagnostik bei ausbleibender Pubertätsentwicklung ist bei Mädchen im Alter von etwa 13,5 Jahren notwendig.

- Eine zentrale Pubertas praecox muss von einer LH-unabhängigen vorzeitigen Pubertätsentwicklung unterschieden werden. Hiernach richten sich die weiteren diagnostischen und therapeutischen Maßnahmen.

- Jede zentral bedingte vorzeitige Pubertätsentwicklung und jeder nachgewiesene hypogonadotrope Hypogonadismus bedarf einer bildgebenden Diagnostik des Gehirns mit besonderem Augenmerk auf die Hypothalamus-Hypophysen-Region.

- Ein hypogonadotroper Hypogonadismus wird durch Störungen auf hypothalamisch/hypophysärer Ebene (fehlende Gonadotropinproduktion) hervorgerufen.

- Ein hypergonadotroper Hypogonadismus wird durch nicht intakte Gonaden hervorgerufen. Der fehlende Feedback der Sexualsteroide auf das Gehirn führt zu einer vermehrten Ausschüttung von LH und FSH.

Literatur

1. Grumbach MM, Styne DM. Williams Textbook of Endocrinology. Puberty, ontogeny, neuroendocrinology, physiology and disorders. Philadelphia: Saunders; 2002.

2. Kaplan SL, Grumbach MM. Control of Puberty. Pathogenesis of sexual precocity. Baltimore: Williams & Wilkins; 1990.

3. Partsch CJ, Hummelink R, Sippell WG. Reference ranges of lutropin and follitropin in the luliberin test in prepubertal and pubertal children using a monoclonal immunoradiometric assay. J Clin Chem Clin Biochem 1990; 28: 49–52.

4. Delemarre-van de Waal HA. Application of gonadotropin releasing hormone in hypogonadotropic hypogonadism – diagnostic and therapeutic aspects. Eur J Endocrinol 2004; 151: 89–94.

5. Ghai K, Cara JF, Rosenfield RL. Gonadotropin releasing hormone agonist (nafarelin) test to differentiate gonadotropin deficiency from constitutionally delayed puberty in teen-age boys – a clinical research center study. J Clin Endocrinol Metab 1995; 80: 2980–2986.

6. Stolecke H. Sexualsteroide bei Ullrich-Turner-Syndrom und Panhypopituitarismus. Workshop anlässlich des 14. International Symposium on Growth and Growth Disorders. ISBN 3-929818-01-9.

7. Wieacker P. Genetic aspects of premature ovarian failure. J Reproduktionmed Endokrinol 2009; 6: 17–18.

Diagnostik und Therapie von Zyklusstörungen

Michael Ludwig

Unter einer Eumenorrhö versteht man einen spontanen Menstruationszyklus, der mindestens 24 Tage dauert und 35 Tage nicht überschreitet. Die Definition beinhaltet außerdem eine gewisse Regelmäßigkeit, also nur minimale Schwankungen, wobei meist Schwankungen von etwa 3 Tagen angegeben werden, ohne dass hierfür jedoch Richtlinien oder Standards etabliert wären (Abb. 11).

In der Nomenklatur von Zyklusstörungen haben sich die in Tab. 11 zusammengefassten Definitionen bewährt. Mit dieser Nomenklatur lassen sich alle Zyklusstörungen ausreichend gut beschreiben. Daneben gibt es noch »Zwischenblutungen«, also einmalige Blutungsereignisse im Zyklusverlauf.

Als Besonderheit wäre die periovulatorische Zwischenblutung hervorzuheben, die auf einen postovulatorischen Estradiolabfall zurückzuführen ist. Ob diese Form der Blutung eine pathologische Relevanz hat ist bisher offen.

Erwähnt sei noch die Unterscheidung nach dem Muster der Blutungsstörung:

○ Tempoanomalien (Oligomenorrhö, Amenorrhö, Polymenorrhö);
○ Typusanomalien (Hypomenorrhö, Hypermenorrhö, Menorrhagie, Metrorrhagie).

Pathophysiologie

Die Nomenklatur ist insofern wichtig, als ein stabiler und regelmäßiger Zyklus ohne prämenstruelle Auffälligkeiten (prämenstruelles Spotting) eine regelmäßige Ovulation im fertilen Alter sehr wahrscheinlich macht (>99%) und damit die Diagnostik z. B. bei Kinderwunschpatientinnen deutlich verkürzen und vereinfachen kann (1).

Zyklusstörungen lassen sich auf wenige Ursachen zurückführen, wobei man prinzipiell Probleme der endokrinen Steuerung von organischen Ursachen unterscheiden muss (Tab. 12 und 13). Insofern sollte jede Abklärung von Zy-

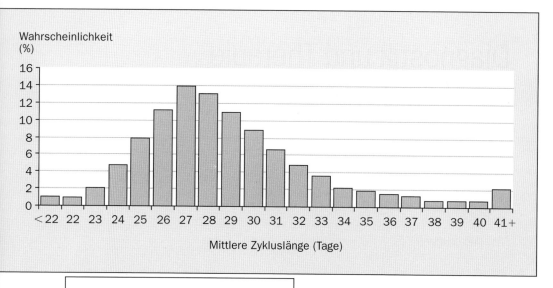

Abb. 11
Verteilung von Zykluslängen von 423 Frauen in 5037 dokumentierten Zyklen aus der Datenbank »Natürliche Familienplanung« (6)

Polymenorrhö
- Zykluslänge <24 Tage

Oligomenorrhö
- Zykluslänge >35 Tage

Amenorrhö
- Ausbleiben der Menstruation >3 Monate (nach anderen Definitionen >6 Monate)

Hypomenorrhö
- Zu schwache Menstruation

Hypermenorrhö
- Zu starke Menstruation

Menorrhagie
- Zu lang andauernde Menstruation (7–10 Tage)

Metrorrhagie
- Blutungsdauer >10 Tage, kein Zyklus erkennbar

Tab. 11
Definition von Zyklusstörungen

klusstörungen zumindest einmal mit einer Transvaginalsonographie zur Darstellung von Uterus und Adnexen einhergehen, um entsprechende Pathologien erkennen zu können (Tab. 13), gegebenenfalls muss auch eine invasive Diagnostik gewählt werden, wenn die Sonographie zur Diagnostik alleine nicht ausreicht (Hysteroskopie, eventuell auch Laparoskopie und Histologie).

Die endokrinen Störungen lassen sich durch eine gezielte Blutentnahme in Hauptgruppen einordnen; gegebenenfalls sind in einem zweiten Schritt Funktionstests notwendig, um die Situation eindeutig differenzialdiagnostisch klären zu können (die Differenzialdiagnostik wird im Folgenden nur kurz angeschnitten, da eine Abhandlung in aller Tiefe über den Umfang dieses Beitrags deutlich hinausginge).

○ Der hypogonadale Hypogonadismus zeichnet sich durch niedrige Gonadotropine aus; er kann organisch bedingt sein (Hypophyseninfarkt im Rahmen eines SHEEHAN-Syndroms, Tumoren), iatrogen (z. B. Radiatio des Schädels) oder angeboren (z. B. KALLMANN-Syndrom). Daneben existiert der idiopathische hypogonadale Hypogonadismus. Typisch sind die niedrigen Konzentrationen von LH und FSH.

○ Eine zentrale Regulationsstörung (hypothalamisch-hypophysäre Dysfunktion) kann unterschiedlichste Ursachen haben. Differenzialdiagnostisch geklärt werden müssen die Hyperandrogenämie inklusive eines Hyperkortisolismus, die Hyperprolaktinämie oder Schilddrüsenfunktionsstörung bzw. seltenere endokrine Erkrankungen, wie z. B. eine Akromegalie (2). Daneben existiert die idiopathische zentrale Regulationsstörung ohne weitere endokrine Auffälligkeit, die sich gelegentlich durch einen erhöhten LH-Tonus oder durch auffällig niedrige LH-Spiegel äußert (niedrige LH-Spiegel sind typisch für eine durch stressinduzierte zentrale Regulationsstörung oder eine solche, die durch Essstörungen bzw. Leistungssport verursacht wird). Diese 3 Veränderungen (Essstörungen, Leistungssport, Stress) können zu einer endokrinen Konstellation führen, die dem hypogonadalen Hypogonadismus gleicht – funktionell gehören diese Störungen jedoch in diese Gruppe der hypothalamisch-hypophysären Dysfunktion. Eine typische Hormonkonstellation gibt es nicht, insbesondere kann das LH niedrig, normal oder erhöht sein. Daneben finden sich die gegebenenfalls verursachenden Störungen (Hyperandrogenämie etc.).

○ Bei einer hypergonadotropen Ovarfunktionsstörung (prämature Ovarialinsuffizienz) finden sich hohe Gonadotropine als Ausdruck einer verminderten Follikelzahl im Ovar. Die Messung von Anti-MÜLLER-Hormon (AMH) zeigt einen niedrigen Spiegel. Die Situation ist häufig idiopathisch, darüber hinaus kann es organische Ursa-

○ Eingeschränkte Ovarreserve

○ Zentrale Regulationsstörung

○ Hyperandrogenämie
(inklusive Hyperkortisolismus)

○ Hyperprolaktinämie

○ Schilddrüsenfunktionsstörung

○ Seltenere endokrine Störungen
(z. B. Akromegalie)

○ Organische Ursachen

Tab. 12
Ursachen von Zyklusstörungen

Tab. 13
Organische Ursachen von Zyklusstörungen

Uterus myomatosus

Endometriumpolyp

Endometriumkarzinom

Extraendometriale Blutung
○ Zervixektopie
○ Endometriose
○ Zervixkarzinom
○ Andere Malignome des inneren und äußeren Genitale

> Polymenorrhö
> - Follikelreifungsstörung
> - Anovulation
> - Lutealphaseninsuffizienz
>
> Menorrhagie, Metrorrhagie
> - Follikelreifungsstörung
> - Anovulation (gegebenenfalls Follikelpersistenz)
> - (Lutealphaseninsuffizienz)
>
> Oligomenorrhö, Amenorrhö
> - Follikelreifungsstörung

Tab. 14
Formale Pathogenese von Zyklusstörungen

Tab. 15
Auffällige Hormonparameter bei den verschiedenen Ursachen der Zyklusstörungen

> Eingeschränkte Ovarreserve
> - Estradiol, FSH, gegebenenfalls AMH
>
> Zentrale Regulationsstörung
> - Estradiol, FSH, LH
>
> Hyperandrogenämie (inkl. Hyperkortisolismus)
> - Testosteron, DHEA-Sulfat, gegebenenfalls Androstendion
>
> Hyperprolaktinämie
> - Prolaktin
>
> Schilddrüsenfunktionsstörung
> - TSH

chen im Bereich des Ovars geben (postoperativ, z. B. im Rahmen einer Endometriose bzw. einer Radiatio des Unterbauches) (3). Postmenopausal ist die hypergonadotrope Ovarialinsuffizienz physiologisch. Typisch sind also das hohe FSH bei niedrigem Estradiol. LH kann normal oder erhöht sein.

Der hypogonadale Hypogonadismus spielt nur bei der Abklärung der Amenorrhö eine Rolle. Andere der in Tab. 11 genannten Zyklusstörungen werden dadurch nicht verursacht.

Neben den verantwortlichen Regulationsstörungen (Tab. 11) kann man die Abklärung der Zyklusstörungen auch formal pathogenetisch betrachten. Bei regelmäßigem Zyklus sind Probleme in der Blutungsstärke (vor allem bei einer Hypermenorrhö) meistens organisch bedingt. Bei unregelmäßigen Zyklen können auch andere Ursachen, wie z. B. die Anovulation, verantwortlich sein. Die unterschiedlichen formal pathogenetischen Wege sind in Tab. 14 den verschiedenen Zyklusstörungen zugeordnet.

Unter einer Follikelreifungsstörung versteht man z. B. eine hyperandrogenämische Situation, eine Hyperprolaktinämie oder andere Umstände, die dazu führen, dass der Follikel keine adäquate Östrogenisierung in einem adäquaten Zeitraum verursacht. Auch die hypergonadotrope Ovarialinsuffizienz kann hier verantwortlich sein.

Bei einer Anovulation kommt es zwar zur Follikelreifung, der Follikel persistiert, eine Ovulation läuft aber nicht ab. Die Lutealphaseninsuffizienz beschreibt ein relatives Progesterondefizit. Hier kommt es zwar zu Ovulationen, das Corpus luteum produziert jedoch für das individuelle Endometrium zu wenig Progesteron, um eine vollständige Transformation ausreichend lange zu gewährleisten. Dies kann sich zum einen in zu niedrigen Progesteronspiegeln (<8 ng/ml) äußern; zum anderen können bei einer Lutealphaseninsuffizienz aber auch völlig normale Progesteronspiegel wiederholt gemessen werden – bei dennoch bestehendem prämenstruellen Spotting. Bei einer solchen Konstellation besteht ein (wahrscheinlich endometrialer) Rezeptordefekt, sodass höhere Progesterondosen am Endometrium notwendig sind, um das Endometrium zu stabilisieren. Dies wurde bereits bei anderen Pathologien nachgewiesen (4).

Im Rahmen einer vermuteten Lutealphaseninsuffizienz bedarf es nicht nur einer Abklärung der Progesteronspiegel in der zweiten Zyklusphase, sondern unbedingt auch einer Abklärung der Follikelreifung in der ersten Zyklusphase, da das Corpus luteum ein Produkt des gereiften und ovulierten Follikels ist. Eine Lutealphaseninsuffizienz ist, wie bereits angemerkt, bei einem stabilen, regelmäßigen, unauffälligen Zyklus extrem selten (1).

In Tab. 14 ist bei der Menorrhagie und Metrorrhagie auch die Lutealphaseninsuffizienz aufgeführt. Bei exakter Klassifikation ist dies nicht korrekt, da bei einer Menorrhagie und Metrorrhagie die (postmenstruelle) Blutungsdauer verlängert ist. Klinisch kann es so zur Falschdiagnose einer Lutealphaseninsuffizienz kommen, wenn z. B. eine 8–10 Tage lang andauernde Blutung in den ersten 3–4 Tagen als prämenstruell und in den restlichen Tagen als postmenstruell gedeutet wird.

Funktionell handelt es sich bei Blutungen entweder um Durchbruchblutungen oder um Abbruchblutungen. Abbruchblutungen können nur nach Follikelreifungsstörungen auftreten, da für Abbruchblutungen eine Ovulation mit nachfolgender Transformation des Endometriums notwendig ist. Auch im Rahmen einer Amenorrhö können Abbruchblutungen auftreten, wenn nach mehrmonatiger ovarieller Funktionsruhe doch eine Follikelreifung und konsekutiv eine Ovulation stattfinden mit Transformation des Endometriums und konsekutiver Menstruation. Alle anderen kausal pathogenetischen Faktoren (Follikelpersistenz, Anovulation, Lutealphaseninsuffizienz) verursachen Durchbruchblutungen, da die zur Verfügung stehenden Steroidhormonkonzentrationen nicht ausreichen, um das Endometrium über ausreichend lange Zeit stabil zu halten.

Diagnostik

Die Diagnostik ergibt sich aus den Überlegungen der Pathophysiologie. Die Diagnostik von Zyklusstörungen sollte immer frühfollikulär erfolgen, d. h. zwischen Tag 3 und 5 des Zyklus, um eine optimale Aussage mit einer einmaligen Blutentnahme zu gewährleisten. Gegebenenfalls kann es auch

○ Estradiol

○ Follikelstimulierendes Hormon (FSH)

○ Luteinisierendes Hormon (LH)

○ Testosteron

○ Androstendion

○ DHEA-Sulfat

○ Kortisol

○ Prolaktin

○ Thyreoideastimulierendes Hormon (TSH [Thyreotropin])

Tab. 16
Hormonprofil (Tage 3–5 des Zyklus) zur Abklärung von Zyklusstörungen

hilfreich sein, während einer Blutungsstörung (z. B. im Rahmen einer Dauerblutung, Metrorrhagie) eine Blutentnahme durchzuführen, um zusätzlich zu dem sonographischen Bild eine Ursachenklärung kurzfristig herbeizuführen (z. B. Durchbruchblutungen bei Follikelpersistenzen).

In Tab. 15 sind die einzelnen Ursachen der Blutungsstörungen mit den damit verbundenen (gegebenenfalls pathologischen) Parametern aufgelistet. Daraus ergibt sich ein Hormonprofil, das 7–9 Parameter umfasst, die in Tab. 16 dargestellt sind. Hierbei ist anzumerken, dass gegebenenfalls die frühe Follikelphase eingeleitet werden muss (z. B. durch die Gabe von 10 mg Norethisteron [2 Tabletten *Norethisteron* 5 mg, Firma *Jenapharm*]) über 10 Tage. Ob bei einer Erstdiagnostik direkt Androstendion und Kortisol mit eingeschlossen werden ist diskutierbar (gegebenenfalls kann man damit die Diagnostik abkürzen).

Da bisweilen parallel verschiedene Ursachen bestehen können (bzw. veränderte

Werte nicht unbedingt einen kausalen Zusammenhang bedeuten), sollte vor allem bei längerfristig bestehenden Zyklusstörungen immer eine komplette Abklärung erfolgen. Beispielhaft sei erwähnt, dass bei einer übergewichtigen Patientin (BMI 35 kg/m^2) die bestehenden Metrorrhagien sowohl ausschließlich durch das Übergewicht verursacht sein können als auch durch eine ovarielle Hyperandrogenämie (Testosteron); dass aber z. B. auch eine hypergonadotrope Ovarfunktionsstörung anhand der gemessenen Androgene nicht ausgeschlossen werden kann.

Ein weiteres Beispiel: Die Hormonkonstellation bezüglich Estradiol, LH und FSH bei einer Anorektikerin lässt sich erst dann von der einer hyperprolaktinämischen Patientin unterscheiden, wenn das Prolaktin bestimmt ist.

Da sich (wie bereits erwähnt) formal pathogenetisch z. B. Follikelreifungsstörungen in verschiedensten Blutungsstörungen äußern können, ist immer eine einmalige komplette Abklärung indiziert. Aus der Form und der Klinik der Blutungsstörung kann sich eine Ursache meistens nicht ableiten lassen.

Therapeutisches Vorgehen

Ohne Kinderwunsch

Sobald eine therapierbare Ursache zu finden ist, sollte diese auch behandelt werden (z. B. Hyperprolaktinämie, Schilddrüsendysfunktionen, adrenale Hyperandrogenämie). Viele Ursachen (auf die hier im Detail nicht näher eingeganen wird) lassen sich allerdings nicht kausal therapieren, so z. B. die hypergonadotrope Ovarialinsuffizienz oder ovarielle Hyperandrogenämien.

Die einfachste Therapie von Blutungsstörungen – insofern nicht internistische oder andere Risiken dagegen sprechen – besteht nach wie vor in der Gabe eines kombinierten oralen Kontrazeptivums. Grundsätzlich könnte man teilweise auch auf eine zyklische Gestagengabe zurückgreifen, diese ist jedoch in der Anwendung komplizierter, da die Patientin in jedem Zyklus an die vorab festgelegten Einnahmezeiträume denken muss. Wenn man sich z. B. bei Hypermenorrhöen oder Polymenorrhöen dennoch für eine Gestagentherapie entscheidet, ist die Dosierung des Gestagens zur Endometriumtransformation wichtig (z. B. eine 5-mg-Tablette *Norethisteron*, Firma *Jenapharm*, oder eine 5-mg-Tablette *MPA Hexal*, Firma *Hexal*, über 12–14 Tage).

Bei der Wahl des Kontrazeptivums sollte in der Erstanwendung Einphasenpräparaten mit 20–30 µg Ethinylestradiol der Vorzug gegeben werden. Randomisierte Studien zur Frage, ob einzelne Gestagene »besser« bei bestimmten Blutungsstörungen sind, gibt es nicht. Insofern sollte sich die Auswahl des Gestagens an den Bedürfnissen der Patientin (antiandrogen, eher neutral am Androgenrezeptor, androgene Restwirkung) orientieren.

Eine Oligo- oder Amenorrhö perimenopausal bedarf keiner Therapie, da es sich um eine physiologische Situation handelt. Ausgenommen davon sind vor allem übergewichtige Patientinnen mit einer Endometriumhyperplasie, bei denen eine dauerhafte Gestagentherapie (z. B. täglich eine 1-mg-Tablette *Gestakadin* [Norethisteronacetat]) vorteilhaft ist. Alternativ käme auch hier eine zyklische Gestagentherapie in Betracht.

Prämenopausale Patientinnen mit einer Oligomenorrhö oder Amenorrhö sollten mit einem kombinierten oralen Kontrazeptivum therapiert werden, um sowohl die regelmäßige Endometriumtransformation als auch eine ausreichende chronische Östrogenisierung (vor allem bei hypothalamischen Amenorrhöen) sicherzustellen.

Mit Kinderwunsch

Bei vorhandenem Kinderwunsch entfällt – verständlicherweise – die Möglichkeit des kombinierten oralen Kontrazeptivums. Eine zyklische Gestagensubstitution wird symptomatisch (aber nicht kausal), d.h. fertilitätssteigernd, wirken.

Wo immer möglich, sollten kausale Therapien erfolgen, so z.B.:

o Bei einer Hyperprolaktinämie (Prolaktinhemmer);
o bei Schilddrüsendysfunktionen (L-Thyroxin bzw. Thyreostatika);
o bei einer adrenalen Hyperandrogenämie (Dexamethason);
o bei einer ovariellen Hyperandrogenämie im Rahmen eines PCO-Syndroms und bestehender Adipositas (Metformin im individuellen Heilversuch).

Organische Ursachen für Blutungsstörungen müssen beseitigt werden (Tab. 13).

Ansonsten bleibt häufig nur die ovarielle Stimulation zur Optimierung der Follikelreifung. Dies geht auch aus Tab. 14 hervor, die zeigt, dass Follikelreifungsstörungen bzw. Anovulationen für die meisten Blutungsstörungen verantwortlich sind. Auch eine Lutealphaseninsuffizienz kann sich durch eine ovarielle Stimulation verbessern, da ihre Ursache ebenfalls zumeist in der Follikelphase liegt, sodass mit besserer Follikelreifung auch weniger Lutealphasenprobleme auftreten.

Für die meisten Zyklusstörungen ist eine Clomifentherapie ideal (5). Wenn eine Patientin auf das Clomifen nicht anspricht (oder wenn sich darunter z.B. eine suboptimale Endometriumentwicklung zeigt), wäre eine Gonadotropinstimulation sinnvoll.

Fazit für die Praxis

• Zyklusstörungen können unterschiedliche Formen haben. Wichtig ist die exakte Analyse der Zyklusstörung durch eine gezielte Anamnese. Mit der Einordnung der Zyklusstörung in die Nomenklatur kann konsekutiv gezielt die dahinter stehende Pathologie geprüft werden. Ein einfaches Diagnostikschema mit dem Ausschluss organischer Ursachen und mit 7–9 Hormonen am Zyklusanfang bzw. nach Blutungseinleitung (Tage 3–5) erlaubt innerhalb kürzester Zeit eine Einordnung der Zyklusstörung. Die Therapie wird abhängig von der Frage eines vorhandenen oder nichtvorhandenen Kinderwunsches entschieden.

Literatur

1. Malcolm CE, Cumming DC. Does anovulation exist in eumenorrheic women? Obstet Gynecol 2003; 102: 317–318.
2. Benker G, et al. Metabolische und endokrinologische Ursachen von Blutungsstörungen. Gynäkol Endokrinol 2007; 5: 80–86.
3. Ludwig M, et al. Prämature Ovarialinsuffizienz. Gynäkol Endokrinol 2004; 2: 227–239.
4. Pisarska MD, et al. A mutated progesterone receptor allele is more prevalent in unexplained infertility. Fertil Steril 2003; 80: 651–653.
5. Nawroth F. Anwendung von Clomifen zur ovariellen Stimulation. Gynäkol Endokrinol 2007; 5: 39–48.
6. Frank-Herrmann P, et al. 28 Tage sind nicht die Regel. Ärztl Prax Gynäkologie 2006; 5: 30–32.

Abklärung und Differenzialdiagnostik der adrenalen Hyperandrogenämie

Sven Diederich

Die hauptsächlichen Androgenquellen der Frau sind die Ovarien und die Nebennierenrinde (Abb. 12). Zudem erfolgt eine Umwandlung der Vorstufen von Androgenen (vor allem von Androstendion) in aktive Androgene (Testosteron, Dihydrotestosteron) in peripheren Geweben (hauptsächlich Haut) (Tab. 17).

Das Hauptandrogen der Nebennierenrinde ist das Dehydroepiandrosteron (DHEA), das im Gleichgewicht zu seinem sulfatierten Metaboliten DHEAS steht. Ein weiteres diagnostisch wichtiges Nebennierenhormon ist das 17-OH-Progesteron, welches als Substrat der 21-Hydroxylase bei Mangel dieses Enzyms ansteigt (Abb. 13).

Leithormon des Ovars ist hinsichtlich der Androgene das Testosteron, welches in der Peripherie in das deutlich wirksamere Dihydrotestosteron umgewandelt wird. Neben dem Dihydrotestosteron ist auch das Androstandiol-Glukuronid ein guter Marker für die periphere, hauptsächlich in der Haut stattfindende Androgensynthese (1).

Das Verständnis um die Herkunft der Androgene ist bei therapeutischen Entscheidungen von großer Bedeutung. Die ovariellen Androgene können durch orale Kontrazeptiva oder durch GnRH-Analoga supprimiert werden. Die adrenale Androgensynthese wird durch eine Glukokortikoidtherapie vermindert. Die in der Haut gebildeten Androgene sind in ihrer Wirkung durch den Androgenrezeptorblocker Cyproteronacetat oder durch den 5α-Reduktase-Inhibitor Finasterid, welcher die Umwandlung von Testosteron in Dihydrotestosteron bewirkt, zu beeinflussen.

Klinisches Bild

Eindeutige klinische Merkmale zur Differenzierung zwischen adrenaler und ovarieller Hyperandrogenämie gibt es nicht. Allerdings sind Patientinnen mit PCO-Syndrom meistens adipös, wohingegen Patientinnen mit nicht klassischem adrenogenitalen Syndrom (AGS) meistens schon in jüngeren Jahren mit relativ ausgeprägten Symptomen zur Diagnostik erscheinen (2).

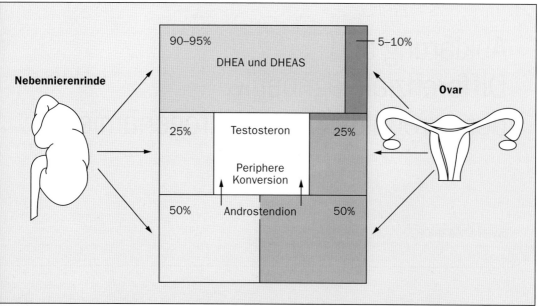

Abb. 12
Hauptandrogene der Frau und deren Herkunft aus Nebennierenrinde, Ovar und peripheren Metabolismus

	Neben-nierenrinde	Haut	Ovar
DHEAS	80–90%	5%	10–20%
Testosteron	20–30%	20–30%	20–30%
Androstendion	50%	0%	50%

Tab. 17
Androgenquellen der Frau

Unabhängig von der Genese fällt die Hyperandrogenämie im Erwachsenenalter bei kosmetischen Problemen (Hirsutismus, Akne, Alopezie), bei Sterilität und als zufälliger Laborbefund auf. Der Hirsutismus wird nach dem FERRIMAN-GALLWEY-Score eingeteilt (Abb. 14). Eine labormedizinische Untersuchung der Androgene ist bei moderatem bis schwerem Hirsutismus (Score >15) unbedingt notwendig. Bei mildem Hirsutismus ist eine Androgendiagnostik nur bei zusätzlichen Symptomen (Zyklusstörungen, Acanthosis nigricans, zentrale Adipositas, Klitoromegalie, androgenetische Alopezie, Akne) notwendig (3, 4).

Bei Auftreten der Hyperandrogenämie im Kindesalter (wie z. B. beim klassischen AGS) kann es bereits bei der Geburt zum deutlich virilisierten Genitale mit Klitorishypertrophie kommen (5, 6).

Pathophysiologie

Die menschliche Nebennierenrinde ist in 3 Zonen unterteilt:

○ Zona glomerulosa (Mineralokortikoid-Synthese);
○ Zona fasciculata (Glukokortikoid-Synthese);
○ Zona reticularis (Androgen-Synthese).

Während die Glukokortikoid- und Androgen-Synthese hypophysär durch ACTH reguliert werden (Abb. 15), wird die Mineralokortikoid-Synthese durch das Renin-Angiotensin-Aldosteron-System bestimmt (Abb. 16).

Diese Zusammenhänge sind diagnostisch und therapeutisch von Bedeutung. Bei adrenalen Enzymdefekten ist ein niedrig-normales Aldosteron mit erhöhtem Renin Hinweis für einen Mineralokortikoidmangel, wohingegen der Glukokortikoidmangel durch ein Kortisol im unteren Normbereich mit leicht erhöhtem ACTH auffallen kann.

Die Glukokortikoidtherapie supprimiert nur die ACTH-regulierten endogenen Glukokortikoide und

Abb. 13
Steroidbiosynthese der Nebenniere mit den relativ organspezifischen Steroiden Dehydroepiandrosteron (DHEA) und 17-OH-Progesteron

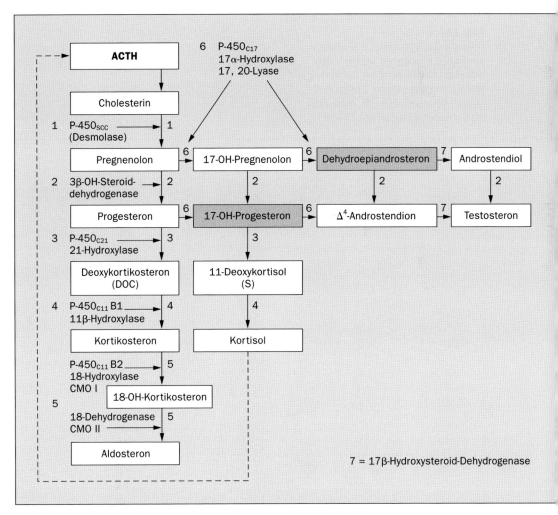

Androgene, lässt aber die Mineralokortikoide in ihrer Funktion vollkommen unbeeinflusst (7).

Die genaue Kenntnis der adrenalen Enzymsysteme ist die Voraussetzung für den laborchemischen und klinischen Zugang zu den verschiedenen adrenalen Enzymdefekten (Abb. 13 und 17).

Der häufigste adrenale Enzymdefekt, der 21-Hydroxylase-Mangel, führt über eine verminderte Kortisolsynthese zu erhöhter ACTH-Aktivität, welche dann aufgrund des Enzymdefekts zur vermehrten Androgensynthese führt (Abb. 17).

○ Ist der Enzymmangel gering ausgeprägt, so ist die Einschränkung der Kortisolsynthese nicht relevant und das klinische Bild wird nur durch die Hyperandrogenämie bestimmt (nicht-klassisches AGS) (8).

○ Bei ausgeprägterem Enzymdefekt führen der Glukokortikoidmangel und die ausgeprägtere Hyperandrogenämie zur Diagnose im Kindesalter (klassisches AGS).

○ Ist durch den Enzymdefekt auch die Aldosteronsynthese mitbeeinträchtigt, sprechen wir vom

Abb. 14
FERRIMAN-GALLWEY-Score: 9 androgenabhängige Haarareale werden nach jeweiliger Ausprägung der Behaarung mit Werten zwischen 0 und 4 eingestuft.
Milder Hirsutismus: 8–15, moderater bis schwerer Hirsutismus: 15–36

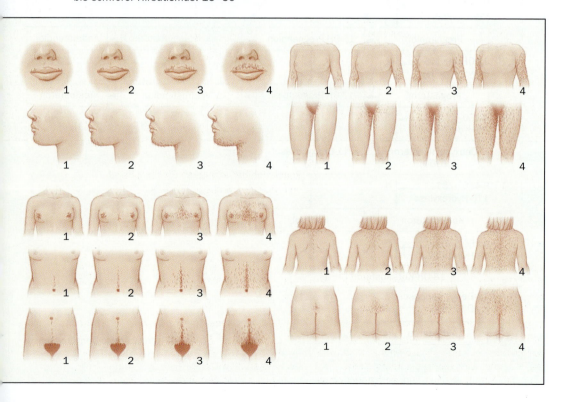

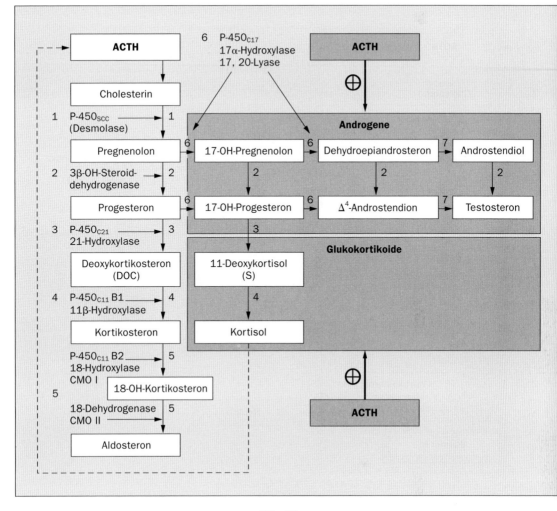

Abb. 15
Regulation der adrenalen Glukokortikoid- und Androgensynthese durch ACTH

klassischen AGS mit Salzverlust. Das klassische AGS hat eine Inzidenz von 1:15 000 (davon ~70% mit Salzverlust).

In der laborchemischen Diagnostik ist das erhöht gemessene 17-OH-Progesteron der Wegweiser zur Diagnostik. Der Erbgang ist autosomal-rezessiv, die Heterozygotenfrequenz liegt bei 1:50. Mutationen mit ausgeprägtem Schweregrad (Abb. 18) können als heterozygoter Defekt auch zu leichten Hyperandrogenämien führen.

Der 11-Hydroxylase-Defekt ist mit einer Inzidenz von ~1:100 000 der zweithäufigste adrenale Enzymdefekt. Der Blick in das Schema der adrenalen Steroidsynthese (Abb. 13) verdeutlicht, dass hier neben den Androgenen auch 11-Des-

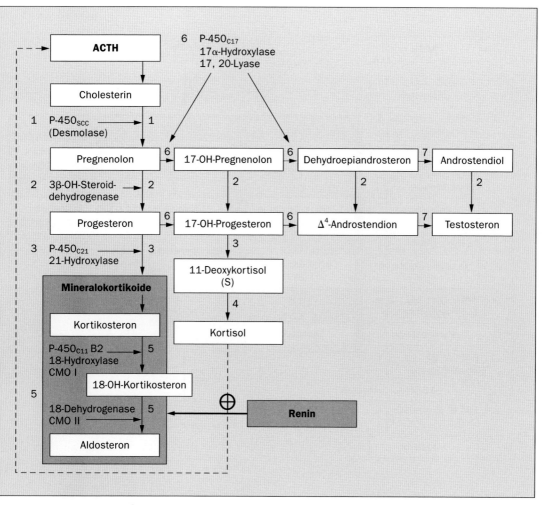

Abb. 16
Regulation der adrenalen Mineralokortikoidsynthese durch das Renin-Angiotensin-System

oxykortisol und Desoxykortikosteron (DOC) erhöht sein müssen. Da DOC ein Mineralokortikoid ist, haben diese Patienten als zusätzliches klinisches Kennzeichen eine Hypertonie (9).

Der noch seltenere 3β-Hydroxysteroid-Dehydrogenase-Defekt ist durch eine Erhöhung von DHEA und 17-OH-Pregnenolon charakterisiert (Abb. 13). Neben der hieraus resultierenden Hyperandrogenämie sind diese Patienten meist infertil, da die 3β-Hydroxysteroid-Dehydrogenase auch in den Gonaden exprimiert wird und hier dementsprechende Defekte auftreten (6).

Differenzialdiagnostisch muss unbedingt auch immer an ein CUSHING-Syndrom gedacht

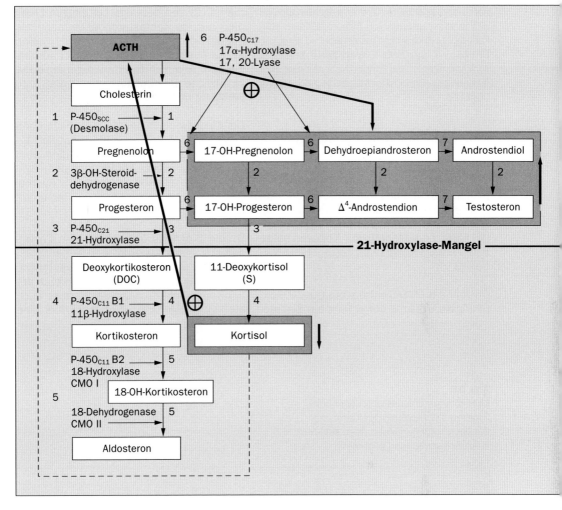

Abb. 17
Regulation der Nebenniere beim 21-Hydroxylase-Mangel: Der Kortisolmangel führt via ACTH-Stimulation zu einer vermehrten Enzymaktivität in der Nebenniere. Aufgrund des Enzymblocks können nur Androgene, aber nicht Glukokortikoide (Kortisol) und Mineralokortikoide (Aldosteron) vermehrt gebildet werden

werden, da hierbei bei etwa 70% der Patientinnen Hirsutismus und Akne und bei 75% Zyklusstörungen auftreten. Vor allem beim ACTH-abhängigen CUSHING-Syndrom ist die gesamte adrenale Steroidsynthese so stimuliert, dass die 17-OH-Progesteron-Werte basal und stimuliert pathologisch sein können. Hier müssen die Klinik (stammbetonte Adipositas, Striae rubrae etc.) und die basal und stimuliert meist auch erhöhten Kortisolwerte zur richtigen Diagnostik (Dexamethason-Kurztest) führen (10).

Auch bei der Hyperandrogenämie infolge eines adrenalen Tumors sind häufiger mehrere Androgene (Testosteron, DHEAS und Androstendion) gleichzeitig erhöht (11). Zusätzliche Hinweise auf tumorös bedingte Hyperandrogenämien sind das rasche Auftreten von Symptomen und stärker erhöhte Androgene (Testosteron >1,5 ng/ml; DHEAS >7 µg/l). Eine gesteigerte Sekretion von Androgenen bei einem Nebennierentumor ist häufig ein Hinweis für Malignität (Abb. 19 und 20) (12).

Diagnostik und Differenzialdiagnostik

Bei moderatem bis schweren Hirsutismus (FERRIMAN-GALLWEY-Score >15) sowie bei mildem Hirsutismus mit zusätzlichen Symptomen (Zyklusstörungen, Acanthosis nigricans, zentrale Adipositas, Klitoromegalie, Akne, androgenetische Alopezie) sollte eine Androgendiagnostik durchgeführt werden (3, 4).

Obwohl das PCO-Syndrom mit 60–70% die häufigste Ursache der erwähnten Symptome ist (2) und deswegen in einigen Leitlinien nur die Testosteronbestimmung als Initialdiagnostik empfohlen wird, halten wir zur Ausschlussdiagnostik einer adrenalen bzw. relativen Hyperandrogenämie die zusätzliche Bestimmung von DHEAS und SHBG für unbedingt indiziert (1).

Bei Kinderwunsch oder jungen, nicht übergewichtigen Patienten sollte zusätzlich 17-OH-Progesteron und Androstendion zum Ausschluss eines adrenogenitalen Syndroms bzw. zur Abschätzung des Ausmaßes der Hyperandrogenämie bestimmt werden (5).

Da die Diagnose eines adrenalen Enzymdefekts heutzutage in der genetischen Beratung bei Kinderwunsch wesentliche Folgen hat (Dexamethason während der Schwangerschaft, wenn der Partner auch Merkmalsträger ist), streben wir hier eine

Abb. 18
Molekulargenetik des adrenogenitalen Syndroms (21-Hydroxylase-Gen).
Die verschiedenen Mutationen sind nach ihren Schweregraden geordnet

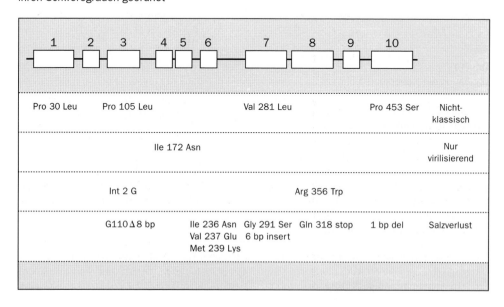

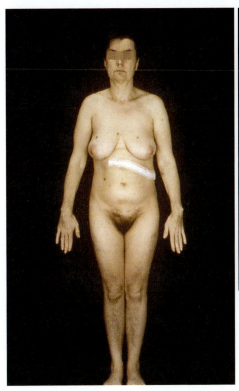
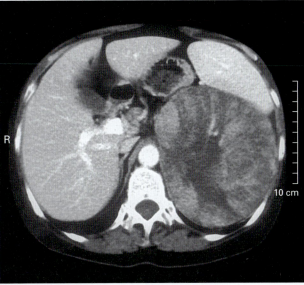

Abb. 19 und 20
38-jährige Patientin mit androgenbildendem Nebennierenkarzinom links. Diagnosestellung aufgrund eines moderaten Hirsutismus bei vermehrter Libido (klinisches Bild 14 Tage postoperativ)

weitestgehende Ausschlussdiagnostik an (1, 5). Da das 17-OH-Progesteron in den meisten Assays mit Progesteron kreuzreagiert, ist unbedingt auf eine Blutabnahme in der frühen Follikelphase zu achten. Ein basaler 17-OH-Progesteronwert <1,5 ng/ml (<4,5 nmol/l) schließt ein AGS weitestgehend aus (5); bei höheren Werten sollte ein ACTH-Kurztest mit Bestimmung von Kortisol, 17-OH-Progesteron, Androstendion und DHEA nach 0, (30) und 60 Minuten durchgeführt werden. Auch der ACTH-Kurztest sollte vorzugsweise in der Follikelphase oder bei Patientinnen unter oralen Kontrazeptiva am letzten einnahmefreien Tag durchgeführt werden (1, 6).

Ein überschießender Anstieg des 17-OH-Progesterons um mehr als 2,5 ng/ml kann auf einen adrenalen Enzymdefekt hinweisen (1, 8), sodass hier im Anschluss daran die molekularbiologische Diagnostik hinsichtlich des 21-Hydroxylase-Gens erfolgen sollte (Abb. 18).

Sollte in diesem Test das Serumkortisol nicht auf Werte >180 ng/ml ansteigen, ist von einer Einschränkung der Kortisolsynthese auszugehen (13); hier ist dann die Glukokortikoidtherapie obligat, wohingegen bei alleiniger Hyperandrogenämie ohne eingeschränkte Glukokortikoidsynthese auch andere Therapiemöglichkeiten (orale Kontrazeptiva) erwogen werden können.

Bei Verdacht auf ein CUSHING-Syndrom ist der 1-mg-Dexamethason-Kurztest durchzuführen: Abends zwischen 23 und 24 Uhr muss der Patient 1 mg Dexamethason oral zu sich nehmen; am nächsten Morgen werden Serumkortisol und -DHEA bestimmt. Eine Suppression des Kortisols auf Werte <18 ng/ml schließt ein CUSHING-Syndrom definitiv aus. Alternative Screeningtests bezüglich eines CUSHING-Syndroms sind der 24-h-Harn auf Kortisol und die Speichelkortisolbestimmung um 23 Uhr (10).

Bei relativ rasch aufgetretener Klinik und hohen Androgenwerten (Testosteron >1,5 ng/ml; DHEAS >7 µg/l) sollte unbedingt eine bildgebende Diagnostik (Sonographie, CT oder MRT) durchgeführt werden (11, 12). Zur Ausschlussdiagnostik eines Androgen sezernierenden Tumors kann auch ein Behandlungsversuch mit z. B. 0,25–0,5 mg Dexamethason täglich über einige Wochen beitragen. Bei nicht tumorbedingter Hyperandrogenämie lassen sich die Androgene meist durch diese Maßnahme senken, sodass man dann hierdurch sowohl eine Ausschlussdiagnostik als auch einen Therapieweg etabliert hat (14).

Therapie

Bei der Abklärung von Hirsutismus findet man nur selten eine reine adrenale Hyperandrogenämie – etwa 5% Patienten haben ein nicht-klassisches AGS und etwa 0,2% einen Androgen sezernierenden Tumor (2). Das PCO-Syndrom (~70%), die idiopathische Hyperandrogenämie (~16%) und der idiopathische Hirsutismus (~8%) sind hier als primär nicht-adrenale Hyperandrogenämien die häufigsten Ursachen.

Aufgrund dieser Zusammenhänge und der geringen therapeutischen Breite der Glukokortikoide wird bei Hirsutismus ohne Kinderwunsch praktisch generell die Therapie mit oralen Kontrazeptiva empfohlen (3). Da sich hiermit sicher die ovariellen Androgene senken lassen und zudem durch die SHBG-Erhöhung ein zusätzlicher positiver Effekt durch Absenkung der freien Androgene eintritt, ist immer ein gewisser therapeutischer Effekt zu erwarten (1).

Allerdings ist dieser Therapieansatz bei den vielen Patientinnen, bei denen definitiv die adrenale Hyperandrogenämie die Hauptrolle spielt (AGS), oder bei denen eine adrenale Androgenmehrsekretion (nicht selten beim PCO-Syndrom und bei der idiopathischen Hyperandrogenämie) mitbeteiligt ist, unserer Erfahrung nach häufig nicht ausreichend. Bei diesen Patientinnen ist eine Therapie mit 0,25–0,5 mg Dexamethason zur Nacht ein nebenwirkungsarmer und aus unserer Sicht gut wirksamer Therapieansatz.

Voraussetzung für solche therapeutischen Überlegungen ist eine vorausgehende suffiziente laborchemische Diagnostik. Eine Überprüfung der Androgene kann nach etwa 4 Wochen erfolgen; der therapeutische klinische Effekt sollte (wie bei allen Interventionen) erst nach frühestens 6 Monaten erfolgen (3). Bei Kinderwunsch erscheint der Einsatz von 2,5–5 mg Prednisolon zur Nacht günstiger als Dexamethason, da Prednisolon im Gegensatz zum Dexamethason von der 11β-Hydroxysteroiddehydrogenase Typ 2 der Plazenta inaktiviert wird (15).

Generell sollten Patienten unter Glukokortikoidtherapie einen Steroidausweis haben und in Stresssituationen (Fieber etc.) die Glukokortikoiddosis verdoppeln (14).

Metabolische Parameter (Blutdruck, Blutzucker, Gewicht etc.) sind unter der Therapie regelmäßig zu kontrollieren, bei den hier empfohlenen niedrigen Dosierungen aber wohl eher selten auffällig.

Ist bei Kinderwunsch bei beiden Partnern ein heterozygoter Gendefekt bezüglich der 21-Hydroxylase bekannt, muss die Mutter in der Frühschwangerschaft zur Suppression der möglichen Hyperandrogenämie des Feten mit $3 \times 0,5$ mg Dexamethason behandelt werden. Bei weiblichem Geschlecht des Feten (möglichst früh durchgeführte Chorionzottenbiopsie) wird das Dexamethason die ganze Schwangerschaft hindurch gegeben, bei männlichem Geschlecht dagegen wird die Therapie sofort abgebrochen (1, 5).

Fazit für die Praxis

- Die Differenzierung zwischen adrenaler und ovarieller Hyperandrogenämie eröffnet eine optimierte therapeutische Strategie.

- Bei Patientinnen mit Kinderwunsch sollte ein nicht-klassisches AGS nicht übersehen werden.

- Eine suffiziente Androgendiagnostik sollte früh-follikulär oder bei Einnahme von Kontrazeptiva am letzten Tag der Einnahmepause erfolgen.

- Klinische Erfolge hinsichtlich kosmetischer Probleme (Hirsutismus, Akne, Alopezie) sind frühestens nach 6-monatiger Therapie zu versprechen.

Literatur

1. Ludwig M, et al. Hyperandrogenämie – Teil 1. Adrenale, ovarielle und kutane Hyperandrogenämie. Geburtsh Frauenheilkd 2004; 64: 157–187.
2. Carmina E, et al. Relative prevalence of different androgen excess disorders in 950 women referred because of clinical hyperandrogenism. J Clin Endocrinol Metab 2006; 91: 2–6.
3. Martin KA, et al. Evaluation and treatment of hirsutism in premenopausal women. J Clin Endocrinol Metab 2008; 93: 1105–1120.
4. Rosenfield RL. Hirsutism. N Engl J Med 2005; 353: 2578–2588.
5. Merke DP, Bornstein SR. Congenital adrenal hyperplasia. Lancet 2005; 365: 2125–2136.
6. Demirci M, Witchel SF. Congenital adrenal hyperplasia. Dermatol Ther 2008; 21: 340–353.
7. Merke DP. Approach to the adult with congenital adrenal hyperplasia due to 21-hydroxylase deficiency. J Clin Endocrinol Metab 2008; 93: 653–660.
8. New MI. Nonclassical 21-Hydroxylase deficiency. J Clin Endocrinol Metab 2006; 91: 4205–4214.
9. Nimkarn S, New MI. Steroid 11β-hydroxylase deficiency congenital adrenal hyperplasia. Trends Endocrinol Metab 2008; 19: 96–99.
10. Nieman LK, et al. The diagnosis of cushing's syndrome: An endocrine society clinical practice guideline. J Clin Endocrinol Metab 2008; 93: 1526–1540.
11. D'Alva CB, et al. Sex steroids in androgen-secreting adrenocortical tumors: clinical and hormonal features in comparison with non-tumoral causes of androgen excess. Eur J Endocrinol 2008; 159: 641–647.
12. Allolio B, Fassnacht M. Clinical review: Adrenocortical carcinoma: clinical update. J Clin Endocrinol Metab 2006; 91: 2027–2037.
13. Quinkler M, Lepenis J, Diederich S. Diagnostik der Nebennierenrinden-Insuffizienz. Dtsch Med Wochenschr 2002; 128: 556–561.
14. Kaltsas GA, et al. The value of the low-dose dexamethasone suppression test in the differential diagnosis of hyperandrogenism in women. J Clin Endocrinol Metab 2003; 88: 2634–2643.
15. Diederich S, et al. Pharmacodynamics and pharmacokinetics of synthetic mineralocorticoids and glucocorticoids: receptor transactivation and prereceptor metabolism by 11β-hydroxysteroid-dehydrogenases. Horm Metab Res 2004; 36: 423–429.

Gestagene in der hormonalen Kontrazeption und Hormonersatztherapie

MARTIN BIRKHÄUSER
HERBERT KUHL

Ursprünglich wurden die Gestagene als Steroide definiert, welche die Schwangerschaft erhalten. Später stellte sich heraus, dass beim Menschen nur das natürliche Progesteron diese Fähigkeit besitzt. Die aktuellen Indikationen für den Einsatz der Gestagene konzentrieren sich auf die Kontrazeption und auf die Hormonersatztherapie. Es gibt nur wenige Gestagen-Monopräparate, die zur Therapie gynäkologischer Erkrankungen oder von Androgenisierungserscheinungen zur Verfügung stehen. In der Peri- und Postmenopause dient die Anwendung von Gestagenen primär der Prävention und der Therapie einer östrogeninduzierten Endometriumhyperplasie. Bei der hormonalen Kontrazeption tragen Gestagene neben ihrer Wirkung auf das Endometrium dosisabhängig zur Störung der Follikelreifung und zur Hemmung der Ovulation bei; sie beeinträchtigen durch ihre peripheren Effekte auf den Zervixschleim und die Tuben die Aszension der Spermien sowie die Fertilisation. Darüber hinaus können die unterschiedlichen Partialwirkungen der Gestagene bei verschiedenen Indikationen therapeutisch genutzt werden.

Struktur und Wirkung der Gestagene

Die strukturelle Gemeinsamkeit aller Gestagene sind die 3-Ketogruppe und die Doppelbindung zwischen C4 und C5 (Δ4-3-Ketogruppe) sowie eine Seitenkette an C17. Gestagene, bei denen die Δ4-3-Ketogruppe fehlt, werden als »Prodrugs« (Prähormone) bezeichnet, da sie erst nach ihrer Applikation in die jeweiligen aktiven Hormone umgewandelt werden. Diese Aktivierung findet in ausreichendem Maße nur nach oraler Gabe statt, weshalb bei parenteraler Anwendung die aktiven Metaboliten eingesetzt werden.

Klassifizierung und strukturelle Besonderheiten

Die orale Anwendung von Progesteron war jahrelang nicht möglich, da wegen der raschen enzymatischen Inaktivierung im Gastrointestinaltrakt und in der Leber eine sehr hohe Dosis notwendig war. Erst mithilfe der Mikronisierung konnte die Resorption im Dünndarm soweit beschleunigt werden, dass eine akzeptable Bioverfügbarkeit des Progesterons erreicht wurde.

Progesteronderivate

Pregnanderivate
- Medroxyprogesteronacetat (MPA)
- Megestrolacetat (MGA)
- Cyproteronacetat (CPA)
- Chlormadinonacetat (CMA)
- Medrogeston (MDG)

19-Nor-Pregnan-Derivate
- Nomegestrolacetat (NMGA)
- Promegeston (PMG)
- Trimegeston (TMG)
- Demegeston (DMG)
- Nestoron (NST)

Retroprogesteronderivate
- Dydrogesteron (DYD)

19-Nortestosteron-Derivate

13-Methyl-Gonane
- Norethisteron (NET)
- Norethisteronacetat (NETA)
- Lynestrenol (LYN)
- Norethynodrel (NYD)
- Ethynodioldiacetat (ETY)

13-Ethyl-Gonane
- Norgestrel (NG)
- Levonorgestrel (LNG)
- Desogestrel (DSG)
- Etonogestrel (KDG)
- Gestoden (GSD)
- Norgestimat (NGM)
- Norelgestromin (NGMN)
- Dienogest (DNG)

Spirolactonderivate
- Drospirenon (DRSP)

Tab. 18
Strukturelle Klassifizierung der synthetischen Gestagene. Bei den Pregnanderivaten handelt es sich – mit Ausnahme von Medrogeston – um Derivate des 17α-Hydroxy-Progesterons. Die 13-Methyl-Gonane werden auch als Estrane bezeichnet, während die 13-Ethyl-Gonane auch »Gonane« genannt werden

Die synthetischen Gestagene können aufgrund ihrer weitaus höheren Bioverfügbarkeit in relativ niedrigen Dosierungen angewendet werden, da durch die Einführung bestimmter Substituenten (z. B. Chlor, Methyl, Ethinyl, Cyanomethyl, Acetat) sowie zusätzlicher Doppelbindungen der Angriff inaktivierender Enzyme erschwert wurde. Außerdem führten diese strukturellen Modifikationen bei einigen Substanzen zu Veränderungen ihrer Partialwirkungen.

Bei den meisten Gestagenen handelt es sich entweder um Derivate des Progesterons oder des 19-Nortestosterons (Tab. 18). Das erste synthetische Steroidhormon mit gewissen gestagenen Wirkungen war das Ethisteron, das durch die Einführung einer 17α-Ethinylgruppe in das Testosteronmolekül entstand. Da es noch eine sehr starke androgene Wirkung aufwies, war es für einen therapeutischen Einsatz als Gestagen ungeeignet. Erst mit dem Anabolikum 19-Nortestosteron (Nandrolon), bei dem die C19-Methylgruppe zwischen Ring A und B fehlt (19-nor), wurde die geeignete Grundlage für die weitere Entwicklung der Gestagene gefunden. Durch die Einführung der 17α-Ethinylgruppe entstand das Norethisteron (NET), ein starkes Gestagen mit nur noch geringen androgenen Eigenschaften. Die Ethinylgruppe ist für die starke Wirksamkeit der Nortestosteronderivate verantwortlich, da sie nach oxidativer Aktivierung einige am Abbau der Steroidhormone beteiligte Zytochrom-P450-Enzyme irreversibel blockieren kann. Die anderen 13-Methyl-Gonane, nämlich Norethisteronacetat (NETA), Norethynodrel (NYD), Lynestrenol (LYN) und Ethynodioldiacetat (ETY) zählen zu den Prodrugs, die nach Umwandlung in NET wirksam werden (Tab. 18, Abb. 21).

Eine gewisse Sonderstellung hat Dienogest (DNG), das als einziges Nortestosteronderivat an Position C17α keine Ethinyl-, sondern eine Cyanomethylgruppe aufweist und deswegen keine androgene, sondern eine antiandrogene Wirkung aufweist (Tab. 19). Die als 13-Methyl-Gonan bezeichnete Steroidstruktur wird auch Estran genannt. Mit dem Ersatz der Methylgruppe an C13 durch eine Ethylgruppe wurde die Wirksamkeit erheblich gesteigert, sodass die 13-Ethyl-Gonane Levonorgestrel (LNG), Desogestrel (DSG) und Gestoden (GSD) die stärkste gestagene Wirksamkeit aufweisen. Die Prodrugs DSG und Norgestimat (NGM) werden durch Kon-

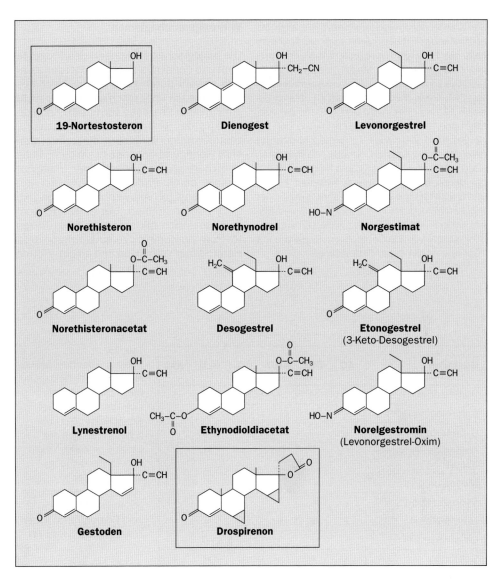

Abb. 21
Strukturformeln der 19-Nortestosteron-Derivate und von Drospirenon

version zu 3-Keto-Desogestrel (Etonogestrel) bzw. zu Norelgestromin (NGMN) und LNG aktiviert (Tab. 18, Abb. 21).

Die Einteilung einiger Gestagene in eine 1. Generation (NET), eine 2. Generation (LNG) und eine 3. Generation (DSG und GSD) richtet sich nach dem Zeitpunkt ihrer Markteinführung und ist aus chemischer und pharmakologischer Sicht unsinnig. Darüber hinaus ignoriert sie einige aus der Zeit der ersten Generation stammenden Progesteronderivate.

Zur Gruppe der Progesteronderivate – auch als Pregnane bezeichnet – zählt man die Abkömmlinge des 17α-Hydroxyprogesterons Medroxyprogesteronacetat (MPA), Megestrolacetat (MGA), Chlormadinonacetat (CMA) und Cyproteronacetat (CPA) sowie Medrogeston (MDG), das an Position 17α eine Methylgruppe anstelle der Azetatgruppe aufweist. Die Eigenschaften der 19-Norprogesteron-Derivate Nomegestrolacetat (NMGA), Promegeston (PMG), Trimegeston (TMG), Demegeston (DMG) und Nestoron (NST), bei denen die Methylgruppe zwischen Ring A und B fehlt (19-Nor-Pregnane), ähneln denen der Progesteronderivate (Abb. 22). Sie kamen bisher nur in Frankreich zum klinischen Einsatz (1), doch sind zur Zeit in Deutschland Präparate mit TGM bzw. NMGA in der Entwicklung.

Wirkungsmechanismen

Die biologischen Wirkungen des Progesterons und der synthetischen Gestagene werden sowohl durch genomische Mechanismen als auch über rasch ablaufende nichtgenomische Prozesse vermittelt. Nach der Bindung der Gestagene an spezifische Rezeptorproteine verändern diese ihre sterische Konfiguration, sodass sie durch Phosphorylierung (Einführung einer Phosphatgruppe durch Proteinkinasen) einer hormonabhängigen Aktivierungsfunktion aktiviert werden können. Der aktivierte Komplex kann sich mit einem anderen Rezeptor-Hormon-Komplex zu einem Homo- oder Heterodimer vereinigen und an ein »Hormo-

Gestagen	AÖ	ÖST	AND	AA	GLU	AM
Progesteron	+	–	–	(+)	+	+
Chlormadinonacetat	+	–	–	+	+	–
Cyproteronacetat	+	–	–	+	+	–
Medroxyprogesteron-acetat	+	–	(+)	–	+	–
Medrogeston	+	–	–	–	?	–
Dydrogesteron	+	–	–	–	?	(+)
Norethisteron	+	+	+	–	–	–
Levonorgestrel	+	–	+	–	–	–
Gestoden	+	–	+	–	(+)	+
Etonogestrel (3-Keto-Desogestrel)	+	–	+	–	(+)	–
Norgestimat	+	–	+	–	?	?
Dienogest	+	–	–	+	–	–
Tibolonmetaboliten	+	+	++	–	–	–
Drospirenon	+	–	–	+	–	+
Trimegeston	+	–	–	(+)	–	(+)
Promegeston	+	–	–	–	+	–
Nomegestrolacetat	+	–	–	+	–	–
Nestoron	+	–	–	–	–	?

Tab. 19
Spektrum der hormonalen Aktivitäten der Gestagene. Diese Daten stützen sich vor allem auf Tierexperimente. Die klinischen Wirkungen der Gestagene hängen nicht nur von der Bindungsaffinität zu den jeweiligen Steroidhormonrezeptoren ab, sondern auch von ihrer Konzentration in den Zielzellen; nach KUHL (4)

AÖ = antiöstrogen
ÖST = östrogen
AND = androgen
AA = antiandrogen
GLU = glukokortikoid
AM = antimineralokortikoide Aktivität

++ stark wirksam
+ wirksam
(+) schwach wirksam
– unwirksam
? unbekannt

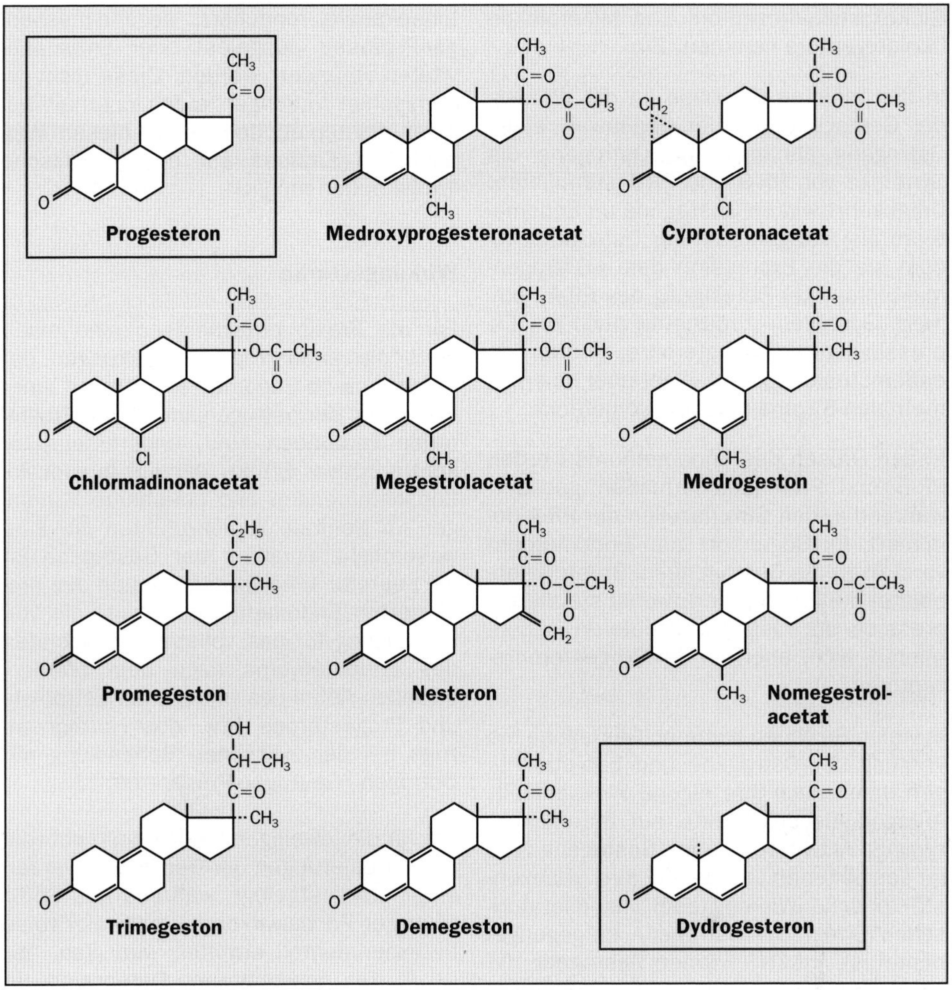

Abb. 22
Strukturformeln der Progesteronderivate und der 19-Norprogesteron-Derivate sowie von Dydrogesteron

ne-Responsive-Element« auf der DNS binden. Durch Anlagerung von Koaktivatoren und Korepressoren entsteht am Promotor ein Proteinkonglomerat, das eine gewebespezifische Transkription in Gang setzt.

Es gibt 2 Progesteronrezeptoren (PR), von denen der PR-B nach Bindung eines Gestagens die Transkription aktiviert und differenzierend wirkt, während der PR-A repressiv wirkt und die Aktivität des PR-B hemmt. Die beiden Progesteronrezeptoren können sich zu den Homodimeren PR-A+A und PR-B+B oder zum Heterodimer PR-A+B anlagern. Der PR-A kann auch die Aktivität des Östrogenrezeptors, Androgenrezeptors,

Glukokortikoidrezeptors und Mineralokortikoidrezeptors hemmen (2).

In den meisten Geweben ist die Wirkung der Gestagene von der Gegenwart eines Östrogens abhängig, da Östrogene die Synthese von PR-B und PR-A stimulieren. Umgekehrt wirken Gestagene im Endometrium als Antagonisten der Östrogene, indem sie die Expression des α-Östrogenrezeptors unter Beteiligung des PR-A hemmen. Gestagene reduzieren auch die Expression der Progesteronrezeptoren im endometrialen Epithel, nicht aber im endometrialen Stroma und im Myometrium.

In den Drüsen des Endometriums werden PR-B und PR-A gleichermaßen gebildet, während in den Stromazellen der PR-A dominiert. Im Gegensatz zum Endometrium verstärken die Gestagene im Brustdrüsenepithel die Proliferation, wobei sie die Expression der Östrogenrezeptoren supprimieren, nicht aber die der Progesteronrezeptoren (2).

In vielen Geweben hemmen Gestagene die Wirkung der Östrogene und beeinträchtigen damit auch ihre eigene Wirksamkeit. Antagonistische Effekte auf östrogenabhängige Aktivitäten haben Gestagene z. B. in den Arterien, in denen ihre vasokonstriktorische Wirkung dem vasodilatatorischen Effekt der Östrogene entgegengerichtet ist. Im ZNS können Gestagene die stimulierende Wirkung der Östrogene ungünstig beeinflussen; in der Leber können einige synthetische Gestagene über ihre androgenen Eigenschaften die östrogenabhängige Produktion zahlreicher Proteine (Hämostasefaktoren, Lipoproteine, Bindungsglobuline) reduzieren.

Andererseits können Gestagene einige Östrogenwirkungen in synergistischer Weise verstärken, z. B. die Hemmung der Gonadotropinfreisetzung (Feedback-Regulation) und der Ovulation oder den dilatatorischen Effekt der Östrogene in den Venen.

Durch die Bindung der Gestagene an spezifische Rezeptoren auf der Zellmembran oder an intrazelluläre Strukturen können Ionenkanäle moduliert, second-messenger-Prozesse ausgelöst oder Enzymaktivitäten verändert werden. Diese nicht-genomischen Wirkungen laufen innerhalb weniger Minuten ab, doch ist auf diesem Weg auch ein Einfluss auf die genomische Transkription möglich.

Wirkungsstärke

Für die Praxis entscheidend sind einerseits die antiöstrogenen Wirkungen der Gestagene im Endometrium, die mit einer Hemmung der östrogeninduzierten Proliferation verbunden sind, andererseits ihr kontrazeptiver Effekt, der auf ihre ovulationshemmenden und peripheren Wirkungen im Genitale zurückzuführen ist. Eine wesentliche Funktion der Gestagene ist die sekretorische Transformation des proliferierten Endometriums. Sie ist die Voraussetzung für das vollständige Abbluten des Endometriums nach dem prämenstruellen Abfall des endogenen Estradiols und Progesterons bzw. des Hormonentzugs bei der zyklischen Behandlung mit Östrogen-/Gestagen-Präparaten.

Die für die jeweiligen Indikationen notwendigen Dosierungen der Gestagene werden empirisch festgelegt, während das Spektrum der Partialwirkungen normalerweise tierexperimentell ermittelt wird (Tab. 19) (3, 4). Die so erhaltenen Daten sind nur ein grober Anhaltspunkt für erste klinische Untersuchungen.

Da die Wirkungen der Gestagene – wie auch die der anderen Sexualsteroide – gewebespezifisch sind, können die Ergebnisse von Untersuchungen zur Wirkungsstärke, die in einem klinischen, einem tierexperimentellen oder einem In-vitro-Test mit einem bestimmten Zielparameter ermittelt wurden, nicht verallgemeinert bzw. auf den gesamten Organismus übertragen werden. Dementsprechend ist die sog. Gestagenpotenz, die mithilfe eines endometrialen Parameters bestimmt wurde, nicht auf hepatische Faktoren oder das Brustdrüsengewebe übertragbar.

Tab. 20 Hormonale Wirkungsstärken der Gestagene; nach Kuhl (4)

TFD = Transformationsdosis bei der Frau
OHD = Ovulationshemmdosis bei der Frau (ohne zusätzliches Östrogen)
AA = relative antiandrogene Aktivität bei kastrierten, androgen behandelten Ratten

Gestagen	TFD (pro Zyklus)	OHD	AA
Progesteron	4 200 mg	300 mg/d	
Medroxyprogesteronacetat	50 mg		
Megestrolacetat	50 mg		
Chlormadinonacetat	25 mg	1,7 mg/d	30%
Cyproteronacetat	20 mg	1,0 mg/d	100%
Dienogest	6 mg	1,0 mg/d	40%
Tibolon		2,5 mg/d	
Norethisteron	120 mg	0,4 mg/d	
Norethisteronacetat	50 mg	0,5 mg/d	
Norgestimat	7 mg	0,2 mg/d	
Levonorgestrel	5 mg	0,06 mg/d	
Desogestrel/ 3-Keto-Desogestrel	2 mg	0,06 mg/d	
Gestoden	3 mg	0,04 mg/d	
Drospirenon	50 mg	2,0 mg/d	30%
Nomegestrolacetat	100 mg	5,0 mg/d	90%
Promegeston	10 mg	0,5 mg/d	

Für den Vergleich der Wirkungsstärke der verschiedenen Gestagene stehen viele experimentelle Möglichkeiten zur Verfügung; allein für die Wirkung im Endometrium gibt es mehrere Tests, deren Ergebnisse teilweise variieren. Allgemein akzeptiert wird die Transformationsdosis (TFD) der Gestagene, die in Studien mit ovarektomierten Frauen ermittelt wird. Nach einer 14-tägigen Behandlung mit 50 µg Ethinylestradiol (EE) wird an den folgenden 10 Tagen eine Kombination des Östrogens mit einem Gestagen in einer bestimmten Dosis eingenommen. Diejenige Gestagendosis, die eine vollständige Transformation des proliferierten Endometriums bewirkt, ist die Transformationsdosis (Tab. 20).

Die relativ hohen Transformationsdosen von NET und NETA lassen sich mit der Aromatisierung eines kleinen Anteils des NET in der Leber erklären. Denn das entstehende EE schwächt aufgrund seiner proliferativen Wirkung den gestagenen Effekt des NET im Endometrium (5, 6).

Für die Kontrazeption ist die Ovulationshemmdosis (OHD) von Bedeutung, die bei Frauen mit ovulatorischen Zyklen ermittelt wird, indem bestimmte Dosen des Gestagens (ohne gleichzeitige Östrogengabe) täglich eingenommen werden. Diejenige Dosis, mit der bei allen Frauen die Ovulation gehemmt wird, gilt als OHD (Tab. 20).

Die Aussagekraft der Testergebnisse ist limitiert, da meist nur relativ wenige Frauen an den entsprechenden Untersuchungen teilnehmen. In vielen modernen Präparaten werden die Gestagene in Dosierungen verwendet, die deutlich über der OHD liegen, sodass die Bedeutung der Östrogenkomponente für den kontrazeptiven Effekt abnimmt. Dies hat zur Folge, dass hinsichtlich des Typs und der Dosis des Östrogens in der »Pille« die Variationsmöglichkeiten zunehmen.

Für die klinische Anwendung sind Vergleiche der pharmakologischen Parameter der Gestagene ohne größere Relevanz, da die Dosierungen und Anwendungsmodalitäten im Hinblick auf die therapeutischen Ziele empirisch ausgewählt werden. Die angewendete Dosis wird nicht auf der Basis der maximalen Serumkonzentrationen, der Halbwertszeit oder der Bioverfügbarkeit des jeweiligen Gestagens ermittelt, sondern anhand der klinischen Wirkung. Steht die notwendige Tagesdosis fest, werden die verschiedenen pharmakokinetischen Parameter nach einzelner und multipler Applikation sowie mit und ohne gleichzeitiger Gabe des vorgesehenen Östrogens bestimmt. Ein Vergleich der verschiedenen Gestagene anhand solcher Parameter ist eigentlich bloß von akademischem Interesse. Auch der Einfluss der Bindungsproteine auf die Serumkonzentration des freien, biologisch aktiven Hormons ist bereits in der empirisch ermittelten Dosis berücksichtigt.

Ob die Halbwertszeiten der Gestagene bei der zyklischen Anwendung der Östrogen-/Gestagen-Präparate den Eintritt und den Verlauf der Entzugsblutungen beeinflussen, ist nicht geklärt. Lediglich bei den Progesteronderivaten, die aufgrund ihrer lipophilen Eigenschaften verstärkt im Fettgewebe gespeichert werden und deshalb eine sehr lange terminale Halbwertszeit aufweisen, kann es bei Anwendung hoher Dosen nach Ende der Einnahme über mehrere Tage zu nur langsam abfallenden Gestagenspiegeln kommen, sodass die Entzugsblutung verzögert eintritt (z. B. beim hoch dosierten CPA).

Partialwirkungen

Aufgrund der strukturellen Ähnlichkeit des Progesteronrezeptors mit dem Androgen-, Glukokortikoid- und Mineralokortikoidrezeptor können Progesteron und die synthetischen Gestagene bzw. einige ihrer Metaboliten an diese Rezeptoren binden und als Agonisten oder Antagonisten wirksam werden (Tab. 19). Das Spektrum der hormonalen Partialwirkungen und die Wirkungsstärke sind von der jeweiligen Struktur des Gestagens abhängig. Sie werden nicht nur von der Bindungsaffinität zum Rezeptor, sondern auch von der Auswirkung der Bindung auf die sterische Konfiguration des Rezeptor-Hormon-Komplexes sowie von der gewebespezifischen Interaktion mit Koaktivatoren und Korepressoren am »Hormon-responsive Element« bestimmt. Einen wesentlichen Einfluss auf die Partialwirkungen hat vor allem die lokale Konzentration des Gestagens in den Zielzellen. Dementsprechend ist es falsch, bei den Gestagenwirkungen von einem »Klasseneffekt« zu sprechen.

Die Bindungsaffinitäten der Gestagene zu den klinisch relevanten Östrogen-, Androgen-, Glukokortikoid- und Mineralokortikoidrezeptoren zeigen beträchtliche Unterschiede, können aber keinerlei Hinweise auf die Wirkung geben. Kommt es nämlich zu einer Bindung, so kann diese entweder eine kompetitive Hemmung der Wirkung der endogenen Steroidhormone (antagonistische Wirkung) oder eine entsprechende Aktivierung des Rezeptors und damit einen Hormoneffekt (agonistische Wirkung) auslösen. Sicher ist nur, dass ein Steroid ohne Bindungsaffinität zu einem bestimmten Rezeptor auch keine entsprechende genomische Wirkung haben kann.

In Tab. 19 sind die hormonalen Partialwirkungen der verschiedenen synthetischen Gestagene im Vergleich zu Progesteron dargestellt. Dabei muss berücksichtigt werden, dass diese Angaben überwiegend aus Tierexperimenten stammen und somit nur mit Vorbehalt auf die Klinik übertragen werden können.

Die in Tab. 20 dargestellten Daten zur antiandrogenen Wirkung stammen aus Experimenten mit Ratten und sind deshalb zur Abschätzung der klinischen Wirkung ungeeignet. Die in den oralen Kontrazeptiva enthaltenen Dosierungen und die resultierenden Serumspiegel der jeweiligen Gestagene sind teilweise zu niedrig, um bei den geringen Bindungsaffinitäten zum Androgenrezeptor die Wirkung der endogenen Androgene in den Haarfollikeln merkbar zu reduzieren.

Bestimmung des hormonalen Wirkungsspektrums

Die eigentliche g e s t a g e n e Aktivität der verschiedenen synthetischen Gestagene wird üblicherweise mit dem CLAUBERG-Test bei unreifen, ovarektomierten, mit Estradiol vorbehandelten Kaninchen sowie durch die Bestimmung der schwangerschaftserhaltenden Wirkung bei weiblichen Ratten festgelegt.

Die Untersuchung der ö s t r o g e n e n Partialwirkung von Gestagenen erfolgt durch die Bestimmung des Uterusgewichts von unreifen ovarektomierten Ratten.

Die a n d r o g e n e Partialwirkung eines Gestagens wird meist anhand der Gewichtszunahme der ventralen Prostata oder anderer Sexualorgane bei der unreifen, kastrierten männlichen Ratte gemessen. Mit Ausnahme von Dienogest haben alle Nortestosteronderivate eine mehr oder weniger ausgeprägte androgene Wirkung, deren klinische Auswirkung letzten Endes von der angewendeten Dosis bestimmt wird. Auch das Progesteronderivat MPA sowie MGA haben bei hoher Dosierung eine gewisse androgene Wirksamkeit. Dagegen konnte selbst bei hoher Dosierung weder für Progesteron oder die Progesteronderivate CMA, CPA und MGN noch für das 19-Norpregnan NMGA eine androgene Wirkung nachgewiesen werden (1). Das nur bei parenteraler Anwendung wirksame 19-Norprogesteron-Derivat Nestoron zeigte keine Bindung an den Androgenrezeptor und hat somit keine androgene Partialwirkung (1).

Die a n t i a n d r o g e n e Aktivität kann durch die Hemmung des Wachstums des Hahnenkamms oder bei kastrierten androgenbehandelten Ratten durch eine Abnahme des Prostatagewichts ermittelt werden. Zu den Gestagenen mit einer antiandrogenen Wirkung zählen CPA, CMA, DNG und DRSP, die über durch ihre konkurrierende Bindung am Androgenrezeptor den Effekt des endogenen Testosterons oder Dihydrotestosterons (DHT) abschwächen, was aber nur bei sehr hohen Konzentrationen zum Tragen kommt.

Ein anderer antiandrogener Wirkungsmechanismus verläuft über die kompetitive Hemmung der 5α-Reduktase, welche in der Haut bzw. den Haarfollikeln die Konversion von Testosteron in das weitaus stärkere Androgen DHT katalysiert. Über diesen Mechanismus können Progesteron und sogar NET – bei lokaler Applikation – eine klinisch nachweisbare antiandrogene Wirkung entfalten.

Gestagene mit einer g l u k o k o r t i k o i d e n Partialwirkung können bei höherer Konzentration die ACTH-Sekretion hemmen. Die Wirkungsstärke wird bei männlichen Ratten anhand der adrenalen Gewichtsabnahme bestimmt. In den klinisch angewendeten Dosierungen kann die glukokortikoide Partialwirkung das Immunsystem beeinflussen und in der Gefäßwand die prokoagulatorische Aktivität verstärken. Eine glukokortikoide Partialwirkung wurde sowohl für Progesteronderivate als auch für einige 19-Nortestosteron-Derivate nachgewiesen (Tab. 19).

Wie das natürliche Progesteron haben einige Gestagene, vor allem Drospirenon, eine a n t i m i n e r a l o k o r t i k o i d e Partialwirkung. Sie wird in adrenalektomierten, mit Glukokortikoiden substituierten Ratten durch Messung der Natrium- und Kaliumausscheidung ermittelt. Die kompetitive Hemmung der Bindung des Aldosterons an den Mineralokortikoidrezeptor führt zu einer verminderten Wasser- und Natriumretention, wird aber längerfristig durch einen Anstieg des Aldosterons kompensiert.

Charakteristik der Gestagene

Die Klassifizierung, die Partialwirkungen und die hormonalen Wirkungsstärken der verschiedenen Gestagene sind in den Tab. 18–20 dargestellt.

Progesteron

Das natürliche Gestagen Progesteron bewirkt in der Lutealphase bei Serumspiegeln von 10–25 ng/ml eine vollständige sekretorische Proliferation des Endometriums und ist durch seine schwangerschaftserhaltende Wirkung essenziell für die Reproduktion. Es hat zwar nur einen geringen Einfluss auf den hepatischen Metabolismus, kann jedoch durchaus – zum Teil über seine Metaboliten – Nebenwirkungen verursachen. So führt in der Lutealphase der ausgeprägte antimineralokortikoide Effekt des Progesterons zu einem kompensatorischen Anstieg des Aldosteronspiegels um etwa 50%. Darüber hinaus hat Progesteron einen »antiandrogenen« Effekt, da es als Substrat der 5α-Reduktase die Umwandlung von Testosteron zu DHT in der Haut kompetitiv hemmt.

Im Serum sind 17% des Progesterons mit hoher Affinität an CBG und 80% mit geringer Affinität an Albumin gebunden. Aufgrund der raschen Metabolisierung beträgt die terminale Halbwertszeit des Progesterons bei oraler Applikation nur 42 Minuten.

Trotz der Anwendung von mikronisiertem Progesteron ist bei oraler zyklischer Gabe eine Dosis von 200 mg zum Schutz des Endometriums notwendig, sodass große Mengen von Metaboliten entstehen. Von diesen hat das 20α-Dihydroprogesteron eine gestagene Wirkung; das 11-Deoxykortikosteron (DOC) hat eine starke mineralokortikoide Wirkung, die den Anti-Aldosteroneffekt des Progesterons teilweise ausgleicht (4).

Der ausgeprägte sedierende Effekt des 5α- und 5β-Pregnanolons kann sich dann auswirken, wenn diese Metaboliten in größeren Mengen entstehen (Abb. 23) (4).

Bei der kontinuierlich-kombinierten Therapie wird eine Tagesdosis von 100 mg Progesteron empfohlen. Bei der vaginalen Applikation von Progesteron, die nur zu einer geringen Bildung von Metaboliten führt, ist eine Dosis von 90 mg – trotz nur zweimaliger Gabe pro Woche – ausreichend (2).

Progesteronderivate (Pregnanderivate)

Medroxyprogesteronacetat

Medroxyprogesteronacetat (MPA) wird bei der sequenziellen oralen Therapie zur Hemmung der Endometriumproliferation in einer Dosierung von 5–10 mg/d eingesetzt. Für die kontinuierlich-kombinierte Gabe genügen 2,5 mg MPA/d. Im Serum ist MPA nicht an SHBG und CBG, aber zu 88% mit schwacher Affinität an Albumin gebunden. MPA hat eine Bioverfügbarkeit von nahezu 100%. Trotz einer gewissen Bindungsaffinität zum Aldosteronrezeptor hat MPA in der üblichen Dosis keine mineralokortikoide oder antimineralokortikoide Aktivität. Es hat eine schwache androgene Wirkung, die bei alleiniger Gabe zu einer leichten Senkung des HDL führen kann.

In Kombination mit einem Östrogen beeinflusst MPA den Fettstoffwechsel nicht. Aufgrund seiner glukokortikoiden Wirkung kann MPA den Thrombinrezeptor in der Gefäßwand hochregulieren und eine Zunahme der pro-koagulatorischen Aktivität bewirken (7), sodass es bei Gefäßläsionen zu vaskulären Komplikationen kommen kann. Bei höherer Dosierung kann MPA zu einer Einschränkung der Glukosetoleranz führen, ohne jedoch den Lipidstoffwechsel zu verändern.

Megestrolacetat

Megestrolacetat (MGA) ist strukturell dem MPA sehr ähnlich; es hat wie MPA eine hohe Bioverfügbarkeit von etwa 100% und keine Bindungsaffinität an SHBG oder CBG. Dementsprechend weist es ein dem MPA ähnliches Partialwirkungsprofil auf (Tab. 19).

Medrogeston

In Gegensatz zu MPA, CMA und CPA besitzt Medrogeston (MDG) eine Methylgruppe an C17α und ist somit kein Derivat des 17α-Hydroxyprogesteronderivat. Seine Bioverfügbarkeit beträgt etwa 100%. Für MDG

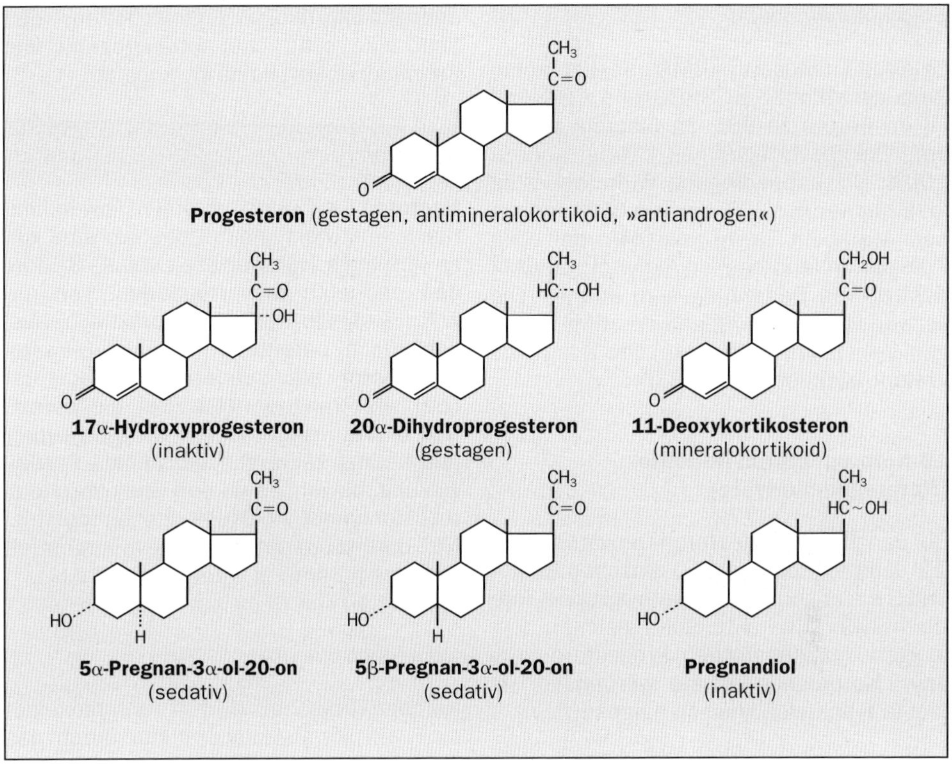

Abb. 23
Strukturformeln des Progesterons und verschiedener Metaboliten des Progesterons; nach Kuhl (4)

[Abbildung zeigt Strukturformeln von:
- Progesteron (gestagen, antimineralokortikoid, »antiandrogen«)
- 17α-Hydroxyprogesteron (inaktiv)
- 20α-Dihydroprogesteron (gestagen)
- 11-Deoxykortikosteron (mineralokortikoid)
- 5α-Pregnan-3α-ol-20-on (sedativ)
- 5β-Pregnan-3α-ol-20-on (sedativ)
- Pregnandiol (inaktiv)]

liegen keine Angaben zu den Rezeptorbindungsaffinitäten vor, doch scheint es keine androgene, antiandrogene oder antimineralokortikoide Wirkungen zu besitzen.

Cyproteronacetat

Cyproteronacetat (CPA) wird zu 93% mit schwacher Affinität von Albumin, aber nicht von SHBG und CBG gebunden. Die Bioverfügbarkeit des CPA, das wegen seiner lipophilen Eigenschaften im Fett gespeichert wird, beträgt 100%. Es hat eine antiandrogene Aktivität, die jedoch wegen der geringen Bindungsaffinität des CPA zum Androgenrezeptor und des bei Einnahme von 2 mg relativ niedrigen CPA-Spiegels kaum zum Tragen kommt, sodass die Besserung einer Akne primär auf der Wirkung des EE beruht.

Bei idiopathischen Androgenisierungserscheinungen ist ein therapeutischer Effekt erst durch die zusätzliche Gabe einer hohen CPA-Dosis möglich. Da CPA nur langsam aus dem Fettgewebe freigesetzt wird, kommt es nach längerer Behandlung mit hohen Dosen zur Akkumulation und erhöhten CPA-Spiegeln, sodass die Entzugsblutung ausbleibt. CPA besitzt gewisse glukokortikoide Eigenschaften, die bei sehr hohen Dosen entsprechende Auswirkungen haben können.

Chlormadinonacetat

Chlormadinonacetat (CMA) besitzt keine Bindungsaffinität zu SHBG und CBG und ist im Serum zu 90% an Albumin gebunden. Die Bioverfügbarkeit beträgt nahezu 100%. Die antiandrogene Wirkung betrug im Bioassay nur 30% der von CPA, sodass sein Metabolit 3α-Hydroxy-CMA, der etwa 70% der antiandrogenen Aktivität von CMA besitzt, von Bedeutung sein könnte. Die verwendeten Dosierungen des CMA betragen 1 mg (Hormontherapie) und 2 mg (orale Kontrazeption).

19-Norprogesteron-Derivate (Norpregnanderivate)

Bei den 19-Norprogesteron-Derivaten (Abb. 22) fehlt an Position C10 zwischen Ring A und B die angulare C19-Methylgruppe. Ihre hormonalen Charakteristika gleichen denjenigen der klassischen Progesteronderivate. Norpregnanderivate werden vor allem in Frankreich klinisch eingesetzt.

Promegeston

Promegeston (PMG), ein wirksames Gestagen und Antiöstrogen mit einer kurzen terminalen Halbwertszeit, besitzt weder eine androgene noch eine antiandrogene, aber eine gewisse glukokortikoide Partialwirkung. PMG ist vor allem an Albumin gebunden, hat keine Affinität zu SHBG und ist nur in geringem Maße an CBG gebunden. Es wird in einer Dosis von 0,5 mg angewendet und hat wegen fehlender androgener Eigenschaften keinen Einfluss auf östrogenabhängige Serumparameter (1).

Trimegeston

Trimegeston (TMG), ein aktiver Metabolit von PMG, hat von allen 19-Norprogesteron-Derivaten die stärkste gestagene Wirksamkeit. Die Transformationsdosis beträgt 0,1 mg, sodass bei der zyklischen Hormonersatztherapie eine Dosis von 0,25–0,5 mg ausreichend ist. TMG hat keine androgenen oder glukokortikoiden Eigenschaften, weist aber eine schwache antiandrogene und antimineralokortikoide Wirkung auf (1).

Nestoron

Nestoron (NST) wird bei oraler Anwendung rasch inaktiviert und hat deshalb eine kurze terminale Halbwertszeit von 1–3 Stunden und eine Bioverfügbarkeit von nur 10%. Deshalb wird NST praktisch ausschließlich parenteral in einer Slow-Release-Form als subdermales Implantat oder als transdermales Gel eingesetzt. NST bindet nicht an den Androgenrezeptor und besitzt keine glukokortikoide Partialwirkung, obwohl es an den Glukokortikoidrezeptor bindet. Im Ovulationshemmtest ist NST dreimal so potent wie Levonorgestrel, wenn es parenteral verabreicht wird (1).

Nomegestrolacetat

Nomegestrolacetat (NMGA) unterscheidet sich von Megestrolacetat nur durch das Fehlen der C-19-Methylgruppe zwischen Ring A und B. Es ist zu 36% an SHBG und zu 61% an Albumin gebunden und hat eine terminale Halbwertszeit von 35–50 Stunden. Die Transformationsdosis beträgt 5 mg. NMGA besitzt eine antiandrogene, aber keine glukokortikoide, antimineralokortikoide oder androgene Aktivität. Die antiandrogene Potenz liegt zwischen der von CMA und CPA. NMGA hat keinen Einfluss auf die östrogeninduzierten Veränderungen des Fettstoffwechsels (1).

Retroprogesteronderivate

Dydrogesteron

Die sterische Konfiguration der Retroprogesterone unterscheidet sich völlig von der des Progesterons und der anderen Gestagene (Abb. 24) (4). Während bei einem normalen Steroidgerüst die Ringe A–D in einer Ebene liegen, ist der B-Ring bei den Retroprogesteronen gegenüber dem C-Ring in einem 60-Grad-Winkel abgeknickt.

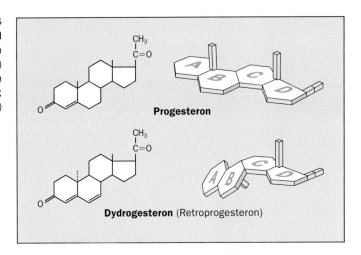

Abb. 24
Strukturformeln und sterische Modelle von Progesteron (Pregnan) und Dydrogesteron (Retroprogesteron); nach KUHL (4)

Dydrogesteron (DYD) ist heute das einzige klinisch verwendete Retroprogesteron, das wegen seiner Konfiguration keine zentrale Wirkungen und somit k e i n e n Einfluss auf die Gonadotropinfreisetzung und die Körpertemperatur hat. Als Partialwirkung ist nur ein geringer antimineralokortikoider Effekt bekannt. Es wird in Dosierungen von 5–10 mg bei der Hormonersatztherapie eingesetzt und hat nahezu keine metabolischen Wirkungen.

19-Nortestosteron-Derivate

Norethisteron und Norethisteronacetat

Norethisteronacetat (NETA) wird nach der Einnahme im Intestinaltrakt und in der Leber rasch zu Norethisteron (NET) hydrolysiert, sodass hinsichtlich der Pharmakokinetik und -dynamik keine wesentlichen Unterschiede zwischen den beiden Substanzen bestehen. Nur noch von historischem Interesse sind die anderen Prodrugs der NET-Gruppe, nämlich NYD, LYN und ETY, die nach der Einnahme rasch in NET umgewandelt werden. Auch Tibolon (7α-Methyl-Norethynodrel), dessen gestagen wirksamer Metabolit das 7α-Methyl-NET (Δ4-Isomer) ist, gehört zu dieser Gruppe (Abb. 25).

Die orale Bioverfügbarkeit von NET und NETA liegt – je nach galenischer Zubereitung – zwischen 40% und 80%. NET ist in der Zirkulation zu 36% an SHBG und zu 61% an Albumin gebunden. Die terminale Halbwertszeit beträgt 9,5 Stunden. Von klinischer Bedeutung ist, dass etwa 0,35% des eingenommenen NET in der Leber zu EE aromatisiert werden (4).

Bei einer niedrigen Dosierung von 1 mg NET kommt dieser Aromatisierung in Gegenwart des natürlichen Estradiols keine klinische Relevanz zu. Werden aber NET-Dosen von 5–10 mg oral verabreicht, so entstehen EE-Spiegel, die denen nach Einnahme von 30 µg bzw. 60 µg EE entsprechen (6). Dies erklärt das erhöhte Risiko venöser Thrombosen unter der therapeutischen Anwendung von 5–10 mg NETA (8).

NET hat keine glukokortikoide oder antimineralokortikoide Aktivität, während sich die schwachen androgenen Eigenschaften in Kombination mit einem Östrogen normalerweise nicht bemerkbar machen.

Bei oraler Gabe – nicht aber bei der transdermalen Therapie – hat NETA einen gewissen antagonistischen Effekt gegenüber den östrogeninduzierten metabolischen Wirkungen. Transdermal appliziertes NETA

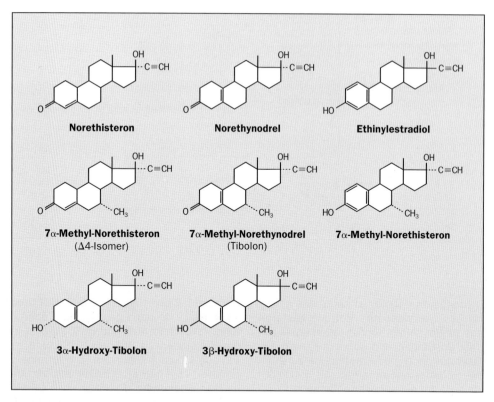

Abb. 25
Strukturformeln von Tibolon und Norethynodrel sowie von deren Metaboliten; nach KUHL (4)

führt im Gegensatz zur oralen Anwendung zu keiner Beeinträchtigung des Kohlenhydratstoffwechsels und hat nur einen geringen Einfluss auf den Fettstoffwechsel. NETA kann die günstige Wirkung der Östrogene auf den Knochen verstärken.

Levonorgestrel und Norgestrel

Norgestrel (NG) ist ein Racemat und besteht zu je 50% aus inaktivem Dextronorgestrel und aktivem Levonorgestrel (LNG). Somit ist die hormonale Aktivität von 0,5 mg NG identisch mit derjenigen von 0,25 mg LNG. Levonorgestrel ist zu 48% an SHBG und zu 50% an Albumin gebunden. Die terminale Halbwertszeit von LNG beträgt 24 Stunden. LNG ist ein potentes Gestagen ohne glukokortikoide und antimineralokortikoide Partialwirkung, besitzt aber eine gewisse androgene Aktivität. Deswegen führt die alleinige orale Gabe von LNG zu einer Senkung der SHBG-Spiegel, während der Effekt auf das SHBG bei Einnahme einer Kombination des LNG mit einem Östrogen von den Dosierungen abhängt.

Die transdermale Applikation einer Kombination von Estradiol und LNG hat keinen Einfluss auf den Fettstoffwechsel.

Ein LNG freisetzendes Intrauterinpessar, welches im ersten Jahr 20 µg und in den folgenden 4 Jahren 15 µg LNG täglich freisetzt (4), wird primär zur Kontrazeption eingesetzt, kann aber auch als Gestagenkomponente bei der Hormonersatztherapie verwendet werden.

Norgestimat

Norgestimat (NGM) ist ein Prodrug, das im Intestinaltrakt und in der Leber über das LNG-3-Oxim bzw. LNG-17β-Acetat zu LNG umgewandelt wird. Die hormonal aktiven Metaboliten von NGM sind LNG und LNG-3-Oxim (NGMN). Im Gegensatz zu LNG werden NGM und NGMN nicht von SHBG und CBG gebunden. Da LNG der wichtigste Metabolit von NGM und NGMN ist, entsprechen die Partialwirkungen von NGM weitgehend denen von LNG.

Desogestrel

Desogestrel (DSG) ist ein Prodrug, dessen aktiver Metabolit das 3-Keto-Desogestrel (KDG [Etonogestrel]) ist. Die Bioverfügbarkeit beträgt 76%, wobei im Serum 32% an SHBG und 66% an Albumin gebunden sind. KDG hat antiöstrogene und androgene, jedoch keine glukokortikoiden oder antimineralokortikoiden Eigenschaften. Im Bioassay beträgt die androgene Aktivität 40% der Aktivität von Testosteron – dies ist bei Anwendung der üblichen Dosis und in Kombination mit einem Östrogen von geringer Bedeutung, kann aber bei alleiniger Anwendung zu leichten Androgenisierungserscheinungen führen.

Gestoden

Gestoden (GSD) hat von allen oral angewendeten Gestagenen die größte Wirkungsstärke und wird deshalb am niedrigsten dosiert (Tab. 20). Im Serum ist es mit hoher Affinität an SHBG und mit geringer Affinität an Albumin gebunden. Die Bioverfügbarkeit beträgt nahezu 100%. GSD hat eine antiöstrogene, androgene, glukokortikoide und eine schwache antimineralokortikoide Partialwirkung. Die relativ starke androgene Aktivität des DSG ist bei der niedrigen GSD-Dosis und in Kombination mit einem Östrogen ohne klinische Relevanz.

Dienogest

Dienogest (DNG) hat als einziges Nortestosteronderivat an Position C17α keine Ethinylgruppe, sondern eine Cyanomethylgruppe (Abb. 21). Deshalb ist seine ovulationshemmende Potenz mit jener von Progesteronderivaten vergleichbar. Die starke gestagene Wirkung im Endometrium, die der von Nortestosteronderivaten entspricht (Tab. 20), lässt sich dadurch erklären, dass es nach der Einnahme von 2 mg zu hohen DNG-Serumspiegeln (>50 ng/ml) kommt, wobei der Anteil des freien DNG bei 10% liegt. Es ist anzunehmen, dass aus diesem Grund die intrazellulären Konzentrationen des DNG relativ hoch sind, sodass trotz der relativ geringen Bindungsaffinität zum Progesteronrezeptor die Transformationsdosis der von LNG entspricht.

DNG hat keine androgene, glukokortikoide oder antimineralokortikoide Partialwirkung; es ist das einzige Nortestosteronderivat mit antiandrogenen Eigenschaften. Obwohl es im Serum nicht an SHBG, sondern nur mit geringer Affinität an Albumin gebunden ist, ist die Bioverfügbarkeit – trotz einer kurzen terminalen Halbwertszeit von 9 Stunden – mit 95% hoch. DNG hat keinen Einfluss auf die östrogeninduzierte Veränderung zahlreicher hepatischer Serumparameter.

Tibolon

Tibolon (TIB) ist das 7α-Methyl-Derivat von Norethynodrel (und wie dieses ein Prodrug), wird nach der Einnahme rasch in der Leber in die gestagene Wirksubstanz 7α-Methyl-NET (Δ4-Isomer) und andere Metaboliten umgewandelt. Das Δ4-Isomer ist ein schwaches Gestagen mit nur 13% der Aktivität von NET, jedoch ein starkes Androgen mit einer Wirkungsstärke wie Testosteron (9). Wie NYD und NET wird ein kleiner Teil der TIB-Dosis in der Leber aromatisiert, wobei das starke Östrogen 7α-Methyl-EE entsteht (Abb. 25) (10). Daneben werden die schwach östrogen wirksamen Metaboliten 3α- und 3β-Hydroxy-TIB gebildet.

Dieses hormonale Wirkungsspektrum der Metaboliten (starke androgene und östrogene sowie schwache gestagene Wirkungen) erklärt den günstigen Effekt auf die Hitzewallungen, die Libido und die Knochen, die geringe Proliferation des Brustdrüsengewebes, das nach einigen Studien erhöhte Endometriumkarzinomrisiko sowie die deutliche Reduktion des HDL-Cholesterins und der Triglyzeride, ebenso die geringen Veränderungen verschiedener Hämostaseparameter (2).

Spirolactonderivate

Drospirenon

Drospirenon (DRSP) gehört in die Gruppe der Spirolactone und besitzt im Gegensatz zum Spironolacton neben der antimineralokortikoiden und antiandrogenen Wirkung auch eine starke Gestagenpotenz (Tab. 19, Abb. 21) (11). Es kann deshalb in Kombination mit einem Östrogen als Ovulationshemmer oder bei der Hormonersatztherapie eingesetzt werden. DRSP hat eine Bioverfügbarkeit von 76–85% und ist im Serum nur an Albumin gebunden. Trotzdem erreicht es einen Serumspiegel von etwa 60 ng/ml.

Die starke antimineralokortikoide Wirkung von DRSP führt zu einer Reduktion der Natrium- und Wasserretention, sodass es einen günstigen Effekt auf die Entwicklung von Ödemen haben kann. Allerdings wird dieser Effekt durch einen starken kompensatorischen Anstieg der Plasmareninaktivität und des Aldosteronspiegels längerfristig ausgeglichen (11).

DRSP hat keine glukokortikoiden und androgenen Aktivitäten und keinen Einfluss auf die östrogeninduzierten Veränderungen verschiedener hepatischer Serumparameter sowie des Fettstoffwechsels und der Hämostase.

Klinische Bedeutung der Partialwirkungen der Gestagene

Antiöstrogener Effekt

Die primäre Indikation für den Gestagenzusatz bei der Hormonersatztherapie ist die Protektion des Endometriums, d. h., die Hemmung der östrogeninduzierten Proliferation und die Verhinderung einer Endometriumhyperplasie. Bei einer zyklischen bzw. sequenziellen Östrogen-/Gestagen-Therapie ist die Gabe des Gestagens in ausreichender Dosis über mindestens 12 Tage pro Zyklus erforderlich. Bei der kontinuierlichen Kombinationsbehandlung sind geringere Gestagendosen ausreichend.

Die Wirkung der Gestagene verläuft über die beiden Progesteronrezeptoren PR-A und PR-B, deren Expression durch Östrogene stimuliert wird. Der antiöstrogene Effekt der Gestagene beruht zum Teil auf der Reduktion der Östrogenrezeptoren im Epithel und Stroma durch den PR-A, während der PR-B die sekretorische Transformation des proliferierten Endometriums bewirkt. Aufgrund dieser Differenzierung ist eine weitere Proliferation ausgeschlossen.

Darüber hinaus verstärken Gestagene die Expression der 17β-Hydroxysteroiddehydrogenase Typ 2, die Estradiol in das schwach wirksame Estron umwandelt, sowie die der Östrogen-Sulfotransferase, die Estron zu Estronsulfat oder EE zu EE-3-Sulfat konjugiert.

Östrogene Partialwirkungen

Die östrogenen Partialwirkungen von NET (bzw. der Prodrugs, die in NET umgewandelt werden), kommen nicht durch ihre Bindung an den Östrogenrezeptoren zustande, sondern sie beruhen auf der Aromatisierung eines kleinen Anteils der NET-Dosis zu EE. Auch die Prodrugs von NET zeigten im Tierversuch eine starke östrogene Partialwirkung, besonders das NYD (8). Diese Aromatisierung wird nicht durch die klassische CYP-450-Aromatase katalysiert (diese greift primär an der C19-Methylgruppe an, die jedoch bei den Nortestosteronderivaten fehlt) – vielmehr reicht der Angriff anderer CYP-P450-Oxidasen aus, um den Ring A in ein Phenol umzuwandeln (10).

In Kombination mit einem Östrogen ist die östrogene Wirkung des NET ohne Relevanz, sofern es in niedriger Dosis (0,5–1 mg) angewendet wird. Die Einnahme von 5–10 mg NETA bei therapeutischen Indikationen (dysfunktionelle uterine Blutungen, Endometriumhyperplasie, Gestagentest, benigne Brusterkrankungen) ist jedoch mit einem erheblichen Thromboserisiko verbunden (8). So ist bei der therapeutischen Anwendung von 5 mg Norethisteronacetat *(Primolut)* auf mögliche Thrombophilien oder Risikofaktoren für Thrombosen zu achten. Gegebenenfalls sind andere Gestagenpräparate in Erwägung zu ziehen.

Bei Tibolon, das als Monosubstanz bei der Hormonersatztherapie eingesetzt wird, dürfte die ausgeprägte Wirkung der östrogen wirksamen Metaboliten für die günstige Wirkung auf den Knochen und die Hitzewallungen, aber auch für die bei einigen Frauen festgestellten ungünstigen Auswirkungen auf das Endometrium verantwortlich sein. Die östrogene Wirkung auf das Brustdrüsenepithel und die hepatische Produktion metabolisch wichtiger Proteine (Serumbindungsproteine, Hämostase, Fettstoffwechsel) wird durch die starke androgene Wirkung des Δ4-Isomers antagonisiert, die der von Testosteron entspricht (9).

Androgene Partialwirkungen

Bei prädisponierten Frauen, besonders bei Jugendlichen, kann die Anwendung von Gestagenen mit androgener Partialwirkung zu leichten Androgenisierungserscheinungen (Akne, Seborrhö oder Hirsutismus) führen. Dies wurde z. B. bei Implantaten mit LNG oder Etonogestrel, aber auch bei der Anwendung von Ovulationshemmern, die als Gestagenkomponente LNG enthalten, beobachtet. So wurde bei Frauen mit Akne unter der Behandlung mit monophasischen oder Dreistufenpräparaten mit EE und LNG bei den meisten Patientinnen eine Besserung, jedoch bei 10–20% eine Verschlechterung der Akne festgestellt (12).

Die unter der Behandlung mit Depot-MPA beobachteten leichten androgenen Manifestationen hängen wohl meist mit einem Östrogenmangel aufgrund einer starken Suppression der Ovarialfunktion zusammen.

Von Bedeutung kann die androgene Partialwirkung von Gestagenen hinsichtlich ihrer Auswirkung auf die hepatische Produktion von Bindungsproteinen, Hämostasefaktoren und Lipoproteinen bzw. Lipiden sein, soweit diese östrogenabhängig sind. Der antagonistische Effekt von Gestagenen mit androgener Aktivität auf die östrogeninduzierte Synthese von Fettstoffwechselparametern kann zu einer ungünstigen Reduktion der HDL und zu einem Anstieg der LDL, aber auch zu einer günstigen Senkung der Triglyzeride führen. Andererseits schützen Östrogene wie EE durch direkte Wirkungen auf die Arterienwand vor der Entwicklung einer Atherosklerose selbst bei einer Reduktion des HDL (2).

Bei Frauen mit Androgenisierungserscheinungen spielt der SHBG-Spiegel eine Rolle, da dieses Serumbindungsglobulin Testosteron mit hoher Affinität bindet und dadurch die Konzentration des freien, biologisch wirksamen Androgens reduziert. Die Erhöhung des SHBG-Spiegels unter einer oralen Östrogenbehandlung wird durch Gestagene mit androgener Aktivität antagonisiert, sodass der vorteilhafte Östrogeneffekt vermindert wird.

Auch wenn es kontroverse Diskussionen über das Risiko venöser thromboembolischer Erkrankungen (VTE) unter der Anwendung von Ovulationshemmern gab, deutet die Datenlage auf ein höheres relatives Risiko unter der Anwendung von Präparaten mit EE und DSG, GSD oder CPA im Vergleich zu EE+LNG hin (8). Die vorliegenden Erkenntnisse lassen den Schluss zu, dass dieser Unterschied auf den antagonistischen Einfluss der androgenen Partialwirkung des LNG auf verschiedene östrogenabhängige Hämostaseparameter zurückzuführen ist, da das Thromboserisiko mit der EE-Dosis korreliert und bei Präparaten mit EE+DSG oder GSD (Präparate der 3. Generation) sowie mit EE+CPA nahezu doppelt so hoch ist wie mit EE+LNG (Präparat der 2. Generation) (8).

Beispielsweise sind die Zunahme des Fibrinogens und vor allem des Faktors VII sowie die Abnahme von Antithrombin unter der Einnahme von 30 µg EE + 150 µg LNG erheblich geringer als unter der Behandlung mit 30 µg EE + 150 µg DSG oder mit 30 µg EE + 75 µg GSD (13). Die rasche Entwicklung einer reversiblen APC-Resistenz war unter der Einnahme von Ovulationshemmern der sog. 3. Generation (30 µg EE + 150 µg DSG oder 30 µg EE + 75 µg GSD) weitaus stärker ausgeprägt als bei Anwendung von 30 µg EE + 150 µg LNG (14). Diese reversible APC-Resistenz korreliert invers mit dem freien Protein S und dem freien Tissue Factor Pathway Inhibitor (TFPI), die unter der Behandlung mit 30 µg EE + 150 µg LNG erheblich höher sind als mit 30 µg EE + 75 µg GSD oder mit 35 µg EE + 2 mg CPA, d. h., auch bei diesen Parametern macht sich die androgene Partialwirkung günstig bemerkbar (15). Dies gilt auch für den sog. TAFI (thrombin activatable fibrinolytic inhibitor), der die Fibrinolyse hemmt und bei Einnahme von 30 µg EE + 150 µg DSG oder von 30 µg EE + 75 µg GSD höher ist als mit 30 µg EE + 150 µg LNG.

Antiandrogene Partialwirkungen

Androgenisierungserscheinungen wie Akne, Seborrhö, Hirsutismus und androgenetische Alopezie beruhen auf Funktionsstörungen innerhalb des Haarfollikels bzw. der Talgdrüsen, die auf eine genetische Prädisposition oder auf eine Hyperandrogenämie zurückgeführt werden können. Die einzigen endogenen Androgene sind Testosteron und das weitaus stärkere Dihydrotestosteron (DHT), die aus den Thekazellen des Ovars oder aus der Nebennierenrinde stammen. Beide Organe bilden auch verschiedene Androgenpräkursoren wie z. B. Androstendion oder Dehydroepiandrosteron (DHEA), die in Testosteron oder in DHT umgewandelt werden können. Haarfollikel und Talgdrüse enthalten die dazu notwendige Enzymausstattung, vor allem die 5α-Reduktase, welche die Bildung von DHT katalysiert (12). In diesem Zusammenhang ist interessant, dass Progesteron und einige Nortestosteronderivate (NET, DNG), nicht jedoch die Progesteronderivate, die 5α-Reduktase kompetitiv hemmen.

Ursache einer Akne oder eines Hirsutismus können erhöhte Serumkonzentrationen des Testosterons, aber auch des DHEA oder Androstendions sein. Da Testosteron und DHT im Serum zu einem erheblichen Anteil an SHBG gebunden sind, das somit die Konzentration des freien, biologisch wirksamen Androgens beeinflusst, können niedrige SHBG-Spiegel eine kausale Rolle spielen. Die Synthese des SHBG in der Leber wird in dosisabhängiger Weise durch Östrogene stimuliert und durch Androgene bzw. Gestagene mit androgenen Partialwirkungen reduziert (12).

Sind erhöhte Serumspiegel der Androgene oder ihrer Präkursoren die Ursache der Symptome, so sind östrogendominante Ovulationshemmer Mittel der Wahl. Damit sind Präparate gemeint, bei denen die Wirkung des EE auf die SHBG-Produktion einen eventuellen antagonistischen Effekt deutlich überwiegt. Dazu zählen alle Präparate, die 30 µg EE und die antiandrogen wirksamen Gestagene CPA, DNG, CMA oder DRSP enthalten. Ebenso wirksam sind auch orale Kontrazeptiva mit DSG, GSD oder NGM; auch ein Dreistufenpräparat mit EE und LNG kann bei vielen Frauen mit Akne eine Besserung bewirken (12).

Entscheidend für die günstige Wirkung sind dabei die Suppression der ovariellen und adrenalen Produktion der Androgene und Androgenpräkursoren sowie der EEinduzierte Anstieg des SHBG. Daraus resultiert eine Reduktion des freien Testosterons um etwa 50%, die bei der überwiegenden Zahl der Patientinnen eine Besserung einer Akne bzw. Seborrhö innerhalb von 3–6 Monaten bewirkt, während bei Hirsutismus und Alopezie eine längere Behandlung erforderlich ist.

Dagegen ist die antiandrogene Wirkung der Gestagenkomponente von untergeordneter Bedeutung, da bei den üblichen Dosierungen die Konzentrationen und Bindungsaffinitäten des CPA oder CMA zu niedrig sind, um die Wirkungen der endogenen Androgene am Androgenrezeptor in ausreichender Weise zu reduzieren. Ähnliches gilt auch für DNG und DRSP, obwohl bei ihnen wegen der hohen Serumkonzentrationen mit weitaus höheren Konzentrationen im Haarfollikel zu rechnen ist.

Die auf Rattenversuchen basierende Behauptung, dass CPA einen stärkeren antiandrogenen Effekt als DNG, CMA oder DRSP habe, lässt sich nicht auf die Klinik übertragen (12). Diese Überlegungen werden durch eine randomisierte Doppelblindstudie bestätigt, die mit 30 µg EE + 2 mg DNG einen zumindest ebenso guten Effekt auf eine Akne ergab wie der von 35 µg EE + 2 mg CPA. Selbst ein Zweistufen-Präparat mit EE und dem Nortestosteron-Derivat DSG erwies sich bei einer Akne als ebenso wirksam wie EE + CPA (12).

Lediglich bei schweren bzw. idiopathischen Androgenisierungserscheinungen ist die zusätzliche Wirkung eines Antiandrogens am Androgenrezeptor erforderlich, wobei aber dessen Dosis erheblich höher sein muss als in den oralen Kontrazeptiva. Dazu bietet sich die Gabe von 10 mg (sogar 50–100 mg) CPA täglich nach dem HAMMERSTEIN-Schema (an den ersten 10 Tagen) zusätzlich zur »Pille« mit 35 µg EE + 2 mg CPA an (12).

Glukokortikoide Partialwirkungen

Die glukokortikoiden Eigenschaften der Progesteronderivate sowie von DSG und GSD sind in den üblichen Dosierungen klinisch unauffällig. Lediglich bei Anwendung extrem hoher Dosen von CPA oder MPA kann es zur Entwicklung einer M.-CUSHING-Symptomatik kommen.

Dagegen kann die glukokortikoide Wirkung auch bei den üblichen Dosierungen in der Gefäßwand von Bedeutung sein. Es konnte gezeigt werden, dass Gestagene mit glukokortikoider Partialwirkung in niedrigen Konzentrationen (3 ng/ml) den Thrombinrezeptor in vaskulären glatten Muskelzellen hochregulieren (7). Dabei war der Effekt von MPA mit dem von Dexamethason vergleichbar. Auch DSG und GSD zeigten diesen Effekt, während Gestagene ohne Bindungsaffinität zum Glukokortikoidrezeptor, wie z. B. NET, LNG und NGM, unwirksam blieben (7).

Durch die Aktivierung des Thrombinrezeptors kann Thrombin die Bildung des Tissue-Factors stimulieren und die prokoagulatorische und vasokonstriktorische Aktivität in der Arterienwand verstärken, sodass bei Vorliegen von Gefäßschäden das Risiko von ischämischen Erkrankungen erhöht ist (7). Dieser Mechanismus könnte die Zunahme kardiovaskulärer Erkrankungen bei postmenopausalen Frauen unter der Behandlung mit konjugierten Östrogenen + MPA erklären (16, 17).

Möglicherweise trägt dieser Effekt auch zur Erhöhung der Inzidenz venöser thromboembolischer Erkrankungen bei, die unter der Anwendung von Ovulationshemmern der 3. Generation (EE + GSD oder DSG) beobachtet wurde. Demnach würden nicht die androgenen, sondern die glukokortikoiden Eigenschaften der Gestagene bei der Entwicklung kardiovaskulärer Erkrankungen eine Rolle spielen.

Antimineralokortikoider Effekt

Der antiminerolokortikoide Effekt des Progesterons ist so stark, dass es in der Lutealphase zu einem kompensatorischen Anstieg des Aldosteronspiegels um etwa 50% kommt (11). Die von Progesteron bewirkte kompetitive Abschwächung des Aldosteroneffekts am Mineralokortikoidrezeptor betrifft nämlich nicht nur die Natrium- und Wasserretention, sondern auch die Feedbackhemmung durch Aldosteron. Unter der Behandlung mit 2 mg DRSP kommt es zu einer Zunahme der Natriumausscheidung, doch wird diese durch ein Ansteigen der Plasma-Renin-Aktivität um 100% und des Aldosteronspiegels um 65% kompensiert (11).

Bei Anwendung eines Ovulationshemmers mit 30 µg EE + 3 mg DRSP wurde bei einigen Frauen in den ersten Monaten eine Gewichtsabnahme festgestellt, die man mit einer verminderten Wassereinlagerung erklärte. Nach einjähriger Einnahme des Präparats unterschieden sich die Gewichtsverhältnisse in den mit EE + DRSP behandelten Frauen nicht von denen, die mit 30 µg EE + 150 µg DSG behandelt worden waren (11). Dies ist auch damit zu erklären, dass Elektrolythaushalt, Plasmavolumen und Blutdruck nicht nur vom Renin-Angiotensin-Aldosteron-System, sondern auch von anderen Faktoren, wie z. B. Vasopressin (ADH), Calcitonin-Gen-Related Peptid (CGRP), atriales natriuretisches Peptid (ANP), reguliert werden.

Literatur

1. Sitruk-Ware R. Progestogens in hormonal replacement therapy: new molecules, risks, and benefits. Menopause 2002; 9: 6–15.
2. Kuhl H, Wiegratz I. Klimakterium, Postmenopause und Hormonsubstitution. Bremen: Uni-Med; 2008. S. 8–285.
3. Kuhl H. Comparative pharmacology of newer progestogens. Drugs 1996; 51: 188–215.
4. Kuhl H. Pharmacology of estrogens and progestogens: influence of different routes of administration. Climacteric 2005; 8 (Suppl 1): 3–63.
5. Beier S, et al. Toxycology of hormonal fertility-regulating agents. In: Benagiano G, Diczfalusy E, editors. Endocrine Mechanisms in Fertility Regulation. New York: Raven Press; 1983. p. 261–346.
6. Kuhnz W, et al. In vivo conversion of norethisterone and norethisterone acetate to ethinyl estradiol in postmenopausal women. Contraception 1997; 56: 379–385.
7. Herkert O, et al. Sex steroids used in hormonal treatment increase vascular procoagulant activity by inducing thrombin receptor. Circulation 2001; 104: 2826–2831.
8. Gomes MPV, Deitcher SR. Risk of venous thromboembolic disease associated with hormonal contraceptives and hormone replacement therapy. Arch Intern Med 2004; 164: 1965–1976.
9. de Gooyer ME, et al. Tibolone is not converted by human aromatase to 7α-methyl-17α-ethynylestradiol (7α-MEE): Analyses with sensitive bioassays for estrogens and androgens and with LC-MSMS. Steroids 2003; 68: 235–243.
10. Kuhl H, Wiegratz I. Can 19-nortestosterone derivatives be aromatized in the liver of adult humans? Are there clinical implications? Climacteric 2007; 10: 344–353.
11. Oelkers W. Drospirenone, a progestogen with antimineralocorticoid properties: a short review. Mol Cell Endocrinol 2004; 217: 255–261.
12. Wiegratz I, Kuhl H. Managing cutaneous manifestations of hyperandrogenic disorders. The role of oral contraceptives. Treat Endocrinol 2002; 1: 373–386.
13. Oral Contraceptive and Hemostasis Study Group. The effects of seven monophasic oral contraceptive regimens on hemostatic variables: conclusions from a large randomized multicenter study. Contraception 2003; 67: 173–185.
14. Rosing J, et al. Oral contraceptives and venous thrombosis: different sensitivities to activated protein C in women using second- and third-generation oral contraceptives. Br J Haematol 1997; 97: 233–238.
15. van Vliet HAAM, et al. Different effects of oral contraceptives containing different progestogens on protein S and tissue factor pathway inhibitor. J Thromb Haemost 2008; 6: 346–351.
16. Hulley S, et al., for the HERS Research Group. Randomized trial for estrogen plus progestin for secondary prevention of coronary heart disease in postmenopausal women. JAMA 1998; 280: 605–613.
17. Manson JE, et al. Estrogen plus progestin and the risk of coronary heart disease. N Engl J Med 2003; 349: 523–534.

Aktueller Stand der Hormonersatztherapie

INKA WIEGRATZ

Die Hormonersatztherapie (»hormone replacement therapy« [HRT]) ist ohne Zweifel die effektivste Behandlung bei psychovegetativen Symptomen in der Peri- und Postmenopause. Hinzu kommen weitere günstige Wirkungen, wie beispielsweise auf den Knochen und die Gefäße, wenn frühzeitig mit der Therapie begonnen wird.

Dem gegenüber stehen die Risiken, wie venöse Thrombosen und das Mammakarzinom (letzteres wurde in den Medien sehr emotional diskutiert, was zur Folge hatte, dass viele Frauen die HRT abgesetzt haben).

In dieser Arbeit werden die wichtigsten Wirkungen der HRT anhand der aktuellen Datenlage erörtert, um den Behandelnden eine Hilfestellung bei der individuellen Therapie ihrer Patientinnen zu bieten.

Vasomotorische Symptome

In der Literatur variieren die Angaben über die Prävalenz von vasomotorischen Symptomen in der Peri- und Postmenopause zum Teil erheblich, nämlich von 0% bei den Mayas in Mexiko bis hin zu 80% bei dänischen Frauen (1). Diese Diskrepanz ist einerseits auf methodologische Unterschiede der verschiedenen Studien, andererseits auf die demographischen, ethnischen und soziokulturellen Unterschiede der untersuchten Kollektive zurückzuführen.

Hitzewallungen und Schweißausbrüche führen bei einigen Frauen im Klimakterium und in der Postmenopause zu einer erheblichen Beeinträchtigung der Lebensqualität. Die vasomotorischen Symptome werden durch das allmähliche oder plötzliche Erlöschen der Ovarialfunktion und dem damit verbundenen Östrogenmangel ausgelöst, wobei aber der genaue Pathomechanismus bis heute nicht ganz aufgeklärt ist.

Entscheidend ist nicht der absolute Serumestradiolspiegel, sondern vielmehr das Ausmaß seiner Veränderung. So haben beispielsweise Adoleszentinnen mit Gonadendysgenesie zwar einen absoluten Östrogenmangel, leiden jedoch nicht unter Hitzewallungen. Erst wenn sie über längere Zeit mit Östrogenen behandelt wurden und diese Therapie unterbrochen wird, kommt es zu den typischen vasomotorischen Symptomen (1).

Einfluss des Klimas

Die Inzidenz von Hitzewallungen wird von der Umgebungstemperatur und vom Klima beeinflusst. Interessanterweise reagieren Frauen, die in Klimazonen mit starken Schwankungen der Temperatur (heiße Sommer, kalte Winter) wohnen, sensibler auf Temperaturunterschiede und sind somit stärker von vasomotorischen Symptomen betroffen als Frauen aus Gebieten mit gemäßigtem Klima (2). Symptomatische Frauen haben eine niedrigere Temperaturschwelle, bei der sie zu schwitzen beginnen.

Einfluss des Rauchens

Es ist bekannt, dass die Menopause bei Raucherinnen früher eintritt als bei Nichtraucherinnen. Darüber hinaus leiden Raucherinnen sehr viel häufiger unter Hitzewallungen (3). Im Vergleich zu Nichtraucherinnen ist die Inzidenz von Hitzewallungen bei starken Raucherinnen (1–25 »pack-years«) um den Faktor 6 erhöht (4).

Die Ursache dieses Phänomens ist bis heute nicht hinreichend geklärt. Möglicherweise hat Nikotin einen direkten stimulatorischen Effekt auf hypothalamische Rezeptoren, die für die Hitzewallungen verantwortlich sind. Frauen, die über starke Hitzewallungen klagen und rauchen, sollten unbedingt auf die negativen Wirkungen des Rauchens (auch) auf dieses Symptom hingewiesen werden.

Einfluss der Ernährung

Es wird angenommen, dass die Unterschiede in der Prävalenz von vasomotorischen Symptomen zwischen Asiatinnen und Europäerinnen mit der unterschiedlichen Ernährung in Zusammenhang stehen. Im Wesentlichen wird den Sojaprodukten aufgrund ihres hohen Gehalts an Phytoöstrogenen ein positiver Effekt zugeschrieben (es gibt allerdings auch Studien, in denen keine signifikante Besserung von vasomotorischen Symptomen durch Sojaprodukte bzw. -extrakte stattfand).

In einer Untersuchung mit koreanischen Frauen war der größere Verzehr von Fisch, Seetang und Pflanzenöl mit einem geringeren Auftreten von vasomotorischen Symptomen verbunden, während der Genuss von Kaffee die Beschwerden verstärkte (2). Auch der Genuss von Alkohol, heißen Speisen und Getränken sowie Stress können das Auftreten von Hitzewallungen fördern.

Einfluss des BMI

Aktuelle Untersuchungen weisen darauf hin, dass ein erhöhter BMI das Risiko für vasomotorische Symptome während des Klimakteriums und in der Postmenopause erhöht, wobei die Ursachen nur teilweise geklärt sind – so kommt es durch die isolierende Wirkung des Körperfetts zum Anstieg der Körperkerntemperatur, was das Auftreten von Hitzewallungen begünstigt; möglicherweise haben auch die im Fettgewebe produzierten Stoffe Leptin und TNF-α einen Einfluss auf die Thermoregulation des Körpers.

Hormontherapie

Bei vasomotorischen Beschwerden ist diese die Therapie der Wahl. Aktuelle Untersuchungen zeigen, dass bereits sehr niedrig dosierte Östrogenpräparate, wie z. B. die tägliche Gabe von 0,3 mg konjugierten Östrogenen oral, 0,5 mg Estradiol oral oder 14 µg Estradiol transdermal, die Anzahl und Schwere von Hitzewallungen deutlich reduzieren und im Vergleich mit Plazebo signifikant wirksamer sind. Die zusätzli-

Abb. 26 und 27
Einfluss von niedrig dosierten Hormontherapien auf die Anzahl von Hitzewallungen; nach UTIAN et al. (5). Adjustierte mittlere Anzahl von Hitzewallungen während der täglichen Einnahme von 0,625 mg konjugierten equinen Östrogenen (CEE), 0,625 mg CEE + 2,5 mg Medroxyprogesteronacetat (MPA), 0,45 mg CEE, 0,45 mg CEE + 2,5 mg MPA, 0,45 mg CEE + 1,5 mg MPA, 0,3 mg CEE, 0,3 mg CEE + 1,5 mg MPA oder Plazebo über 12 Wochen

Abb. 26
Östrogen-Monotherapie und Plazebobehandlung

Abb. 27
Kombinierte Behandlung mit CEE + MPA oder Plazebo

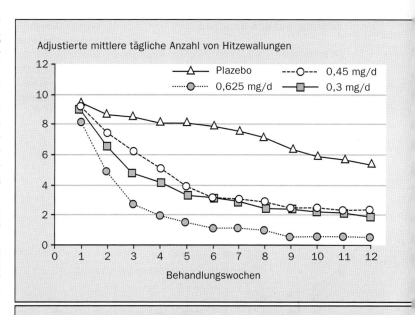

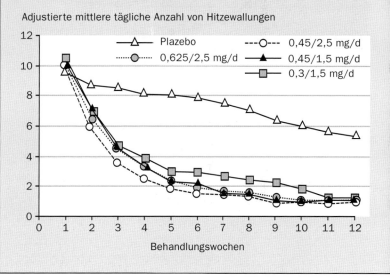

che Gabe eines Gestagens kann diesen Effekt noch verstärken (Abb. 26–28) (5–7).

Auch die alleinige Gabe eines Gestagens kann vasomotorische Beschwerden verbessern. Damit bietet sich eine Behandlungsoption für Frauen an, bei denen die Anwendung von Östrogenen kontraindiziert ist. So kam es durch die orale Behandlung mit 40 mg Megestrolacetat täglich zu einer Besserung der Symptomatik und durch die einmalige i.m. Gabe eines Depots von 400 mg Medroxyprogesteronacetat (MPA) innerhalb von 6 Wochen zur signifikanten Reduktion von Hitzewallungen. Dies ist ein stärkerer Effekt als unter Venlafaxin in einer Dosierung von 75 mg/d (Abb. 29) (8, 9).

Wirkung auf den Knochen

Es ist bekannt, dass es nach der Menopause zu einem durch Östrogenmangel verursachten Knochenmasseverlust kommen kann, der individuell unterschiedlich stark ausgeprägt ist. Während etwa die Hälfte der Frauen eine Osteopenie entwickelt, kommt es bei einem Drittel der postmenopausalen Frauen zur Osteoporose mit dem deutlich erhöhten Risiko für Knochenbrüche, vor allem im Bereich von Wirbelkörpern, Oberschenkelhals und Radius. Der Knochenmasseverlust ist in der frühen Postmenopause am höchsten (2,4% jährlich) und verringert sich dann auf

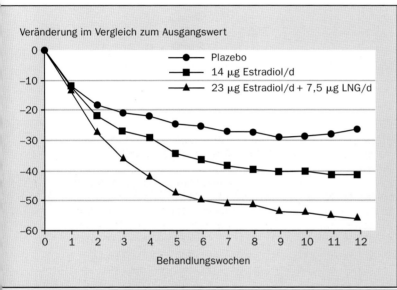

Abb. 28
Effekt zweier niedrig dosierter transdermaler Hormontherapien auf die mittlere Anzahl von mäßigen und schweren Hitzewallungen pro Woche; nach BACHMANN et al. (7)

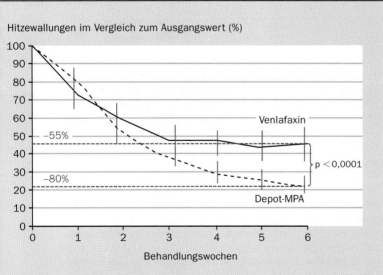

Abb. 29
Reduktion von Hitzewallungen während der 6-wöchigen Behandlung mit Venlafaxin (75 mg/d) oder Depot-Medroxyprogesteronacetat (400 mg i.m.); nach LOPRINZI et al. (8)

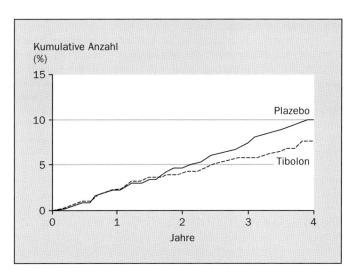

Abb. 30
Kumulative Anzahl nicht-vertebraler Frakturen während einer 4-jährigen Behandlung von 4 500 Frauen im Alter von mindestens 60 Jahren mit Tibolon (1,25 mg/d) oder Plazebo; nach CUMMINGS et al. (12)

0,4% pro Jahr. Zunächst ist hauptsächlich die Spongiosa betroffen, während es nach einigen Jahren auch zum Verlust an Kortikalis kommt.

Östrogene hemmen die Osteoklastenaktivität und verringern die Knochenresorption, während sie die Osteoblasten stimulieren und den Knochenaufbau fördern. Ferner verstärken sie die Bildung des aktiven 1,25-Dihydroxy-Vitamin D_3, welches die enterale Kalziumresorption steigert, und hemmen den Abbau der Kollagenmatrix. Über diese Wirkmechanismen üben sie ihre osteoprotektive Wirkung aus.

Obwohl bekannt ist, dass die Frakturrate durch eine HRT signifikant um bis zu 40% gesenkt wird, ist diese zur Primärprävention einer Osteoporose in Deutschland nicht explizit zugelassen (10, 11). Zunächst müssen mögliche Alternativen versucht werden, die es aber eigentlich gar nicht gibt (Kalzium und Vitamin D sind nicht ausreichend effektiv; Raloxifen führt nicht zu Verminderung von Schenkelhalsfrakturen; die Anwendung von Bisphosphonaten ist mit Nebenwirkungen und Risiken verbunden). In Ermangelung brauchbarer Alternativen ist es also doch möglich, eine HRT mit dem Ziel der Primärprävention einzusetzen, z. B. bei Frauen mit hohem Risiko für eine Osteoporose, vor allem auch dann, wenn klimakterische Beschwerden vorliegen.

Auch die Behandlung mit Tibolon hat einen günstigen Effekt auf den Knochen – bei postmenopausalen Frauen im Alter von über 60 Jahren, die vor der Therapie bereits eine verminderte Knochendichte aufwiesen, führte bereits die tägliche Behandlung mit 1,25 mg Tibolon (also der Hälfte der üblicherweise eingenommenen Dosis) zu einer signifikanten Abnahme des Risikos für vertebrale und nicht-vertebrale Frakturen (Abb. 30) (12).

Aktuelle Daten zeigen, dass bereits sehr niedrig dosierte Hormonpräparate, wie 0,3 mg konjugierte Östrogene, 0,5 mg Estradiol oral oder 25 µg Estradiol transdermal den Knochenmasseverlust aufhalten können (13). Die zusätzliche Gabe von Norethisteron (NET) kann sich günstig auf die Knochendichte auswirken. Für die anderen Gestagene gibt es keine konsistenten Belege für einen osteoprotektiven Effekt.

Wirkung auf das Herz-Kreislauf-System

Zahlreiche Beobachtungsstudien haben den primär-präventiven Effekt auf das

Herz-Kreislauf-System durch eine HRT nachgewiesen, wenn frühzeitig (d. h. innerhalb von 10 Jahren nach der Menopause) mit der Behandlung begonnen wird. Das Risiko einer koronaren Herzkrankheit (KHK) kann um bis zu 40% gesenkt werden, wenn bei Einnahmebeginn noch keine Gefäßschäden vorliegen. Auch in der häufig zitierten WHI-Studie zeigte sich, dass Frauen bis zum Alter von 60 Jahren, die eine Östrogen-Monotherapie erhielten, signifikant seltener Herzinfarkte mit kardialen Todesfällen erlitten.

Anders ist die Situation, wenn bereits Gefäßschäden vorliegen. Bei Frauen, die bereits einen Herzinfarkt erlitten haben, ist eine HRT n i c h t zur Sekundärprophylaxe geeignet, wie sich in der HERS-Studie gezeigt hat. Im ersten Jahr nach Herzinfarkt kam es durch eine Hormontherapie sogar zu einem Anstieg der Re-Infarktrate.

Krebserkrankungen

Kolonkarzinom

Zahlreiche Untersuchungen haben gezeigt, dass das Kolonkarzinomrisiko durch eine HRT um 30–45% vermindert wird. In der WHI-Studie war dieser Effekt für die Altersgruppe 50–59 Jahre signifikant, während das Risiko bei Frauen über 70 Jahre e r h ö h t war. Nach Absetzen bleibt der Schutzeffekt noch für bis zu 5 Jahre bestehen (14).

Die genaue Ursache für die Risikoreduktion ist nicht geklärt – möglicherweise hängt sie mit der verminderten Durchblutung des Intestinums durch eine Hormontherapie zusammen, da Östrogene in den Mesenterialgefäßen über nicht-genomische Effekte zur Vasokonstriktion führen.

Brustkrebs

Das Mammakarzinomrisiko steigt mit zunehmendem Alter an, und bei insgesamt 10% der Frauen wird im Laufe ihres Lebens die Diagnose »Brustkrebs« gestellt.

Weitere Risikofaktoren sind (neben dem weiblichen Geschlecht) u. a. das Menopause- und das Menarchealter, die Parität, das Alter bei der ersten Geburt sowie der Alkoholkonsum. Es ist ferner bekannt, dass das Mammakarzinomrisiko bei adipösen Frauen um etwa 150% gesteigert ist, wobei der genaue Pathomechanismus noch unklar ist.

In einer Beobachtungsstudie der WHI war der Effekt sogar noch größer, denn ein BMI von mehr als 31 kg/m^2 erhöhte das Brustkrebsrisiko bei Frauen in der Altersgruppe 50–69 Jahre um den Faktor 4–5. Früher wurde angenommen, dass die erhöhte Aromatisierung von Androgenen im Fettgewebe für diese Effekte verantwortlich ist.

Zahlreiche Untersuchungen, u. a. eine Beobachtungsstudie der WHI, haben gezeigt, dass postmenopausale Frauen mit hohen Insulinspiegeln o h n e Hormontherapie 2–3-mal so häufig an Brustkrebs erkranken wie Frauen mit niedrigen Insulinspiegeln, wobei sich dieses Risiko verringerte, wenn die Frauen Hormone einnahmen (15). Da adipöse Frauen häufig eine chronische Hyperinsulinämie aufweisen, könnte dies der wichtigste ursächliche Faktor für das gesteigerte Mammakarzinomrisiko bei adipösen Frauen sein, zumal bekannt ist, dass im Brustkrebsgewebe die Expression der Insulinrezeptoren erhöht ist. Darüber hinaus kann Insulin über »Cross-talk-Mechanismen« die Östrogenrezeptoren transaktivieren und sogar in Abwesenheit von Östrogenen typische Östrogenwirkungen induzieren.

Einfluss der H o r m o n e : Es ist unbestritten, dass endogene und exogene Sexualsteroide eine Rolle bei der Entwicklung des Mammakarzinoms spielen.

Zum Zeitpunkt der Menopause weisen bereits 40% der Frauen klinisch okkulte Mammakarzinome auf, wie in einer gerichtsmedizinischen histopathologischen Untersuchung gezeigt wurde (16). Ein kleiner Teil dieser mikroskopisch kleinen, malignen Brusttumoren entwickelt sich offenbar über viele Jahre unter dem Einfluss endogener Östrogene und Gestagene, da ja die exogene Zufuhr von Sexualsteroiden (HRT) zumeist erst nach der Menopause erfolgt.

Die Zunahme der Brustkrebsdiagnosen unter der HRT ist also nicht auf einen karzinogenen Effekt der exogenen Hormone zurückzuführen – sie beruht eher auf einer Förderung des Wachstums bereits vorhandener Brustkrebszellen.

Die Einnahme von Östrogenen erhöht lediglich das Risiko des Mamma- und Endometriumkarzinoms, nicht aber das anderer Karzinome. Gestagene können den proliferativen Effekt der Östrogene am Endometrium hemmen; sie schützen damit vor der Entstehung des Endometriumkarzinoms. Hieraus lässt sich folgern, dass die Effekte der Sexualsteroide von ihrem proliferativen Einfluss ausgehen.

Viele Untersuchungen haben gezeigt, dass die Behandlung mit Hormonen das Brustkrebsrisiko erhöht, wobei es entscheidend ist, ob Östrogene allein oder in Kombination mit Gestagenen eingenommen werden, ob die Behandlung zyklisch oder kontinuierlich erfolgt und über welchen Zeitraum Hormone angewendet werden.

Während eine Östrogen-Monotherapie das Risiko nicht (oder nur geringfügig) steigert, wird dieser Effekt durch die zusätzliche Gabe eines Gestagens verstärkt, wobei nicht abschließend geklärt ist, ob es diesbezüglich Unterschiede zwischen den verschiedenen Gestagenen gibt. Gestagene, einschließlich des endogen gebildeten Progesterons, verstärken den proliferativen Effekt der Östrogene auf das gesunde und maligne Brustdrüsengewebe.

Der Anstieg des Mammakarzinomrisikos wird nach einer Behandlungsdauer von 5–7 Jahren statistisch apparent (Tab. 21). Eine Hormontherapie über 11 Jahre erhöht das Brustkrebsrisiko um 35%. In absoluten Zahlen ausgedrückt ist diese Risikoerhöhung jedoch besser einzuschätzen: Wenn 1 000 Frauen im Alter von 50 Jahren mit einer Hormontherapie beginnen und 5 Jahre lang behandelt werden, so gibt es nach 20 Jahren (also im Alter von 70 Jahren) 2 zusätzliche Mammakarzinomfälle. Nehmen die Frauen 10 Jahre lang Hormone ein, so verdreifacht sich dieser Wert von 2 auf 6 (17).

Mammakarzinome, die während einer Hormonbehandlung diagnostiziert werden, sind häufig lobulär, seltener metastasiert, weisen eine günstigere Prognose auf und gehen mit einer niedrigeren Gesamtmortalität einher (Abb. 31) (18).

Erste Untersuchungen zeigen, dass eine HRT bei postmenopausalen Trägerinnen einer BRCA1-Mutation unerwarteterweise nicht zu einer Erhöhung, sondern möglicherweise sogar zu einer signifikanten

Hormontherapie	Relatives Risiko (95%-CI)
Anwendung	
Niemals	1,00
<2 Jahre	1,14 (0,91–1,45)
2–5 Jahre	1,20 (0,99–1,44)
5–10 Jahre	1,46 (1,22–1,74)
>10 Jahre	1,46 (1,20–1,76)
Nach Absetzen	
<2 Jahre danach	0,90 (0,77–1,05)
2–5 Jahre danach	0,86 (0,71–1,05)
5–10 Jahre danach	1,00 (0,80–1,26)
>10 Jahre danach	1,03 (0,76–1,41)

Tab. 21
Hormonsubstitution und Mammakarzinom (Nurses' Health Study [11]); nach COLDITZ et al. (22)

Reduktion des Brustkrebsrisikos führt (19). Möglicherweise fördert die HRT bei diesen Patientinnen das Wachstum bestehender Östrogenrezeptor-positiver Mammakarzinome mit günstiger Prognose, während die Entwicklung neuer Tumoren verhindert wird. Zunächst muss abgewartet werden, ob sich die Ergebnisse in weiteren Studien bestätigen.

In vielen Untersuchungen wurde gezeigt, dass eine HRT bei übergewichtigen und adipösen Frauen das ohnehin bereits stak erhöhte Brustkrebsrisiko nicht noch weiter steigert. Im Gegenteil, eine Östrogen-Monotherapie über 7 Jahre führte bei übergewichtigen postmenopausalen Frauen in der WHI-Studie (11) sogar zu einer signifikanten Reduktion des Brustkrebsrisikos um 33%, was am ehesten durch die Verminderung der Hyperinsulinämie aufgrund einer verbesserten Insulinsensitivität durch Östrogene zu erklären ist.

In Deutschland sind etwa 75% der peri- und postmenopausalen Frauen übergewichtig oder adipös. Nach den vorliegenden Studien muss man davon ausgehen, dass die HRT bei diesen Frauen keinen Einfluss auf das Mammakarzinomrisiko hat.

Bei der Interpretation von Studiendaten zum Einfluss der HRT auf das Brustkrebsrisiko ist es von entscheidender Bedeutung, den Anteil der übergewichtigen und adipösen Frauen des untersuchten Kollektivs zu kennen und zu beachten. Je höher dieser Anteil ist, desto geringer wird der Einfluss einer HRT auf das Brustkrebsrisiko im untersuchten Gesamtkollektiv sein, bzw. je höher der Anteil normalgewichtiger Frauen in der Studie ist, desto höher wird das relative Brustkrebsrisiko durch Hormontherapie sein.

Dieser Effekt zeigte sich auch bei der kürzlich publizierten MARIE-Studie, einer großen, in Deutschland durchgeführten, Fall-Kontroll-Studie (20). Die Zunahme des relativen Mammakarzinomrisikos durch eine Hormontherapie betrug 73%; sie war damit deutlich höher als in der WHI-Studie, in der nach 5-jähriger Behandlung eine Erhöhung um 24% gefunden wurde. Im Gegensatz zum Kollektiv der WHI-Studie waren jedoch 76% der befragten Frauen normalgewichtig (nur 24% waren übergewichtig oder adipös). Da in Deutschland 74% der Frauen in der Altersgruppe von 50–74 Jahren übergewichtig oder adipös sind, lassen sich die Ergebnisse der MARIE-Studie somit nicht

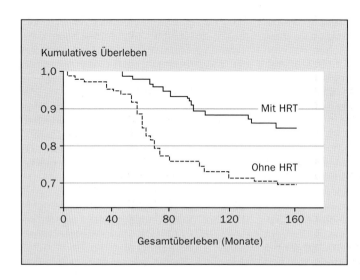

Abb. 31
Einfluss einer vorherigen Hormonsubstitution auf die Gesamtmortalität von Mammakarzinompatientinnen; nach Schuetz et al. (18)

Tab. 22 Risiko venöser Thromboembolien während einer Hormonbehandlung (HRT) in Abhängigkeit der Applikationsform (oral oder transdermal); nach CANONICO et al. (24)

	Relatives Risiko (95%-CI)
Anwendung	
Niemals HRT	1,0 (–)
Früher HRT	1,2 (0,9–1,7)
Östrogen-Monotherapie, transdermal	1,2 (0,9–1,7)
Östrogen-Monotherapie, oral	2,2 (1,6–3,0)
Östrogen + Gestagen, oral	2,6 (2,0–3,2)
HRT (oral) <1 Jahr	4,0 (2,9–5,7)
HRT (oral) >1 Jahr	2,1 (1,3–3,8)
Risikokollektiv	
Faktor-V-Leiden-/Prothrombin-Mutation	
1 Mutation, keine Hormone	3,3 (2,6–4,1)
1 Mutation, Östrogen transdermal	4,4 (2,0–9,9)
1 Mutation, Östrogen oral	8,0 (5,4–11,9)
Übergewicht/Adipositas (BMI >25 kg/m^2)	
Keine Hormone	2,6 (2,1–3,3)
Östrogen transdermal	3,5 (2,0–6,2)
Östrogen oral	5,4 (2,9–10,0)

auf die deutschen Frauen in der Postmenopause übertragen.

Androgene hemmen den proliferativen Effekt der Östrogene auf das Brustdrüsengewebe. So ist es zu erklären, dass die Behandlung mit Tibolon, dessen hormonaktiver Metabolit (Δ4-Isomer) eine starke androgene Wirkstärke aufweist, das Brustkrebsrisiko reduziert (12). Allerdings kommt es bei der Behandlung von Patientinnen mit Mammakarzinom häufiger zu Rezidiven (21).

Nach Absetzen einer Hormontherapie kommt es innerhalb von 2 Jahren zum Rückgang des Mammakarzinomrisikos, was ebenfalls auf einen proliferativen und nicht auf einen mutagen-karzinogenen Effekt der Hormone hinweist (Tab. 21) (22, 23).

Venöse Thrombosen

Es ist unbestritten, dass die HRT das Risiko für venöse Thrombosen erhöhen kann, wobei es allerdings einen entscheidenden Unterschied macht, welcher Applikationsweg gewählt wird. Da die familiäre Disposition eine wichtige Rolle spielt, ist es wichtig, vor Beginn der HRT eine genaue Anamnese und Familienanamnese zu erheben, um etwaige Risiken zu erkennen. Weitere Risiken sind Übergewicht, Adipositas und Nikotingenuss.

Die orale Behandlung mit Estradiol hat nur einen geringen Effekt auf die Hämostase. Allerdings kommt es dosisabhängig durch den First-Pass-Effekt in der Leber u. a. zur Induktion einer (erworbenen) APC-Resistenz, was eine der Ursachen für das erhöhte Thromboembolierisiko sein könnte.

Nach aktueller Datenlage ist davon auszugehen, dass nur die orale, nicht aber die transdermale HRT das Thromboserisiko erhöht (24). So wurde in der ESTHER-Studie (25) eine Risikoerhöhung für venöse Thromboembolien während der oralen Östrogentherapie um den Faktor 4 gefunden, während die transdermale Therapie keinen Effekt hatte. Auch bei Risikopatientinnen mit Übergewicht, Adipositas, Faktor-V-Leiden- oder Prothrombin-20210A-Mutation wurde unter der transdermalen Therapie keine (oder nur eine geringe) Risikoerhöhung gefunden, während die orale Behandlung die Anzahl thromboembolischer Ereignisse deutlich erhöhte (Tab. 22).

Wenn eine Thrombose auftritt, dann geschieht dies übrigens signifikant häufiger im ersten Jahr der Anwendung, was auf den Einfluss der Disposition hindeutet.

Der Zusatz von Gestagenen kann das Thromboembolierisiko weiter verstärken, wobei dieser Effekt zwischen den verschiedenen Gestagenen variieren kann. So kam es beispielsweise in der WHI-Studie durch die zusätzliche Gabe von MPA zum weiteren Anstieg des Thromboembolierisikos im Vergleich zur Monotherapie mit Östrogen. Nach dem Absetzen der Hormontherapie verschwindet das Risiko wieder.

Warum nicht immer transdermal therapieren?

Wenn sich das in Verbindung mit einer HRT erhöhte Thromboembolierisiko durch die Änderung der Applikationsform vermeiden lässt, stellt sich die Frage, ob nicht grundsätzlich alle Frauen, die eine HRT erhalten, transdermal behandelt werden sollten.

Es ist bekannt, dass die orale Behandlung auch günstige Wirkungen entfaltet, die während einer transdermalen Behandlung nicht genutzt werden könnten. So führen Östrogene nach oraler Aufnahme durch den First-Pass-Effekt in der Leber zur Induktion der LDL und der Chylomikronen-Remnant-Rezeptoren, was eine verstärkte hepatische Clearance atherogener Lipoproteine zur Folge hat und zur Senkung des LDL-Cholesterins führt. Ferner kommt es zum Anstieg des HDL-Cholesterins, zur Abnahme der Lipoprotein-a-Werte sowie zur Steigerung der Insulinsensitivität.

In zahlreichen Publikationen wurde der günstige Effekt der Östrogene im Hinblick auf die Verhinderung der Entwicklung einer Atherosklerose gezeigt, und in der WHI-Studie führte die langjährige Behandlung mit Hormonen zur Abnahme der Inzidenz des Diabetes mellitus um bis zu 35% (26).

Schlaganfall

Die Datenlage hinsichtlich des Schlaganfallrisikos durch Hormone ist sehr inkonsistent. Während eine Östrogen-Monotherapie das Schlaganfallrisiko in der Altersgruppe 50–59 Jahre nicht erhöhte, kam es in der WHI-Studie während der zusätzlichen Einnahme von MPA zum Anstieg des Risikos (11). Auch die tägliche Einnahme von 1,25 mg Tibolon (also die Hälfte der üblichen Dosis) führte bei postmenopausalen 60–85-jährigen Frauen innerhalb von 4 Jahren zu einem signifikanten Anstieg von Schlaganfällen (12). Vor Beginn einer Hormontherapie sollte daher auf Risikofaktoren wie Hypertonus, Rauchen und Diabetes mellitus geachtet werden.

Fazit für die Praxis

- Bei Frauen mit vasomotorischen Symptomen ist die Hormonbehandlung Mittel der Wahl. Für Frauen, die keine Östrogene einnehmen dürfen, ist die Monotherapie mit Gestagenen eine gute Behandlungsoption, die zu einer signifikanten Besserung vasomotorischer Beschwerden führt.

- Die osteoprotektive Wirkung von Östrogenen ist vielfach nachgewiesen. Durch eine HRT bzw. die Einnahme von Tibolon wird das Frakturrisiko postmenopausaler Frauen signifikant gesenkt, wobei die Effekte dosisabhängig sind. Bereits sehr niedrig dosierte Hormonpräparate können den Knochenmasseverlust in der Postmenopause aufhalten.

- Es ist davon auszugehen, dass die HRT einen primär-präventiven Effekt auf das KHK-Risiko hat, wenn frühzeitig mit der Behandlung begonnen wird (»window of opportunity«), allerdings ist die HRT nicht zur Sekundärprophylaxe nach Herzinfarkt geeignet.

- Aktuelle Daten weisen darauf hin, dass die Hyperinsulinämie ein unabhängiger Risikofaktor für Brustkrebs ist und eine wichtige Rolle bei der Erhöhung des Mammakarzinomrisikos bei Adipositas spielt.

- Die bisher vorliegenden Daten lassen den Schluss zu, dass eine Östrogen-Monotherapie keinen (oder allenfalls nur einen geringen) Einfluss auf das Brustkrebsrisiko hat, während die Kombinationstherapie (Östrogen und Gestagen) das Risiko erhöht, die Prognose und die Mortalität aber günstig beeinflusst.

- Die Hormontherapie erhöht das Brustkrebsrisiko nur bei normalgewichtigen Frauen, nicht jedoch bei Frauen mit Übergewicht oder Adipositas (BMI >25 kg/m^2).

- Im Gegensatz zur transdermalen HRT, die das Thromboembolierisiko nicht erhöht, führt die orale Behandlung mit Hormonen zur Zunahme venöser Thrombosen, besonders im ersten Jahr der Anwendung, wobei Risikofaktoren wie Übergewicht, Adipositas, Rauchen und hereditäre Thrombophilien das Risiko um ein Vielfaches steigern können.

Literatur

1. Sturdee DW. The menopausal hot flush – anything new? Maturitas 2008; 60: 42–49.
2. Freeman EW, Sherif K. Prevalence of hot flushes and night sweats around the world: a systematic review. Climacteric 2007; 10: 197–214.
3. Gallicchio L, et al. Cigarette smoking, estrogen levels and hot flushes in midlife women. Maturitas 2006; 53: 133–143.
4. Cochran CJ, et al. Cigarette smoking, androgen levels, and hot flushes in midlife women. Obstet Gynecol 2008; 112: 1037–1044.
5. Utian WH, et al. Relief of vasomotor symptoms and vaginal atrophy with the lower doses of conjugated equine estrogens and medroxyprogesterone acetate. Fertil Steril 2001; 75: 1065–1079.
6. Panay N, et al. Ultra-low-dose estradiol and norethisterone acetate: effective menopausal symptom relief. Climacteric 2007; 10: 120–131.
7. Bachmann GA, et al. Lowest effective transdermal 17β-estradiol dose for relief of hot flushes in postmenopausal women: a randomised controlled trial. Obstet Gynecol 2007; 110: 771–779.

8. Loprinzi CL, et al. Phase III comparison of depotmedroxyprogesterone acetate to venlafaxin for managing hot flushes: North Central Cancer Treatment Group Trial N99C7. J Clin Oncol 2006; 24: 1409–1414.
9. Farish E, et al. The role of megestrol acetate as an alternative to conventional hormone replacement therapy. Climacteric 2000; 3: 125–134.
10. Cauley JA, et al. Effects of estrogen plus progestin on risk of fracture and bone mineral density. The women's health initiative randomized trial. JAMA 2003; 290: 1729–1738.
11. The women's health initiative steering committee. Effects of conjugated equine estrogen in postmenopausal women with hysterectomy. The women's health initiative randomized controlled trial. JAMA 2004; 291: 1701–1712.
12. Cummings SR, et al. The effects of tibolone in older postmenopausal women. N Engl J Med 2008; 359: 697–708.
13. Greenwald M, et al. Oral hormone therapy with 17β-estradiol and 17β-estradiol in combination with norethindrone acetate in the prevention of bone loss in early postmenopausal women: dose-dependent effects. Menopause 2005; 12: 741–748.
14. Johnson JR, et al. Menopausal hormone therapy and risk of colorectal cancer. Cancer Epidemiol Biomarkers Prev 2009; 18: 196–203.
15. Gunter MJ, et al. Insulin, insulin-like growth factor-I and risk of breast cancer in postmenopausal women. J Natl Cancer Inst 2009; 101: 48–60.
16. Nielsen M, et al. Breast cancer and atypia among young and middle-aged women: a study of 110 medicolegal autopsies. Br J Cancer 1987; 56: 814–819.
17. Collaborative Group on hormonal factors in breast cancer: breast cancer and hormone replacement therapy: collarobative reanalysis of data from 51 epidemiological studies of 52 706 women with breast cancer and 108 411 women without breast cancer. Lancet 1997; 350: 1047–1059.
18. Schuetz F, et al. Reduced incidence of distant metastases and lower mortality in 1072 patients with breast cancer with a history of hormone replacement therapy. Am J Obstet Gynecol 2007; 196: 342.e1–9.
19. Eisen A, et al. Hormone therapy and the risk of breast cancer in BRCA1 mutation carriers. J Natl Cancer Inst 2008; 100: 1361–1367.
20. Flesch-Janys D, et al. Risk of different histological types of postmenopausal breast cancer by type and regimen of menopausal hormone therapy. Int J Cancer 2008; 123: 933–941.
21. Kenemans P, et al. Safety and efficacy of tibolone in breast-cancer patients with vasomotor symptoms: a double-blind, randomised, non-inferiority trial. Lancet Oncol 2009; 10: 135–146.
22. Colditz GA, et al. The use of estrogens and progestins and the risk of breast cancer in postmenopausal women. N Engl J Med 1995; 332: 1589–1593.
23. Chlebowski RT, et al. Breast cancer after use of estrogen plus progestin in postmenopausal women. N Engl J Med 2009; 360: 573–587.
24. Canonico M, et al. Hormone replacement therapy and risk of venous thromboembolism in postmenopausal women: a systematic review and meta-analysis. BMJ 2008; 336: 1227–1231.
25. Canonico M, et al. Obesitiy and risk of venous thromboembolism among postmenopausal women: differential impact of hormone therapy by route of estrogen administration. The ESTHER Study. J Thromb Haemost 2006; 4: 1259–1265.
26. Kanaya AM, et al. Glycemic effects of postmenopausal hormone therapy: the heart and estrogen/progestin replacement study. A randomized, double-blind, placebo-controlled trial. Ann Intern Med 2003; 138: 1–9.

Alternativen zur perimenopausalen Hormonersatztherapie

DOLORES FOTH

Die individualisierte Hormontherapie in Form einer Östrogen- oder Östrogen-Gestagen-Substitution ist heute die effektivste Behandlungsform für durch Östrogenmangel bedingte klimakterische Beschwerden wie Hitzewallungen und Schweißausbrüche.

Neben der Behandlung klimakterischer Beschwerden ist für die Hormonersatztherapie (HRT) z. B. auch die Prävention der postmenopausalen Osteoporose als eine der relevantesten Alterserkrankungen gesichert. Bei der Verordnung einer HRT müssen – wie bei jeder anderen Therapie auch – mögliche Risiken (z. B. das erhöhte Thromboserisiko) und Kontraindikationen (z. B. hormonabhängige Erkrankungen) beachtet werden.

Seit Jahrzehnten wird nach Alternativen zur Behandlung von Wechseljahresbeschwerden gesucht.

Alternative Therapien zur HRT umfassen den Einsatz von Phytoöstrogenen, Cimicifuga racemosa, anderen pflanzlichen Präparaten und Nahrungsergänzungsmitteln sowie nicht-hormonellen Arzneimitteln verschiedener Indikationsgruppen, bei denen als Nebeneffekt eine Reduktion von Hitzewallungen und Schweißausbrüchen beobachtet wurde.

Die Palette der angebotenen Nahrungsergänzungsmittel und anderer nicht rezeptpflichtiger (überwiegend pflanzlicher) Präparate für die Selbsttherapie klimakterischer Beschwerden nimmt stetig zu. Dazu gehören z. B. Präparate, die Isoflavone, Cimicifuga racemosa, Dong Quai, Yamswurzel, Nachtkerzenöl, Ginseng und Vitamin E enthalten (Tab. 23).

In der Praxis wird neben den Phytoöstrogenen, die Isoflavone enthalten, Cimicifuga racemosa als pflanzliche Therapiemöglichkeit klimakterischer Beschwerden am häufigsten eingesetzt.

Betroffene Frauen wenden sich häufig mit der Frage nach alternativen Therapieformen für klimakterische Beschwerden an den behandelnden Arzt. In großem Umfang erfolgt auch eine Selbstbehandlung mit pflanzlichen Präparaten. Genaue Zahlen zur Selbstbehandlung sind schwer zu erheben – Befragungen zufolge wenden in Deutschland 15–17% der Frauen im perimenopausalen Alter pflanzliche und homöopathische Präparate an.

Bevorzugt eingesetzt werden alternative Therapien bei leichten Beschwerden und als erster Therapieversuch von Frauen mit Angst vor möglichen Nebenwirkungen einer HRT.

Bei klimakterischen Beschwerden und hormonabhängigen Erkrankungen, wie z. B. dem Mammakarzinom, ist eine HRT kontraindiziert. Die Behandlung klimakterischer Beschwerden bei Patientinnen mit oder nach Mammakarzinom und anderen hormonabhängigen Erkrankungen stellt sowohl die Patientin als auch den behandelnden Arzt häufig vor größere Probleme.

Phytoöstrogene – Isoflavone

Die Aufnahme von Isoflavonen kann durch die Nahrung oder Supplemente erfolgen, wobei der Isoflavongehalt von Nahrungsmitteln variiert. Um eine tägliche Aufnahme von 50 mg Isoflavonen zu gewährleisten, müssen z. B. ~500 ml Sojamilch getrunken werden. Bevorzugt werden Supplemente aus Rotklee und Soja eingesetzt. Aber auch die Zusammensetzung der Supplemente variiert, und mit Isoflavonen wird eine Substanzgruppe und kein einzelner Wirkstoff verabreicht, deren Metabolismus zusätzlich individuell verschieden und vor der Anwendung nicht objektivierbar ist.

Zur Behandlung klimakterischer Beschwerden mit Phytoöstrogenen in Form von Isoflavonen aus Rotklee oder Soja sind zahlreiche Studien durchgeführt worden. Die Studienlage ist insgesamt inkonsistent. Die Mehrheit der plazebokontrollierten Studien zeigt keine signifikante Reduktion vasomotorischer Symptome; in einigen Untersuchungen konnte eine geringgradige Reduktion klimakterischer Beschwerden nachgewiesen werden.

Zur Beurteilung der Wirksamkeit sind in den letzten Jahren mehrere Metaanalysen randomisierter und plazebokontrollierter Studien veröffentlicht worden:

○ LETHABY et al. (1) veröffentlichten im Jahre 2007 eine Metaanalyse von 30 randomisierten und plazebokontrollierten Studien zum Thema »Phytoöstrogene« und vasomotorische Symptome. Eingeschlossen wurden Studien mit einer täglichen Aufnahme von mindestens 30 mg Isoflavonen. Nur einzelne Studien zeigen dabei einen über den Plazeboeffekt hinausreichenden Wirkeffekt. Die Wirksamkeit war unabhängig von der Isoflavondosierung oder der Schwere der Beschwerden.

Tab. 23
Alternativen zur perimenopausalen Hormonersatztherapie (Übersicht)

Nahrungsergänzungsmittel, pflanzliche Präparate, Vitamine

○ Isoflavone aus Soja und/oder Rotklee
○ Traubensilberkerze (Cimicifuga racemosa)
○ Dong Quai (Angelica sinensis)
○ Yamswurzel (Dioscorea mexicana)
○ Nachtkerzenöl (Oenothera biennis)
○ Ginseng (Panax ginseng)
○ Kava (Piper methysticum)
○ Ginkgo (Ginkgo biloba)
○ Lakritze (Glycyrrhiza glabra)
○ Baldrian (Valeriana officinalis)
○ Hopfen (Humulus lupulus)
○ Vitamin E

Nicht-hormonelle medikamentöse Therapien

○ SSRI: Paroxetin, Fluoxetin, Venlafaxin
○ Antikonvulsivum: Gabapentin

	Dosierung (Isoflavone)	Studien (n)	Pat. (n)	Studiendauer	Hitzewallungen/d versus Plazebo (95%-CI)
Isoflavone (Rotklee)	40–160 mg/d 40 mg/d	7 1	497 99	12–16 Wochen 1 Jahr	−0,44 (−1,47 bis 0,58)
Isoflavone (Soja)	50–70 mg/d	4	353	4–6 Wochen	−1,48 (−2,49 bis −0,48)
Isoflavone (Soja)	50–70 mg/d	4	404	12–16 Wochen	−0,97 (−1,82 bis −0,12)
Isoflavone (Soja)	50–70 mg/d	2	152	6 Monate	−1,22 (−2,02 bis −0,42)
Isoflavone (Soja)	150 mg/d	1	177	4–6 Wochen	0,71 (−1,30 bis 2,72)

Tab. 24
Wirksamkeit von Rotklee- und Sojapräparaten in der Behandlung von Hitzewallungen (Meta-Analyse [3])

○ Eine Metaanalyse von COON 2007 (2) für Isoflavone aus Rotklee zeigte k e i n e Signifikanz in der Reduktion von Hitzewallungen.

○ NELSON et al. (3) bestätigten dieses Ergebnis für Isoflavone aus Rotklee. Für Sojapräparate waren die Ergebnisse uneinheitlicher (selbst für Studien mit höchster Qualität). Hitzewallungen wurden durchschnittlich um eine Hitzewallung pro Tag unter 50–70 mg Isoflavonen täglich reduziert. Eine Dosiserhöhung verbesserte den Wirkeffekt nicht (Tab. 24).

Z u s a m m e n f a s s e n d : Nach den vorliegenden Ergebnissen der Metaanalysen und aufgrund der praktischen Erfahrungen muss die Wirksamkeit von Isoflavonen auf vasomotorische Beschwerden als gering bis nicht vorhanden eingestuft werden. Für den individuellen Fall kann der therapeutische Effekt nicht vorausgesagt werden. Bei leichten Beschwerden und bei Wunsch nach Supplementation mit Isoflavonen kann die Wirksamkeit nur individuell ausprobiert werden. Empfohlen werden ~50 mg Isoflavone pro Tag. Der Therapieerfolg sollte nach 8–12 Wochen besprochen werden. Bei fehlender Reduktion vasomotorischer Beschwerden kann die Einnahme beendet werden, da auch im Weiteren kein Therapieeffekt zu erwarten ist. Bei starken vasomotorischen Beschwerden sollten Isoflavone n i c h t empfohlen werden, da eine Besserung des Beschwerdebildes unwahrscheinlich ist.

Interessant sind in diesem Zusammenhang anamnestische Angaben zu Ernährungsgewohnheiten betroffener Frauen, da Hinweise existieren, dass Vegetarier besser auf eine Isoflavonbehandlung ansprechen.

Aktuell werden Isoflavone in Kombination mit Inulin angeboten (Inulin ist ein prebiotischer Ballaststoff, der aus Pflanzen gewonnen wird und die Aufnahme unterstützen soll). Zu diesem Thema existiert eine randomisierte, doppelblinde, Crossover-Studie mit 12 postmenopausalen Frauen. In Kombination mit Inulin konnten höhere Plasmakonzentrationen von Daidzein und Genistein nachgewiesen werden (4).

Isoflavone werden durchaus auch in Kombination mit einer HRT eingesetzt, z. B. im Rahmen einer Dosisreduktion der HRT oder zum Ausschleichen der HRT. Zur Wirksamkeit der Kombination von HRT und Isoflavonen existieren keine relevanten Studien.

Durch Östrogenmangel verursachte urogenitale Symptome (z. B. Trockenheit der Scheide) können durch Isoflavone nicht gebessert werden (5–10).

Sicherheitsaspekte

Epidemiologische Untersuchungen weisen auf eine mögliche Reduktion des Mammakarzinomrisikos durch isoflavonreiche Ernährung hin. In einer neuen Metaanalyse zur Frage der Mammakarzinomprävention durch Sojaaufnahme konnte gezeigt werden, dass der mögliche präventive Effekt unter prämenopausalen Frauen (OR: 0,70, 95%-CI: 0,58–0,85) wahrscheinlicher ist als unter postmenopausalen Frauen (OR: 0,77, 95%-CI 0,60–0,98) ist. Jedoch bestätigen nicht alle Kohortenstudien und Fall-Kontroll-Studien diese Beobachtung (11).

Für eine postmenopausale Mammakarzinomprävention mit Nahrungssupplementen in Form von Isoflavonen existiert kein Beweis. Wahrscheinlich ist für einen präventiven Effekt sogar ein bereits präpubertaler Beginn der Einnahme entscheidend.

Über die Wirkung von Isoflavonen am Brustdrüsengewebe in der Postmenopause existierten nur wenige klinische Daten. Erste Untersuchungen zeigen nach einer dreimonatigen Einnahme von 60 mg Isoflavonen keine Beeinflussung der mammographischen Dichte des Brustdrüsengewebes und keine Veränderungen des Proliferationsmarkers Ki67, der Östrogen- und Progesteronrezeptoren-Expression.

Den Frauen, die auf eigenen Wunsch Nahrungssupplemente zur Mammakarzinomprophylaxe anwenden möchten, können zu den Fragen nach der notwendigen Dosierung bzw. nach Beginn und Dauer der Supplementation leider keine befriedigenden Antworten gegeben werden. Für Patientinnen mit Mammakarzinom liegen keine relevanten klinischen Untersuchungen vor. Da gleichzeitig bei starken vasomotorischen Beschwerden nur ein geringer oder kein therapeutischer Effekt zu erwarten ist, sollte bei Patientinnen mit Mammakarzinom die fehlende Datenlage berücksichtigt und der Einsatz eher kritisch gehandhabt werden (5, 8, 10, 12–14).

Am Endometrium wurden in klinischen Untersuchungen (maximale Studiendauer 1 Jahr, Dosierungen bis 100 mg Isoflavone/d) keine histologischen Veränderungen und keine Zunahme der vaginalsonographischen Endometriumdicke in der Postmenopause gefunden.

Da Langzeitstudien fehlen, sollte den Frauen mit Selbstsupplementation eine regelmäßige Vorsorgeuntersuchung einschließlich Vaginalsonographie empfohlen werden (5, 15).

Mögliche unerwünschte Wirkungen

Aufgrund übermittelter unerwünschter Wirkungen von soja- und rotkleehaltigen Produkten hat das Bundesinstitut für Risikobewertung (BfR) in einer Stellungnahme vom April 2007 diese Produkte gesundheitlich bewertet (16). Gemeldet wurden einzelne (überwiegend leichte, teils mittelschwere) Symptome wie Übelkeit, Verstopfungen, Schwellungen oder Rötungen, am ehesten auf allergische Reaktionen hinweisend, die nach Beendigung der Einnahme abgeklungen sind und möglicherweise auf das in den Präparaten enthaltene Sojaeiweiß zurückzuführen sind. Insgesamt sind aufgrund der sehr häufigen Anwendung selten Nebenwirkungen zu erwarten.

Cimicifuga racemosa – Traubensilberkerze

Extrakte aus dem Wurzelstock der Traubensilberkerze (Cimicifuga racemosa) werden als Monopräparate oder in Kombination mit Johanniskraut (Hypericum perforatum) angeboten.

Cimicifuga wird in der Praxis seit vielen Jahren zur Reduktion klimakterischer Beschwerden eingesetzt. Die tatsächlich wirksame Substanz von Traubensilberkerzeextrakten ist bis heute nicht endgültig identifiziert, bekannte Phytoöstrogene konnten in den Extrakten nicht nachgewiesen werden.

Verschiedene Wirkmechanismen werden für Cimicifuga diskutiert:

○ Als selektiver Östrogenrezeptormodulator (SERM) analog zu Isoflavonen;
○ als Serotoninrezeptoragonist;
○ als Antioxidant.

Die zur Verfügung stehenden Präparate können sich aufgrund variierender Extraktionsverfahren in ihrer Zusammensetzung unterscheiden.

Die Studienergebnisse zur Wirksamkeit von Cimicifuga auf klimakterische Beschwerden sind widersprüchlich. In einigen der vorliegenden plazebokontrollierten Studien konnte eine signifikante Überlegenheit gegenüber Plazebo gezeigt werden; andere Studien zeigen dagegen einen Wirkeffekt im Plazebobereich.

Eine neue Metaanalyse doppelblinder randomisierter klinischer Studien zur Frage der Effektivität von Cimicifuga racemosa in der Reduktion klimakterischer Beschwerden mit mehr als 1 000 peri- und postmenopausalen Frauen konnte keinen eindeutigen Effekt auf klimakterische Beschwerden nachweisen, wobei analog zu den Isoflavonen in einigen Untersuchungen ein geringer Wirkeffekt beobachtet wurde (17).

Im Jahr 2006 wurde eine vergleichende Studie (18) zur Behandlung vasomotorischer Beschwerden mit verschiedenen pflanzlichen Präparaten im Vergleich zu HRT und Plazebo veröffentlicht. Die Probandinnen erhielten u. a. Cimicifuga racemosa (160 mg/d), 0,625 mg konjugierte equine Östrogene (und 2,5 mg Medroxyprogesteronacetat bei vorhandenem Uterus) oder Plazebo über 12 Monate. Die pflanzlichen Therapien (einschließlich Cimicifuga) waren in dieser Studie einheitlich in ihrer Wirkeffektivität über 12 Monate nicht besser als Plazebo und signifikant schlechter als eine HRT.

Zusammenfassend: Nach den vorliegenden Studienergebnissen und aufgrund der praktischen Erfahrungen muss die Wirksamkeit von Cimicifuga auf vasomotorische Beschwerden als gering bis nicht vorhanden eingestuft werden. Analog zu Isoflavonen kann die Wirksamkeit nur individuell ausprobiert werden. Bei leichten vasomotorischen Beschwerden ist der Versuch einer Behandlung mit cimicifugahaltigen Präparaten möglich. Bei überwiegend psychischen Symptomen ist die Kombination mit Johanniskraut sinnvoll.

Zur Behandlung starker vasomotorischer Beschwerden sollte Cimicifuga nicht empfohlen werden, da eine Besserung des Beschwerdebilds unwahrscheinlich ist. Der Wirkungseintritt erfolgt nach 2–4 Wochen.

Sicherheitsaspekte

Bei letztendlich nicht genau bekanntem Wirkmechanismus sind mögliche Wirkeffekte von Cimicifuga auf das Brustdrüsengewebe nicht vorhersagbar.

In Zellkulturuntersuchungen und Tierexperimenten stimuliert ein Cimicifugaextrakt (auf Isopropanolbasis) nicht das Wachstum, aber die Apoptose. HIRSCHBERG et al. (19) veröffentlichten erste Untersuchungen zur Wirkung von 40 mg eines Cimicifugaextracts am Brustdrüsengewebe von 65 postmenopausalen Frauen. Nach 6 Monaten Behandlung kam es zu keinen Veränderungen der mammographischen Dichte des Brustdrüsengewebes und des Proliferationsmarkers Ki 67. RAUS et al. (20) bestätigten fehlende Veränderungen der mammographischen Dichte.

Klinische Untersuchungen und Beobachtungen zum Einsatz von Cimicifuga ergaben bisher keine Hinweise auf eine mögliche Risikoerhöhung für Mammakarzinome (21). Bei Patientinnen mit Mammakarzinom ist aus der klinischen Anwendung keine Rezidivzunahme bekannt, aussagekräftige Studien fehlen jedoch (14, 22).

Experimentell zeigten ROCKWELL et al. (23), dass auch pflanzliche Therapien z. B. die Wirksamkeit einer Chemotherapie beeinflussen könnten.

Östrogene Wirkungen von Cimicifuga am Endometrium sind aus der jahrelangen praktischen Anwendung und aus einzelnen Beobachtungsstudien nicht bekannt. In einer ersten prospektiven, nicht plazebokontrollierten Studie wurde die endometriale Sicherheit von Cimicifuga (40 mg/d) an 400 postmenopausalen Frauen 12 Monate lang untersucht. Histologisch wurden keine Endometriumhyperplasien und sonographisch keine Veränderungen der Endometriumdicke gesehen (20).

Mögliche unerwünschte Wirkungen

Mit cimicifugahaltigen Präparaten bestehen klinische Erfahrungen über viele Jahre, Nebenwirkungen wie Magenbeschwerden treten selten auf. In einzelnen Fallberichten wurden mögliche lebertoxische Wirkungen von Traubensilberkerze vermutet. Durch die Europäische Arzneimittelbehörde wurde in einer Stellungnahme jedoch »Entwarnung« gegeben (6, 7, 24).

Dong Quai (Angelica sinensis L.)

Dong Quai spielt in der chinesischen Medizin bei Frauenkrankheiten eine wichtige Rolle; es wird überwiegend in Kombinationen eingesetzt. Eine vorliegende Studie, die Dong Quai mit Plazebo vergleicht, zeigt keinen Effekt auf klimakterische Beschwerden (7, 25–27).

Yamswurzel (Dioscorea villosa)

In einer plazebokontrollierten Studie konnte über 3 Monate keine Wirkung auf klimakterische Beschwerden nachgewiesen werden (6, 26).

Nachtkerzenöl (Oenothera biennis L.)

Eine plazebokontrollierte Studie konnte über 6 Monate Therapiedauer keine Linderung klimakterischer Beschwerden zeigen (7, 25–27).

Ginseng (Panax ginseng)

Für Ginseng besteht bei limitierter Datenlage kein Hinweis für die Reduktion von Hitzewallungen (7, 25–27).

Kava (Piper methysticum)

Zur Wirksamkeit von Kavaextrakten existieren 2 plazebokontrollierte Studien und eine vergleichende Studie zur HRT. In allen Studien konnte eine Besserung klimakterischer Beschwerden bei Probandinnenzahlen von 40 und einer Studiendauer von 8 Wochen nachgewiesen werden.

Für kavahaltige Arzneimittel wird aktuell *»... das Nutzen-Risiko-Verhältnis aufgrund beobachteter Leberschäden als ungünstig eingestuft«.* Vom BfArM wurde mit Bescheid vom 21. 12. 2007 für Kava und Kavain enthaltende Arzneimittel (einschließlich homöopathischer Zubereitungen mit einer Endkonzentration bis einschließlich D4) mit sofortiger Wirkung der Widerruf der Zulassungen/Registrierungen angeordnet (6, 25, 26, 28).

Sonstige

Für Ginkgo (Ginkgo biloba), Lakritze (Glycyrrhiza glabra), Baldrian (Valeriana officinalis) sowie für Hopfen (Humulus lupulus) existieren keine Studien (7).

Vitamin E

Bereits 1953 wurde in einer doppelblinden Studie über 3 Jahre nachgewiesen, dass die Gabe von 50–100 IE Vitamin E täglich nicht effektiver als Plazebo in der Reduktion klimakterischer Beschwerden ist. Auch bei höheren Dosierungen (täglich 800 IE Vitamin-E-Succinat) konnte in neueren Studien kein therapeutischer Effekt gezeigt werden (6, 7, 9, 26, 27).

ZIAEI et al. (29) veröffentlichten 2007 eine Studie mit 400 IE Vitamin E/d. 51 post-

Tab. 25 Nahrungsergänzungsmittel für das Klimakterium und Behandlung von Hitzewallungen

Nahrungsergänzungsmittel	Wirksamkeit versus Plazebo
Phytoöstrogene (Isoflavone aus Soja und Rotklee)	Gering bis nicht vorhanden
Traubensilberkerze (+ Johanniskraut)	Gering bis nicht vorhanden
Dong Quai	Nein
Yamswurzel	Nein
Nachtkerzenöl	Nein
Ginseng	Nein
Ginkgo	Keine plazebokontrollierten Studien
Lakritze	Keine plazebokontrollierten Studien
Baldrian	Keine plazebokontrollierten Studien
Hopfen	Keine plazebokontrollierten Studien
Vitamin E	Nein

menopausale Frauen erhielten zunächst für 4 Wochen eine Plazebotherapie, gefolgt von einer einwöchigen Auswaschphase und danach für 4 Wochen eine Therapie mit Vitamin E. Häufigkeit und Schweregrad der Hitzewallungen waren unter Vitamin E signifikant geringer als in der Plazebozeit. Vermutet wird ein Wirkeffekt über die Beeinflussung endogener Opioide – eine Therapie über 4 Wochen ist jedoch für den Nachweis eines therapeutischen Effekts zu kurz.

Zusammenfassend: Für pflanzliche Therapien mit Dong Quai, Yamswurzel, Nachtkerzenöl, Ginseng, Ginkgo, Lakritze, Baldrian und Hopfen sowie für Vitamin E existieren keine hinreichenden Belege für die Behandlung klimakterischer Beschwerden (Tab. 25).

Der wissenschaftliche Kenntnisstand ist jedoch für alle Einzelsubstanzen noch unzureichend. Häufig werden auch nicht Einzel-, sondern Kombinationspräparate angeboten. Bei fehlendem Nachweis eines Wirkeffekts von Monosubstanzen kann es für Kombinationspräparate derzeit keine wissenschaftliche Grundlage für die Bewertung therapeutischer Effekte geben.

Nicht-hormonelle medikamentöse Therapien

Nicht-hormonelle Therapien spielen eine Rolle in der Behandlung klimakterischer Beschwerden bei gleichzeitigem Vorliegen von Kontraindikationen gegen eine hormonelle Therapie, wie z. B. bei Patientinnen mit oder nach Mammakarzinom. Arzneimittel verschiedener Indikationsgruppen, bei denen als Nebeneffekt eine Reduktion von Hitzewallungen, Schweißausbrüchen und Schlafstörungen beobachtet wurde, kommen dabei zur Anwendung.

Für Patientinnen mit Kontraindikationen gegen eine hormonelle Therapie klimakterischer Beschwerden kommen folgende Substanzen zur Reduktion vasomotorischer Beschwerden infrage:

○ SSRI (Selective Serotonin Reuptake Inhibitors): Paroxetin, Fluoxetin, Venlafaxin und
○ Antikonvulsivum: Gabapentin.

SSRI

Die selektiven Serotoninwiederaufnahmehemmer (SSRI) wie Venlafaxin, Paroxetin und Fluoxetin gehören zu den Antidepressiva; sie reduzieren in Kurzzeitstudien Hitzewallungen um 50–60%. Beispielsweise werden unter Venlafaxin Hitzewallungen relativ schnell, innerhalb von 1–2 Wochen, reduziert. Vergleichende Studien zwischen Östrogenpräparaten und SSRI fehlen, sodass keine Aussage zur relativen Effektivität hinsichtlich der Reduktion von Hitzewallungen gemacht werden können.

Nebenwirkungen wie Übelkeit, Obstipation, Mundtrockenheit und Appetitlosigkeit können auftreten. Unter Paroxetin wurden experimentell Wechselwirkungen mit Tamoxifen beobachtet, die Konzentrationsminderungen der Tamoxifenhauptmetaboliten zur Folge hatten, sodass Fragen der Anwendungssicherheit bei Patientinnen mit Mammakarzinom noch nicht endgültig beantwortet werden können.

Gabapentin

Für das Antikonvulsivum Gabapentin konnten positive Effekte auf klimakterische Beschwerden nachgewiesen werden. Der Wirkmechanismus auf Hitzewallungen ist nicht genau bekannt. Beobachtete Nebenwirkungen waren Schwindel und Ödeme.

Auch Antihypertensiva (Clonidin und Methyldopa) wurden zur Behandlung vasomotorischer Symptome empfohlen. Für beide Präparate fehlt der Nachweis einer Wirksamkeit.

Zusammenfassend: Es muss berücksichtigt werden, dass alle nicht-hormonellen medikamentösen Therapieoptionen für die Behandlung klimakterischer Beschwerden nicht zugelassen sind. Es müssen stets die präparatespezifischen Kontraindikationen und Nebenwirkungen beachtet werden.

Für all diese Therapien liegen nur Kurzzeitstudien zur Therapie klimakterischer Beschwerden vor. Gerade für den Einsatz bei Mammakarzinompatientinnen existieren keine klinischen Untersuchungen zu Sicherheitsaspekten. Die Anwendung nicht-hormoneller medikamentöser Therapien sollte auf Patientinnen mit Kontraindikationen gegen eine HRT mit starken klimakterischen Beschwerden beschränkt bleiben (3, 7, 30).

Fazit für die Praxis

- Alternative Therapien zur Behandlung von Wechseljahresbeschwerden können aufgrund der derzeitigen wissenschaftlichen Datenlage hinsichtlich Nutzen und Risiken nicht ausreichend bewertet werden; sie sind keine Alternative zur kausalen Hormonersatztherapie.

- Bei leichten Hitzewallungen und Schweißausbrüchen ist ein Therapieversuch mit Isoflavonen oder Cimicifuga möglich. Die jeweilige individuelle Wirkung kann nicht vorausgesagt werden. Bei starken vasomotorischen Beschwerden ist ein ausreichender therapeutischer Effekt nicht zu erwarten.

- Bei Vorliegen von Kontraindikation gegen eine HRT können SSRI und Gabapentin in Erwägung gezogen werden. Der Einsatz nicht-hormoneller medikamentöser Therapieoptionen muss stets mit der betroffenen Patientin besprochen werden.

Literatur

1. Lethaby AE, et al. Phytoestrogens for vasomotor menopausal symptoms. Cochrane Database Syst Rev 2007; CD001395.
2. Coon J, Pittler MH, Ernst E. Trifolium pratense isoflavones in the treatment of menopausal hot flushes. Phytomedicine 2007; 14: 153–159.
3. Nelson HD, et al. Nonhormonal therapies for menopausal hot flashes. Systematic review and meta-analysis. JAMA 2006; 295: 2057–2071.
4. Piazza C, et al. Influence of inulin on plasma isoflavone concentrations in healthy postmenopausal women. Am J Clin Nutr 2007; 86: 775–780.
5. The role of isoflavones in menopausal health: consensus opinion of The North American Menopause Society. Menopause 2000; 7: 215–229.
6. Kronenberg F, et al. Complementary and alternative medicine for menopausal symptoms: a review of randomised, controlled trials. Ann Int Med 2002; 137: 805–813.
7. Treatment of menopause-associated vasomotor symptoms: position statement of The North American Menopause Society. Menopause 2004; 11: 11–33.
8. Cassidy A, et al. Critical review of health effects of soyabean phyto-oestrogens in post-menopausal women. Proc Nutr Soc 2006; 65: 76–92.
9. Nedrow A, et al. Complementary and alternative therapies for the management of menopause-related symptoms: a systematic evidence review. Arch Intern Med 2006; 166: 1453–1465.
10. Tempfer CB, et al. Phytoestrogens in clinical practice: a review of the literature. Fertil Steril 2007; 87: 1243–1249.
11. Trock BJ, Hilakivi-Clarke L, Clarke R. Meta-analysis of soy intake and breast cancer risk. J Natl Cancer Inst 2006; 98: 459–471.
12. Messina M, McCaskill-Stevens W, Lampe JW. Addressing the soy and breast relationship: review, commentary, and workshop proceedings. J Natl Cancer Inst 2006; 98: 1275–1284.
13. Rice S, Whitehead SA. Phytoestrogens and breast cancer – promoters or protectors? Endocrine Related Cancer 2006; 13: 995–1015.
14. Antoine C, et al. Safety of alternative treatments for menopausal symptoms after breast cancer: a qualitative systematic review. Climacteric 2007; 10: 23–26.
15. Palacios S, et al. Endometrial safety assessment of a specific and standardized soy extract according to international guidelines. Menopause 2007; 14: 1006–1011.
16. BfR (http://www.bfr.bund.de).
17. Borelli F, Ernst E. Black cohosh (Cimicifuga racemosa) for menopausal symptoms: A systemic review of its efficacy. Pharmacol Res 2008; 58: 8–14.
18. Newton KM, et al. Treatment of vasomotor symptoms of menopause with black cohosh, multibotanicals, soy, hormone therapy, or placebo. Ann Intern Med 2006; 145: 869–879.
19. Hirschberg AL, et al. An isopropanolic extract of black cohosh does not increase mammographic breast density or breast cell proliferation in postmenopausal women. Menopause 2007; 14: 89–96.
20. Raus K, et al. First-time proof of endometrial safety of the special black cohosh extract (Actaea or Cimicifuga racemosa extract) CR BNO 1055. Menopause 2006; 13: 678–691.
21. Rebbeck TR, et al. A retrospective case-control study of the use of hormone-related supplements and association with breast cancer. Int J Cancer 2007; 120: 1523–1528.
22. Zepelin HH, et al. Isopropanolic black cohosh extract and recurrence-free survival after breast cancer. Int J Clin Pharmacol Ther 2007; 45: 143-154.
23. Rockwell S, Liu Y, Higgins SA. Alteration of the effects of cancer therapy agents on breast cancer cells by the herbal medicine black cohosh. Breast Cancer Res Treat 2005; 90: 233–239.
24. Huntley AL, Ernst E. A systematic review of the safety of black cohosh. Menopause 2003; 10: 58–64.
25. Huntley AL, Ernst E. A systemic review of herbal medicinal products for the treatment of menopausal symptoms. Menopause 2003; 10: 465–476.
26. Geller SE, Studee L. Botanical and dietary supplements for menopausal symptoms: what works, what does not. J Womens Health 2005; 14: 634–649.
27. Cheema D, Coomarasamy A, El-Toukhy T. Non-hormonal therapy of post-menopausal vasomotor symptoms: a structured evidence-based review. Arch Gynecol Obstet 2007; 276: 463–469.
28. BfArM (http://www.bfarm.de/cln_030/nn_1160684/SharedDocs/Publikationen/DE/Pharmakovigilanz/stufenplverf/kava__bescheid__071221,templateId=raw,property=publicationFile.pdf/kava_bescheid_071221.pdf).
29. Ziaei S, Kazemnejad A, Zareai M. The effect of vitamin E on hot flashes in menopausal women. Gynecol Obstet Invest 2007; 64: 204–207.
30. Mueck AO, Rabe T, Kiesel L. Hormonersatztherapie bei Patientinnen nach Mammakarzinom. J Reproduktionsmed Endokrinol 2006; 3: 145–154.

Perimenopausale Adipositas

Zwischen Hormonen und Kalorien

ALEXANDER MANN

Unzufriedenheit aufgrund von Gewichtszunahmen oder Veränderungen der Körperproportionen sind ein alltägliches Beschwerdebild in der Betreuung von Patientinnen in der Peri- und Postmenopause. Zweifellos haben Geschlechtshormone vielfache Auswirkungen auf Energiestoffwechsel und Fettverteilung. Wie relevant sind die Veränderungen der weiblichen Geschlechtshormone in der Perimenopause für ein Übergewicht und dessen Behandlung? Gibt es altersangepasste spezifische Empfehlungen für Patientinnen in dieser Lebensphase – und wie verhalten sich diese im Gesamtkonzept der Adipositastherapie?

Adipositas

Definition der Adipositas

Adipositas ist definiert als eine über das normale Maß hinausgehende Vermehrung des Körperfetts als Folge eines Missverhältnisses zwischen Energieaufnahme und Energieverbrauch.

Zur Einteilung der Adipositas wird der »Bodymass-Index« (BMI: Körpergewicht in kg ÷ Körpergröße in m^2) verwendet (Tab. 26). In Deutschland sind über 50% der erwachsenen Bevölkerung übergewichtig, etwa 16–20% sind adipös und bei etwa 1% liegt eine Adipositas Grad III vor.

Für die klinische Beurteilung des Herz-Kreislauf-Risikos ist nicht nur das absolute Gewicht, sondern auch die Körperfettverteilung von Bedeutung. Die bei Männern typische abdominale Fettansammlung ist prognostisch ungünstiger als die typisch weibliche Fettverteilung im Hüft- und Oberschenkelbereich. Ein guter und klinisch einfach messbarer Parameter ist der Taillenumfang in der Mitte zwischen Rippenbogen und Beckenkamm am stehenden Patienten (Tab. 27) (1).

Adipositas gilt als der wichtigste Faktor in der Entwicklung eines metabolischen Syndroms. Bei einem BMI >35 kg/m^2 steigt das relative Diabetesrisiko um den Faktor 93 (!) an (2). Mit steigendem Gewicht nehmen auch die Prävalenz von Fettstoffwechselstörungen, arterieller Hypertonie und das Risiko für kardiovaskuläre Ereignisse zu (3). Zur Diagnose des metabolischen Syndroms können die Kriterien der American

Heart Association (AHA/NHLBI) (4) verwendet werden (Tab. 28).

Weitere Risikoerhöhungen bestehen für Karzinome von Endometrium, Zervix, Ovarien, Mamma und Kolon sowie Cholelithiasis, Fettleber, obstruktives Schlafapnoesyndrom und degenerative Erkrankungen des Bewegungsapparates (5).

Ursachen

Übergewicht ist bedingt durch eine über längere Zeit anhaltende positive Energiebilanz, die sich aus dem Verhältnis von Energiezufuhr und -verbrauch ergibt. Im letzten Jahrzehnt hat der Kalorienverzehr pro Kopf um ~200 kcal/d zugenom-

Körpergewichtsklasse	BMI
Untergewicht	<18,5 kg/m^2
Normalgewicht	18,5–24,9 kg/m^2
Übergewicht (Präadipositas)	25,0–29,9 kg/m^2
Adipositas Grad I	30,0–34,9 kg/m^2
Adipositas Grad II	35,0–39,9 kg/m^2
Adipositas Grad III	≥40,0 kg/m^2

Tab. 26 Einteilung der Adipositas

Risiko	Männer	Frauen
Erhöhtes Risiko	>94 cm	>80 cm
Deutlich erhöhtes Risiko	>102 cm	>88 cm

Tab. 27 Taillenumfang und kardiovaskuläres Risiko

Abdominelle Adipositas
Taillenumfang Männer >102 cm
Taillenumfang Frauen >88 cm

Triglyzeride (nüchtern)
>150 mg/dl

HDL-Cholesterin
Männer <40 mg/dl
Frauen <50 mg/dl

Blutdruck
>130/85 mmHg
oder antihypertensive Therapie

Glukose (Plasma)
>100 mg/dl
oder antidiabetische Therapie

Tab. 28 Diagnosekriterien für das metabolische Syndrom. Bei 3 von 5 Merkmalen kann die Diagnose »metabolisches Syndrom« gestellt werden (4)

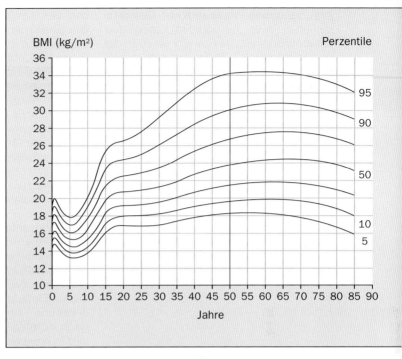

Abb. 32 Entwicklung von Körpergewicht und Lebensalter bei Frauen; nach ROLLAND-CACHERA et al. (9). Die senkrechte Linie markiert das durchschnittliche Alter der Menopause

men (6), der prozentuale Fettanteil liegt mit ~42% deutlich über den empfohlenen 30% (7). Hochkalorische »Fast Foods« oder der Verzehr von industriell gefertigten Mahlzeiten sind ein wichtiger Teil dieser Entwicklung. Hinzu kommt der Bewegungsmangel. Mehr als 50% der Bevölkerung verbringen ihre Freizeit mit wenig oder keiner körperlichen Bewegung. Der Trend abnehmender körperlicher Bewegung setzt bereits in der Kindheit ein und nimmt mit zunehmendem Alter zu.

Neben dem direkt bewegungsbedingten Energieverbrauch bestimmt die Muskulatur entscheidend den Grundumsatz. Abnehmende Muskelmasse im Lauf des Lebens führt somit zu einer deutlichen Reduktion des Grundumsatzes, der im 6. Lebensjahrzehnt 10–25% niedriger sein kann als im 3. Lebensjahrzehnt.

Neben dem Lebensstil spielen g e n e t i - s c h e Faktoren eine wichtige Rolle (8). Zu den genetisch beeinflussten Faktoren gehören z. B. das Ansprechen auf eine kalorienreduzierte Diät, der Ruheenergieumsatz sowie das Bewegungs- und Essverhalten.

Ökonomischer Umgang mit Energie hat entwicklungsgeschichtlich einen Selektionsvorteil dargestellt. In Zeiten unbegrenzten Zugangs zu hoch-kalorischer Nahrung sind diese sog. »thrifty genes« jedoch eine mögliche Grundlage für die Adipositasepidemie.

Der relative Einfluss des individuellen genetischen Hintergrunds ist in der perimenopausalen Situation im Vergleich zu den Umweltbedingungen aber als vergleichsweise geringer anzunehmen.

Die Gewichtsentwicklung im Lauf des Lebens ist in Abb. 32 dargestellt. Zwischen dem 20. und dem 50. Lebensjahr liegt die durchschnittliche Gewichtszunahme bei ~9 kg, d. h. bei etwa 0,3 kg pro Jahr. Es folgt dann eine Phase relativer Gewichtsstabilität, bevor im höheren Lebensalter kataboliebedingt das Gewicht sinkt. In der perimenopausalen Phase ist eine durchschnittliche Gewichtszunahme von etwa 2–3 kg zu erwarten (9).

Die hormonellen Veränderungen in der Peri- und Postmenopause haben erheblichen Einfluss auf Schlüsselhormone und -enzyme im Energiestoffwechsel, die zur Erklärung der beklagten Symptomatik beitragen. In der prämenopausalen Situation führt Östrogen über eine gewebespezifische Regulation der Lipolyse zur bevorzugten Fettspeicherung im peripheren subkutanen Fettgewebe im Vergleich zur intraabdominellen Fettakkumulation. Der rasche Abfall des Östrogens, des Progesterons und des sexualhormonbindenden Globulins (SHBG) in der Menopause sind dann verbunden mit einer Verschiebung dieses Gleichgewichts in Richtung vermehrter Lipolyse im peripheren Fettgewebe mit Freisetzung von freien Fettsäuren, die im viszeralen Fettgewebe aufgenommen werden. Klinisches Resultat ist eine Verschiebung von subkutanem zum abdominellen Fettgewebe (10, 11), d. h. eine Verschiebung vom typisch weiblichen Fettverteilungsmuster hin zur männlichen Fettverteilung, was zum postmenopausal erhöhten kardiovaskulären Risiko beiträgt.

Häufig berichtete Schlafstörungen beeinflussen die »Sättigungshormone« Leptin und Ghrelin, was zu einem gesteigerten Appetit beitragen kann. Eine eventuelle antidepressive Therapie sowie der abnehmende Einfluss von Östrogen auf das Bindegewebe sind weitere pathophysiologisch wichtige Faktoren, die die Energiebilanz indirekt beeinflussen (Tab. 29).

Tab. 29
Stoffwechselrelevante Veränderungen in der Peri- und Postmenopause

– Abnahme
+ Zunahme

Hormonelle Veränderungen	
Östrogen –	Lipoproteinlipase +
Progesteron –	Hormonsensitive Lipase +
SHBG –	β-adrenerge Rezeptoren –
Schlafstörungen	
Leptin –	Appetit +
Ghrelin +	
Depressive Verstimmung	
Bei Antidepressiva	Gewicht +
Bindegewebe	
Kollagen –	Bewegung –

Diagnostik

Eine angemessene Diagnostik bei Adipositas zeigt Tab. 30. Neben Anamnese und körperlicher Untersuchung sind zur Beurteilung von Ursachen und Begleiterkrankungen die dargestellten speziellen Gesichtspunkte zu berücksichtigen.

Eine euthyreote Stoffwechsellage durch Bestimmung des TSH-Spiegels sollte i m m e r gesichert werden. Über eine spezifische endokrinologische Diagnostik (z. B. Ausschluss eines M. Cushing) ist in Abhängigkeit von klinischer Anamnese und Befund zu entscheiden. Eine spezielle molekulare Diagnostik ist meist verzichtbar und sollte bei auffälligen Familienanamnesen oder einem syndromhaften klinischen Erscheinungsbild erwogen werden.

Nicht-invasive Therapie

Die Indikation zur Adipositastherapie besteht bei Personen mit einem BMI >30

Tab. 30 Diagnostik bei Adipositas

Anamnese	Untersuchung	Apparative Untersuchung
Familienanamnese	Größe	Blutzucker, OGTT
Gewichtsverlauf	Gewicht	Lipidstatus
Bewegungsumfang	Blutbild	Harnsäure, Kreatinin, Elektrolyte
Soziales Umfeld, Ernährungsgewohnheiten	Taillenumfang	TSH, BIA gegebenenfalls endokrinologische Diagnostik (M. CUSHING), Ekg, Belastungs-Ekg, Echo, 24-Stunden-Blutdruck, Schlafapnoe-Screen, Sonographie

kg/m^2 immer; bei Personen mit einem BMI von 25–30 kg/m^2 dann, wenn übergewichtsbedingte Gesundheitsstörungen vorliegen, wenn bestehende Erkrankungen durch das Übergewicht verschlimmert werden, wenn ein abdominales Fettverteilungsmuster vorliegt und/oder dann, wenn ein starker psychosozialer Leidensdruck besteht (12).

Realistische Therapieziele sind entscheidend für eine erfolgreiche Behandlung! Eine Gewichtsabnahme von 5–10% ist als Behandlungserfolg zu bewerten. Die Beteiligung von Ernährungsberatung, Bewegungstherapie und gegebenenfalls psychologischer Betreuung zusätzlich zur ärztlichen Betreuung ist sinnvoll und häufig auch erforderlich. Nach Möglichkeit sollte eine strukturierte und evaluierte Therapie durchgeführt werden.

Ernährung

»Baustein 1« in der Behandlung ist die Ernährungstherapie. Ziel ist das Erreichen einer negativen Energiebilanz durch Verminderung der Energiezufuhr. Hierzu können unterschiedliche Ansätze im Sinne einer Stufentherapie gewählt werden:

Stufe 1: Reduktion des Fettverzehrs

Die Fettaufnahme wird auf <60 g/d reduziert, die Kohlenhydrataufnahme ist freigegeben. Das angestrebte Energiedefizit beträgt ~500 kcal/d. Die Flüssigkeitszufuhr sollte bei mindestens 2 l/d liegen. Eine Gewichtsabnahme von ~4 kg in 6 Monaten ist möglich. Die fettkontrollierte Ernährung als alleinige Therapie eignet sich gut bei Übergewicht mit einem BMI von 25–30 kg/m^2, zu Beginn einer Adipositastherapie und in der Stabilisierungsphase nach erfolgter höhergradiger Gewichsreduktion (Evidenzklasse Ib).

Stufe 2: Energiereduzierte Mischkost

Diese Empfehlung (13) entspricht im Wesentlichen einer kalorienreduzierten Mischkost mit einem definierten Energiegehalt von 1000–2000 kcal/d. Das angestrebte Energiedefizit liegt bei 500–800 kcal/d. Hiermit gelingt eine durchschnittliche Gewichtsreduktion von ~5 kg in 12 Monaten. Vorteile dieser »Standardtherapie« sind die Anwendbarkeit bei jedem Grad der Adipositas, die Schulung des Ess- und Ernährungsverhaltens sowie die geringen Kosten und das Fehlen schädlicher Nebenwirkungen. **Nachteile** sind der starre Diätplan, rigide Kontrollen, konsequentes »Kalorienzählen«, Hungergefühl (Evidenzklasse Ia).

Stufe 3: Mahlzeitenersatz mit Formulaprodukten

Formulaprodukte können variabel als Mahlzeitenersatz eingesetzt werden (1–2-mal pro Tag). Alternativ können auch 1–2 Tage/Woche komplett ersetzt werden. Bei einer Zufuhr von 1200–1600 kcal/d ist ein durchschnittlicher Gewichtsverlust von 6,5 kg in 3 Monaten erreichbar (Evidenzklasse Ib). Bei Patienten mit Diabetes mellitus Typ 2 kommt es zu einer Verbesserung der Insulinresistenz und der Blutzuckerwerte.

Stufe 4: Formuladiät

Unterhalb von 1200 kcal/d ist eine ausgewogene Ernährung mit normaler Mischkost auf Dauer nicht möglich, sodass definierte Formuladiäten zum Einsatz kommen können. Sinnvoll sind diese bei einem BMI >30 kg/m^2, wenn die Stufen 1–3 ohne Erfolg geblieben sind oder wenn aus medizinischen Gründen eine raschere Gewichtsabnahme erreicht werden soll. Hauptvorteil ist die größte Gewichtsabnahme aller Ernährungsstrategien von ~0,5–2 kg/Woche. Es besteht eine erhöhte Rate an Nebenwirkungen; eine Mindesttrinkmenge von 2,5 l/d ist zu empfehlen (Evidenzklasse IV).

Andere Kostformen: Kohlenhydratarme Kostformen, z.B. die ATKINS-Diät, können eine rasche Gewichtsabnahme ermöglichen. Sie unterscheiden sich langfristig nicht von »Stufe 2« (Evidenzklasse Ib). Sie sind geeignet für eine initiale Gewichtsreduktion, nicht aber als langfristiges Konzept. Die Bevorzugung langsam resorbierbarer Kohlenhydrate ist eine weitere sinnvolle Methode. Dies führt zu einem verlangsamtem postprandialen Blutzucker- und Insulinanstieg, was einen Einsatz vor allem bei Patienten mit Insulinresistenz und abdomineller Adipositas pathophysiologisch sinnvoll macht. Bezüglich einer Gewichtsreduktion ist eine Überlegenheit dieser Ernährungsform allerdings nicht gesichert; auch fehlen Langzeitstudien (Evidenzklasse Ia).

Bewegung

»Baustein 2« in der Behandlung ist eine Steigerung des Energieverbrauchs durch vermehrte **körperliche Aktivität**. Dies kann z.B. durch Änderung der alltäglichen Gewohnheiten erreicht werden – regelmäßiges Treppensteigen statt Benutzung des Fahrstuhls, Fahrrad statt Auto etc. Die Umsetzung derartiger Verhaltensmuster und ihre konsequente Anwendung hat vergleichbar günstige Effekte auf das Körpergewicht und auf kardiovaskuläre Risikofaktoren wie ein strukturiertes Bewegungsprogramm.

Neben der Steigerung der Alltagsbewegung sollte an möglichst vielen Tagen der Woche eine über mindestens 30 Minuten anhaltende körperliche Belastung niedriger Intensität gewählt werden. Dies entspricht beispielsweise zügigem Spazierengehen bzw. Walking, Radfahren oder Schwimmen (angestrebter Energieverbrauch 2500 kcal pro Woche; Evidenzklasse III).

Verhalten

Als »Baustein 3« kommen verhaltenstherapeutische Ansätze zum Einsatz. Diese sind bei der Umsetzung der Ernährungs- und Bewegungsempfehlungen wichtig; sie umfassen vor allem Selbstbeobachtung durch Ernährungs- und Bewegungsprotokolle, Einübung eines flexibel kontrollierten Essverhaltens sowie positive Verstärkungsmechanismen und die Rückfallvermeidung (Evidenzklasse IV).

Gewichtsreduktion: Es existiert eine Vielzahl an kommerziellen Gewichtsreduktionsprogrammen, die in der Regel eine niedrigkalorische Kost mit unterschiedlichen Formulaprodukten, Verhaltens- und Bewegungsprogramm kombinieren. Die meisten dieser Programme sind hinsichtlich der Langzeitergebnisse nicht evaluiert. Evaluierte Programme wie z. B. *Weight Watchers* erreichen eine mittlere Gewichtsreduktion von 3–4,5 kg (Evidenzklasse Ib), *Optifast 52* eine anfängliche Gewichtsreduktion von 15–25% des Ausgangsgewichts; beim Programm der Deutschen Gesellschaft für Ernährung »Ich nehme ab« sind es 2,3 kg (Evidenzklasse Ib).

Medikamente

Eine medikamentöse Therapie kann ein sinnvoller ergänzender »Baustein 4« der Behandlung sein. Bei der Entscheidung für eine medikamentöse Therapie sind Nutzen und Risiken individuell abzuwägen. Zu berücksichtigen ist bei der Auswahl der Medikation das jeweilige Nebenwirkungsprofil vor dem Hintergrund eventueller Begleiterkrankungen.

Indikationen für eine Pharmakotherapie sind Patienten mit einem BMI >30 und fehlendem Therapieerfolg (<5% Gewichtsreduktion in 3–6 Monaten) sowie Patienten mit einem BMI >27 mit Begleiterkrankungen und fehlendem Therapieerfolg.

Derzeit sind 2 Antiadiposita zugelassen. Eines davon ist Orlistat *(Xenical),* ein im Darm wirkender Lipaseinhibitor, der zu einer Verringerung der Aufnahme des Nahrungsfetts um ~30% führt. Hierdurch kann ein zusätzlicher Gewichtsverlust zur Basistherapie von ~3 kg innerhalb von 12 Monaten (Evidenzklasse Ia) erreicht werden; die erwartete mittlere Gewichtsabnahme liegt bei 8,8 kg (inklusive des Basistherapieeffektes von 5,5 kg). Dies gilt im Wesentlichen auch für Patienten mit Diabetes mellitus (Evidenzklasse Ib), bei denen auch der HbA_{1c}-Wert signifikant gesenkt wird. Bei Personen mit gestörter Glukosetoleranz wird die Entwicklung eines manifesten Diabetes vermindert (Evidenzklasse Ib), das Lipidprofil wird verbessert (Senkung des Gesamt- und LDL-Cholesterin bis 10%).

Dosis: 3×120 mg/d; vor den Mahlzeiten. Typische Nebenwirkungen sind Steatorrhö, vermehrte Stuhlfrequenz und Blähungen sowie eine verminderte Aufnahme der fettlöslichen Vitamine A, D und E. Vitamin D scheint am stärksten betroffen zu sein, eine Überprüfung der fettlöslichen Vitamine und gegebenenfalls Substitution ist zu empfehlen. Kontraindikationen sind chronische Malabsorption, Cholestase sowie Schwangerschaft und Stillzeit.

Das andere der beiden zugelassenen Antiadiposita ist Sibutramin *(Reductil),* ein selektiver Hemmer der Serotonin- und Noradrenalinwiederaufnahme, der zu einem schnelleren Sättigungsgefühl führt. Nicht gesichert ist, ob zusätzlich die periphere Thermogenese gesteigert wird. Erreicht wird eine zusätzliche mittlere Gewichtsreduktion zur Basistherapie von etwa 4–6 kg bei Patienten mit und ohne Diabetes (Evidenzklasse Ia). Die erwartete mittlere Gewichtsabnahme inklusive des Basistherapieeffektes liegt somit bei ~10 kg. Günstige Effekte auf HbA_{1c} und Triglyzeride, aber nicht auf Gesamtcholesterin und LDL-Cholesterin, sind zu erwarten. Entscheidend für die längerfristige Gewichtsabnahme ist das initiale Ansprechen in den ersten 4 Wochen, sodass nach diesem Intervall über eine Dosisanpassung bzw. Therapiefortsetzung entschieden werden sollte. Sibutramin kann bei »Respondern« auch intermittierend wirksam verordnet werden (Evidenzklasse Ib).

Dosis: Therapiebeginn mit 10 mg/d, maximal 15 mg/d. Typische Nebenwirkungen sind Mundtrockenheit, Obstipation, Schwindel, Schlafstörungen sowie Blutdruck- und Herzfrequenzanstieg. Kontraindikationen sind Hypertonie (Blutdruck >145/90 mmHg), KHK, Glaukom, Herzrhythmusstörungen sowie Schwangerschaft und Stillzeit.

Für Orlistat bzw. Sibutramin liegen derzeit Daten zur Behandlungsdauer über maximal 4 bzw. 2 Jahre vor; eine längere Anwendung wird daher nicht empfohlen. Studien zur Kombinations- oder sequenziellen Therapie liegen nur vereinzelt vor; diese zeigen keinen additiven Effekt. Ergebnisse prospektiver Studien zu kardiovaskulären Endpunkten gibt es bisher nicht.

Zu erwähnen ist Rimonabant, das von Juni 2006 bis Oktober 2008 zur Therapie der Adipositas zugelassen war. Wegen einer Verdoppelung psychiatrischer Störungen unter Einnahme dieses Cannabinoid-1-Rezeptorblockers wurde das Präparat auf Empfehlung der EMEA im Oktober 2008 vom Markt genommen; ein weiterer Einsatz kann daher nicht empfohlen werden.

Alle Antiadiposita sind grundsätzlich nicht zu Lasten der Krankenkasse verordnungsfähig.

Gewichtssenkende Nebenwirkungen anderer Medikamente (z. B. Diuretika, Wachstumshormone, Thyroxin) rechtfertigen keine Anwendung mit dem primären Ziel »Gewichtsreduktion«.

Dennoch sollten Nebeneffekte von Medikamenten auf das Gewicht berücksichtigt werden. Dies gilt z. B. für Betablocker in der Behandlung der Hypertonie; hier kann der Ersatz durch stoffwechselneutrale Antihypertensiva wie ACE-Hemmer oder AT-1-Antagonisten erwogen werden. In der Behandlung des Diabetes sind gewichtssenkende Effekte einiger Präparate (Metformin, GLP-1-Agonisten, DPP-4-Inhibitoren) gegenüber dem gewichtssteigernden Effekt von Sulfonylharnstoffen und Insulin zu berücksichtigen. Für Metformin konnte ein gewichtssenkender Effekt (~2 kg) auch bei nicht-diabetischen Patienten nachgewiesen werden (Evidenzklasse Ib), weshalb ein Einsatz im Sinne eines individuellen Heilversuches durchgeführt werden kann. Bei der Auswahl einer antidepressiven Therapie sind gewichtssenkende Effekte von Fluoxetin, Sertralin und Bupropion zu berücksichtigen. Für die Antiepileptika Topiramat und Zosinamid ist ebenfalls eine Gewichtsreduktion in der Größenordnung von 2–5 kg beschrieben.

Eine Hormontherapie in der Peri- und Postmenopause zeigte in den großen Interventionsstudien zwar eine geringe Gewichtsabnahme (0,4%, WHI-Studie) und eine Reduktion des Taillenumfangs (0,9%, WHI-Studie), dies resultierte aber nicht in der Reduktion kardiovaskulärer Ereignisse oder Senkung der Mortalität. Unter Stoffwechsel- und Gewichtsgesichtspunkten kann daher gegenwärtig keine generelle Empfehlung zu einer Hormonsubstitution gegeben werden (14).

Chirurgische Maßnahmen

Bei ausgeprägten Übergewichtsformen bietet die bariatrische Chirurgie eine effektive Therapiemöglichkeit. Die Indikation zu einer chirurgischen Therapie kann gestellt werden bei Patienten mit einem BMI ≥ 40 kg/m^2 und vorheriger erfolgloser Therapie sowie bei Patienten mit einem BMI > 35 kg/m^2 mit Begleitkrankheiten und vorheriger erfolgloser Therapie.

Grundsätzlich zu unterscheiden sind restriktive und restriktiv-malabsorptive Operationsverfahren (15). Zu den restriktiven Verfahren gehören der Magenballon und das Magenband nach Kuzmak. Prinzip ist hier die Verkleinerung des Magenvolumens – die Nährstoffaufnahme im Dünndarm wird nicht beeinträchtigt. Ein wesentlicher Vorteil ist die grundsätzliche Reversibilität. Im Vergleich zu den malabsorptiven Operationsverfahren ist die Gewichtsreduktion langsamer, nachteilig kann die Notwendigkeit regelmäßiger Nachkontrollen und Bandadjustierungen sein. Weitere Komplikationen sind Übelkeit, Erbrechen, Banddislokationen und -defekte, Erweiterung des Restmagens und erneute Gewichtszunahme.

Bei den malabsorptiven Verfahren wird die Absorptionsfläche durch unterschiedliche Verfahren irreversibel verkleinert (Magenbypass, biliopankreatische Diversion, ohne/mit duodenalem Switch, Schlauchmagen). Während die Gewichtsabnahme durch diese Verfahren in der Regel ausgeprägter und zuverlässiger ist, sind Komplikationen häufiger (30-Tage-Mortalität ~0,5–1%). Zu den Langzeitkomplikationen gehören Dumpingsymptome und Durchfälle sowie weitere Malabsorptionszeichen wie Mangel an Eisen, Folsäure, Vitamin B_{12} und fettlöslichen Vitaminen, ebenso eine sekundäre Erhöhung des Parathormons.

Zusammenfassend: Die restriktiven Verfahren werden bevorzugt bei einem BMI <50 eingesetzt, während die malabsorptiven Verfahren eher bei einem BMI >50 zu empfehlen sind (Evidenzklasse IV). Die Entscheidung wird individuell zu treffen sein, gesicherte Kriterien existieren diesbezüglich nicht.

Mögliche Kandidaten für eine Operation müssen über die verfügbaren Operationsverfahren umfassend aufgeklärt sein. Zugrunde liegende oder begleitende Endokrinopathien oder psychiatrische Erkrankungen müssen ausgeschlossen bzw. hinreichend behandelt sein, ebenso kardiovaskuläre und thromboembolische Begleiterkrankungen.

Die Gewichtsreduktion im ersten Jahr nach Intervention (in der Regel mehr als 50% des Übergewichts) geht mit einer gleichzeitigen Besserung von pathologischen Glukose-, Lipid- und Blutdruckwerten einher (Evidenzklasse IIa). Eine kontinuierliche Nachbetreuung ist erforderlich, nicht selten auch ein kosmetischer Zweiteingriff nach Gewichtsabnahme.

Vor- und Nachteile einer Gewichtsreduktion

Eine Gewichtsabnahme von ~5% des Ausgangsgewichts führt bereits zu einer deutlichen Reduktion assoziierter Erkrankungen und hat günstige Effekte auf Stoffwechselparameter und Blutdruck (Evidenzklasse Ib) (16). Aktuelle Studien (Evidenzklasse Ib) (17, 18) belegen eine deutliche Senkung der diabetesbedingten (20–90%), der karzinombedingten (40–60%) und der Gesamtmortalität (40%). Nachteile einer schnellen und massiven Gewichtsreduktion sind das erhöhte Risiko für die Bildung von Gallensteinen (Evidenzklasse IV) sowie die Abnahme der Knochendichte (Evidenzklasse III). Eine Gewichtsreduktion sollte nicht während einer Gravidität erfolgen. Gesundheitliche Schäden durch das sog. »Weight Cycling« konnten bisher nicht nachgewiesen werden (Evidenzklasse Ia). Die Annahme, dass Diäten oder Gewichtsreduktionsprogramme Essstörungen auslösen, ließ sich bisher ebenfalls nicht belegen.

Fazit für die Praxis

- Peri- und Postmenopause sind weniger mit einer Gewichtszunahme als vielmehr mit einer Fettumverteilung assoziiert.

- Eine zunehmende abdominelle Adipositas trägt zum postmenopausal steigenden kardiovaskulären Risiko bei.

- Eine Hormontherapie hat einen günstigen Einfluss auf die Fettverteilung, resultiert aber nicht in einer Reduktion des kardiovaskulären Risikos.

- Eine signifikante Verbesserung des adipositasbedingten Risikoprofils ist mit einer Gewichtsreduktion von 5–10% zu erreichen und erfordert in der Regel einen interdisziplinären Ansatz.

- Von entscheidender Bedeutung für den Therapieerfolg sind realistische Therapieziele auf Seite des Therapeuten und des Patienten.

Literatur

1. Lean ME, Han TS, Morrison CE. Waist circumference as a measure for indicating need for weight management. BMJ 1995; 311: 158–161.
2. Colditz GA, et al. Weight gain as a risk factor for clinical diabetes mellitus in women. Ann Intern Med 1995; 122: 481–486.
3. Manson JE, et al. Body weight and mortality among women. N Engl J Med 1995; 333: 677–685.
4. Grundy SM, et al. Diagnosis and management of the metabolic syndrome. An American Heart Association/National Heart, Lung, and Blood Institute scientific statement. Circulation 2005; 112: 2735–2752.
5. WHO. Obesity Preventing and managing the global epidemic. WHO Technical Report Series 894. Genf; 2000.
6. Daily dietary fat and total food-energy intakes – Third National Health and Nutrition Examination Survey, Phase 1, 1988–1991. MMWR Morb Mortal Wkly Rep 1994; 43: 116–125.
7. Pudel V, Ellrott T. Ernährungsverhalten in Deutschland. Internist 1995; 11: 1032–1039.
8. Barsh GS, Farooqi IS, O'Rahilly S. Genetics of bodyweight regulation. Nature 2000; 404: 644–651.
9. Rolland-Cachera MF, et al. Body Mass Index variations: centiles from birth to 87 years. Eur J Clin Nutr 1991; 45: 13–21.
10. Pedersen SB, et al. Estrogen controls lipolysis by up-regulating alpha2A-adrenergic receptors directly in human adipose tissue through the estrogen receptor alpha. Implications for the female fat distribution. J Clin Endocrinol Metab 2004; 89: 1869–1878.
11. Tchernof A, et al. Ovarian hormone status and abdominal visceral adipose tissue metabolism. J Clin Endocrinol Metab 2004; 89: 3425–3430.
12. Deutsche Adipositas Gesellschaft. Leitlinie zur Therapie der Adipositas (www.adipositas-gesellschaft.de) 2007.
13. Deutsche Gesellschaft für Ernährung. Maßnahmen zur Gewichtsreduktion bei Erwachsenen. DGE-Beratungsstandards (www.dge.de) 2003.
14. Mohandas B, Mehta JL. Lessons from hormone replacement therapy trials for primary prevention of cardiovascular disease. Curr Opin Cardiol 2007; 22: 434–442.
15. Husemann B. Chirurgische Therapie der extremen Adipositas. In: Wechsler JG, Hrsg. Adipositas – Ursache und Therapie. Berlin-Wien: Blackwell Wissenschafts-Verlag; 1998. S. 267–289.
16. Scottish Intercollegiate Guidelines Network: Obesity in Scotland. Intergrating Prevention with Weight Management. SIGN, Edinburgh; 1996.
17. Sjöström L, et al. Effects of bariatric surgery on mortality in Swedish obese subjects. N Engl J Med 2007; 357: 741–752.
18. Adams TD, et al. Long-term mortality after gastric bypass surgery. N Engl J Med 2007; 357: 753–761.

Psychologische Beratung und Begleitung in der Kinderwunschtherapie

Almut Dorn

Das Durchschnittsalter der erstgebärenden Frauen liegt in Deutschland mittlerweile bei über 30 Jahren – bei stetig steigender Tendenz. Seit Erfindung der »Pille« Ende der 1950er-Jahre und deren Weiterentwicklung zu immer verträglicheren Präparaten, aber auch durch zunehmende sexuelle Aufklärung und andere moderne Verhütungsmittel, ist die Antikonzeption heute so sicher und frei zugänglich wie nie zuvor. Neben der Verhinderung »zu früher« Schwangerschaften fördern therapeutische Begleiteffekte, z. B. bei Hormonpräparaten gegen Akne, Hirsutismus, Dysmenorrhö, das prämenstruelle Syndrom oder Endometriose deren Akzeptanz. Vor allem Frauen mit höherem Schulabschluss, Ausbildung bzw. Studium verschieben den Kinderwunsch ins höhere Alter.

Mehr als 50% aller Frauen im reproduktionsfähigen Alter benutzen relativ sichere Verhütungsmittel (1). Inzwischen wird nicht mehr der Entschluss zur Verhütung, sondern das Absetzen der Kontrazeptiva als bewusste Entscheidung wahrgenommen. In den letzten 2 Jahrzehnten ist dadurch der Anteil sog. Spätgebärender (mit einem Alter >34 Jahre) von 1,3% auf 22% gestiegen (2).

Die reproduktionsfähige Phase der Frauen wird jedoch häufig überschätzt. So gehen knapp 30% der deutschen Frauen davon aus, dass die weibliche Fruchtbarkeit erst mit 40 Jahren abnimmt (Abb. 33); dass dies bereits ab dem 25. Lebensjahr geschieht, wissen nur 3,4%.

Stöbel-Richter et al. (3) kommen in ihrer Studie über Familiengründung in Deutschland zu dem Ergebnis, dass die als »ideal« genannte Kinderzahl höher ist als die realisierte, und dass Schwangerschaften häufig geplant, aber durch verschiedene Einflussfaktoren, wie berufliche oder finanzielle Situation, häufig aufgeschoben werden. Sie empfehlen eine möglichst rechtzeitige Aufklärung der Frauen und Paare in der gynäkologischen Praxis über »Fruchtbarkeit als Ressource«.

Wenn nach Absetzen der Verhütung oder nach gezielt auf den Zyklus abgestimmtem

Geschlechtsverkehr eine Schwangerschaft zunächst ausbleibt, stellen Paare eigene Erklärungsmodelle auf. Sie sehen die Ursachen häufig in den langen Verhütungszeiten, aber auch in Stresssituationen durch Arbeit, Hausbau oder ähnliches. Bei einigen Paaren kommen mangelnde Gelegenheit, z. B. bei Wochenendbeziehungen oder Schichtdiensten oder auch sexuelle Schwierigkeiten hinzu. Aus Sicht der Reproduktionsmediziner warten viele Paare viel zu lange, bevor sie sich in fachspezifische Diagnostik oder Behandlung begeben.

Bereits nach wenigen Monaten berichten nicht wenige Paare von einer zunehmenden Verunsicherung, steigendem Druck und Befürchtungen durch die Frage, w a r u m sich keine Schwangerschaft einstellt. Der Zyklus wird kontrolliert, der Geschlechtsverkehr immer häufiger geplant, und das Einsetzen der monatlichen Regelblutung ist mit großer Enttäuschung verbunden. Das Paar wappnet sich nicht selten gegen Bemerkungen von außen, die ihnen gleichzeitig zu denken geben, wie »*Ihr dürft euch nicht darauf versteifen, dann klappt das nie*«, »*Fahrt doch mal in den Urlaub, denkt doch mal an etwas anderes*«.

In dieser Zeit können ausgeprägte Gefühle wie Trauer, Depression, »emotionale Krisen«, Frustration, Schuldgefühle, Wut etc. erlebt werden. Das Selbstbewusstsein kann unter dem Eindruck des »Nichtfunktionierens« und unter dem »Kontrollverlust« über die Lebensplanung leiden. Auch im sozialen Kontakt zu Familie und Freunden können Veränderungen eintreten (z. B. durch Rückzug, Vermeidung von Kontakten mit Schwangeren, jungen Familien etc.). Bereits zu diesem Zeitpunkt hat die Entscheidung des Paares, wie offen es mit diesem Problem umgeht, Auswirkungen auf die mögliche Unterstützung von außen.

»Psychogene Fertilitätsstörungen«

Etwa 0,5–1,5 Millionen Paare in Deutschland (3–9% aller Paare mit Kinderwunsch) gelten als ungewollt kinderlos (4). Bei den

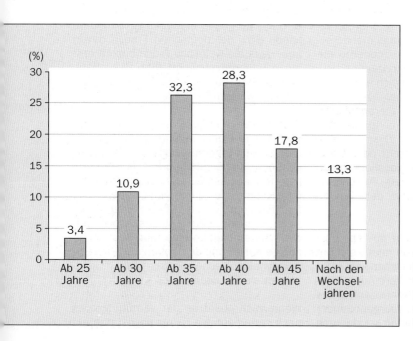

Abb. 33
Frauen schätzen, ab welchem Alter die Fruchtbarkeit der Frau langsam abnimmt; modifiziert nach STÖBEL-RICHTER (2)

meisten Paaren, die über 1–2 Jahre trotz regelmäßigen Geschlechtsverkehrs ohne Verhütung nicht schwanger werden, können körperliche Ursachen für eine eingeschränkte Fertilität gefunden werden.

Inzwischen erhalten nur noch 10–15% der Paare die Diagnose einer i d i o p a t h i s c h e n Sterilität. Gerade diese Gruppe ist besonders anfällig für den Mythos der »psychischen Blockade«. Immer wieder führt das Fehlen körperlich-medizinischer Erklärungen zu dem Umkehrschluss, dass es dann ja »psychisch« sein m u s s. Selbst Paare mit einem körperlichen Befund glauben häufig, dass der Einsatz der assistierten Reproduktionsmedizin (ART) nur erfolgreich sein kann, wenn sie (vor allem die Frau) mit der »richtigen«, sprich gelassenen Einstellung, möglichst entspannt in die Versuche starten.

Die Ursache der ungewollten Kinderlosigkeit in bestimmten Persönlichkeitsfaktoren, pathologischem Kinderwunsch oder psychodynamischen Konfliktmustern zu suchen, gilt heute als überholt und wissenschaftlich widerlegt (4, 5). Auch der Einfluss von Stressfaktoren, Ängstlichkeit oder Depressivität wird in der Regel überschätzt – bisher konnten keine Zusammenhänge mit der Schwangerschaftsrate oder der Anzahl befruchteter Eizellen nachgewiesen werden (6, 7).

Kinderwunschpaare unterscheiden sich weder hinsichtlich ihrer Persönlichkeit noch in ihrem Kinderwunsch von spontan schwangeren Paaren. Auch gibt es nicht häufiger psychische Auffälligkeiten oder psychiatrische Vorerkrankungen. In der F o l g e der Kinderlosigkeit und unter den Belastungen der Reproduktionsmedizin findet man jedoch vermehrt Symptome wie Depressivität und Ängste bei diesen Paaren (8–10).

Unter psychogenen Fertilitätsstörungen werden nach der aktuellen Leitlinie »Psychosomatisch orientierte Diagnostik und Therapie bei Fertilitätsstörungen« ausschließlich die Fertilität schädigende oder einschränkende Verhaltensweisen verstanden (11).

Diese liegen bei folgenden Kriterien vor:

○ Das Paar praktiziert trotz Aufklärung durch den Arzt weiter ein die Fruchtbarkeit schädigendes Verhalten (z. B. Ernährungsweise – vor allem Über- bzw. Untergewicht und Essstörungen –, Hochleistungssport, Genussmittel- bzw. Medikamentenmissbrauch, extremer beruflicher Stress).

○ Das Paar hat keinen Geschlechtsverkehr an den fruchtbaren Tagen.

○ Es liegt eine sexuelle Funktionsstörung vor, die nicht organisch bedingt ist.

○ Das Paar bejaht zwar bewusst eine aus medizinischer Sicht notwendige Kinderwunschtherapie, beginnt diese dann aber – auch nach langer Bedenkzeit – doch nicht; schiebt also beispielsweise die Tubendurchgängigkeitsprüfung oder die Spermiogrammerstellung immer wieder auf.

»Psychische Achterbahn« während assistierter reproduktionsmedizinischer Behandlung

Die Bereitschaft, die Belastungen einer Behandlung auf sich zu nehmen, zeigt den oftmals erheblichen Leidensdruck, der durch die ungewollte Kinderlosigkeit entsteht. Unerfüllter Kinderwunsch wird von vielen Paaren (besonders von vielen der betroffenen Frauen) als schlimmste Krise ihres Lebens erlebt. Durch die reproduktionsmedizinische Behandlung kommen weitere Belastungen (finanziell, körperlich, organisatorisch, psychisch) hinzu, welche mit wiederholten erfolglosen Versuchen deutlich ansteigen. Als besonders quälend wird die ~14-tägige Wartezeit zwischen Ovulationsinduktion, bzw. Insemination oder Embryotransfer und dem Schwangerschaftstest empfunden.

Der Transfer eines Embryos (verstärkt durch entsprechende Hormonpräparate) impliziert nicht selten, t a t s ä c h l i c h schwanger zu sein. Ein negativer Test kann somit als »eine Art Fehlgeburt« mit entsprechenden Trauergefühlen erlebt werden. Psychische Symptome wie Ängstlichkeit und Depressivität sowie ein negatives Selbstwertgefühl können die Folge sein (4). Ein sozialer Rückzug verschärft diese Symptomatik oftmals.

Partnerschaftskonflikte sind in dieser Zeit nicht selten. Bei vielen löst das Gefühl, der »Verursacher« zu sein, Schuldgefühle und Versagensängste aus. Männer wie Frauen stellen die Funktionstüchtigkeit ihres Körpers infrage und wissen nicht, wie ihr/e Partner/in diesen »Makel« bewertet. Auch ein unterschiedlich stark ausgeprägter Kinderwunsch kann zu Unverständnis und Problemen zwischen den Partnern führen. Die verschiedene Umgangsweise von Männern und Frauen mit Belastungen und Schwierigkeiten kann für weitere Spannungen sorgen. Nicht selten prallt während der Versuche die zunehmend selbstkritische, zweifelnde Stimmung der Frau auf den Zweckoptimismus des Partners.

Partnerschaftskonflikte ziehen häufig Schwierigkeiten im sexuellen Bereich nach sich. Wenn der Kinderwunsch beim Geschlechtsverkehr im Vordergrund steht, dieser nur noch zum optimalen Zeitpunkt stattfindet, kommen Spontaneität und Lust meist gänzlich zum Erliegen. Gerade unter einer ART schlafen Paare manchmal gar nicht mehr miteinander und reduzieren über die Monate und Jahre gesehen damit ihre Chance auf eine Schwangerschaft erheblich.

Viele Paare möchten mit ihrer Familie und mit Freunden n i c h t über die Behandlung sprechen. Die »Verheimlichung« kostet sie oft aber ebenfalls viel Kraft und Energie. Vor allem Frauen schildern immer wieder eine große gedankliche Konzentration auf den Kinderwunsch mit viel Grübeln und innerer Unruhe. Sie fühlen sich kaum im Stande, weitere Planungen oder Vorhaben zu entwickeln, ohne dabei eine mögliche Schwangerschaft zu berücksichtigen. Daraus kann sich durchaus eine Negativspirale Richtung manifester Depression entwickeln (Abb. 34) (12).

Es wäre unrealistisch, diesen Paaren zu raten, »weniger daran zu denken« oder

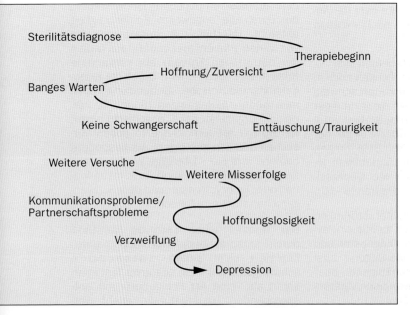

Abb. 34
Negativspirale in der Kinderwunschbehandlung; nach ROHDE und DORN (12)

»ganz entspannt« in einen Versuch zu starten. Hilfreicher ist es, sie zu ermutigen, offen ihre Gefühle und Gedanken – auch die negativen oder pessimistischen – zuzulassen und auszusprechen.

Die Lebendgeburtrate in Deutschland nach IVF bzw. ICSI wird laut DIR (Deutsches IVF-Register) für das Jahr 2007 mit 19% bzw. 20% pro durchgeführtem Zyklus angegeben (13). Auch bei einer kumulierten Schwangerschaftsrate über 3–4 Zyklen bleiben damit immer noch 50–60% der Paare, die ART in Anspruch nehmen, ohne ein eigenes Kind. Als weitere psychische Belastungen werden Fehlgeburten (mit 20–25%) und Eileiterschwangerschaften (mit 1–3%) angesehen.

Den Kinderwunsch abschließen – geht das überhaupt?

Bleiben die Behandlungsversuche ohne Erfolg, findet die Auseinandersetzung mit einem möglichen Behandlungsende und der Gewissheit statt, kein leibliches Kind bekommen zu können. Die Zeit des endgültigen Behandlungsabschlusses ist häufig mit Gefühlen der Trauer verbunden. Auch Gefühle des Versagens, der Leere und Depressionen können auftreten. Diese Phase ist wichtig, auch wenn es alternative Planungen des Paares gibt.

Solchen Alternativen (Adoption, Pflegekind, Fremdsamenspende oder die in Deutschland verbotene Eizellspende) gehen sehr individuelle Entscheidungsphasen voraus. Sie sind kein »Allheilmittel« für alle ungewollt kinderlosen Paare. Die klinische Erfahrung zeigt, dass sich der Wunsch nach einem eigenen Kind nicht »einfach abschalten« lässt. Meist bleibt es ein Lebensthema.

Ältere Patientinnen berichten z. B. darüber, dass sie sich erneut ausgeschlossen und zurückgesetzt fühlen, wenn ihre Freunde und Bekannten Großeltern werden und sie auch bei den Enkeln »wieder nicht mitreden können«. Dieser bleibende Schmerz kann unabhängig vom sonst erfüllten Leben bestehen oder immer mal wieder aufkeimen.

Es geht also primär um den »Abschluss der Kinderwunschtherapie«, um das »Leben mit dem Wunsch nach einem Kind, der nicht in Erfüllung ging«. Trauer zuzulassen und ein positives Gegengewicht zu diesem »Lebenswunsch« zu finden – das sind nun wichtige Themen für diese Paare.

Forschungsergebnisse zu Familien nach assistierter reproduktionsmedizinischer Therapie

Die Freude über eine erfolgreich eingetretene Schwangerschaft ist häufig gepaart mit spezifischen Ängsten vor einer Schädigung oder dem Verlust des Kindes. Die allgemeine Ängstlichkeit in der Schwangerschaft und vor der Geburt ist jedoch nicht höher als bei anderen Schwangeren, zumindest wenn man die Einlingsschwangerschaften vergleicht. (14). Es gibt jedoch Hinweise darauf, dass gerade in der späteren Schwangerschaft und in der frühen postpartalen Phase Frauen nach ART eine höhere Vulnerabilität für depressive Symptome aufzeigen als Frauen mit spontan gezeugten Schwangerschaften (15).

Einen großen Einfluss auf die psychische Befindlichkeit hat allerdings die hohe Mehrlingsrate (etwa 20% der Geburten nach IVF/ICSI) (13). Der Angstlevel Schwangerer ist bei Mehrlingsschwangerschaften deutlich erhöht. Zudem müssen manche Paare perinatal mit dem Verlust eines Mehrlingskindes fertig werden oder nehmen sogar einen Eingriff »zur Reduktion der Mehrlinge« in Kauf. Beides ist mit starker Trauer und einer erschwerten Kontaktaufnahme zu den verbleibenden Kindern nach Geburt verbunden (16).

Zudem führen Mehrlingsschwangerschaften zu einer erhöhten Sectiorate und nachgeburtlichen Komplikationen (doch auch bereits bei den Einlingsschwangerschaften werden Sectiones fast doppelt so häufig durchgeführt als nach Spontankonzeption) (17).

Diese Zahlen sowie die häufigeren Krankenhausaufenthalte und Untersuchungen während der Schwangerschaft nach ART lassen neben somatischen Komplikationen ein stärkeres Sicherheitsbedürfnis sowohl bei den Ärzten wie auch bei den werdenden Eltern vermuten (18).

Zur Entwicklung der Paarbeziehungen nach ART gibt es widersprüchliche Studiendaten, die zum Teil auf einen Selektionsbias durch hohe Non-Responder-Anteile zurückzuführen sind. Eine Langzeitstudie aus Deutschland zeigt keine Unterschiede in der Partnerschaftszufriedenheit bis zu einem Jahr nach der Geburt nach IVF bzw. Spontankonzeption. Die Trennungsrate nach IVF war sogar niedriger als bei anderen Eltern oder bei Paaren ohne Kinder (19).

Zu Beginn der IVF- und ICSI-Therapien wurde die Befürchtung geäußert, dass es nach künstlich entstandenen Schwangerschaften zu einem überbehütenden Verhalten gegenüber der Babys und Kinder kommen könnte. Diese scheint jedoch unbegründet zu sein, da sogar von einer positiveren Eltern-Kind-Beziehung bei den 4–8-jährigen Kindern nach ART im Vergleich zu spontan gezeugten Kindern berichtet wird (20). Seitens der Mütter wird teils »erhöhtes elterliches Engagement« aber nicht überbehütendes Verhalten gefunden. Die Vater-Kind-Beziehungen wurden durchweg als »unauffällig« beschrieben (18).

In 2 bedeutenden europäischen Studien konnte gezeigt werden, dass sich Einlinge nach IVF oder nach ICSI in keiner der untersuchten psychologischen Variablen von der Kontrollgruppe unterscheiden (21, 22).

Bei diesen Studien wurden die Daten von Mehrlingen und Frühgeborenen ausgeschlossen. Bei diesen Risikogruppen zeigen sich deutliche Einschränkungen bezüglich der körperlichen wie geistigen und psychischen Entwicklung. Zudem ist die Eltern-Kind-Beziehung in Familien mit Mehrlingen, besonders bei höhergradigen und bei Frühchen, belastet und erschwert. Es zeigen sich deutlich mehr Verhaltens- und Sprachstörungen als bei Einlingen. Bei höhergradigen Mehrlingen steigt das Risiko, dass eines oder mehrere der Kinder eine Sonderschule besuchen müssen. Die Eltern von Mehrlingen trennen sich häufiger und leiden doppelt so häufig an Depressivität oder psychischen Befindlichkeitsstörungen sowie chronischen Erschöpfungszuständen (16, 23–25).

Diese Ergebnisse führen auch aus psychosozialer Sicht zu der Forderung nach der Möglichkeit des elektiven Single-Embryo-Transfers (eSET) in Deutschland, um Mehrlingsschwangerschaften zu vermeiden. Diese Forderung ist eines der zentralen Ergebnisse des aktuellen Gutachtens der DGGG im Auftrag der Friedrich-Ebert-Stiftung »Reproduktionsmedizin im internationalen Vergleich« (26).

In der »European Study of Assisted Reproduction Families« hatten 50% der IVF-Eltern ihre Kinder über ihre Zeugungsart aufgeklärt. Diese Rate liegt bei Adoptiveltern mit fast 100% deutlich höher und bei Eltern nach donogener Insemination mit 8,6% weitaus niedriger (21). Hier besteht sicherlich noch ein großer Informationsbedarf auf Seiten der Eltern, wie sie miteinander und mit ihrem sozialen Umfeld über dieses Thema kommunizieren möchten. Über die Möglichkeiten und Auswirkungen einer guten und frühen Aufklärung der Kinder sollten Paare, die ART und vor allem donogene Insemination in Anspruch nehmen möchten, gut beraten sein (27).

Psychologischer Beratungsbedarf und Beratungsrealität

Eine aktuelle Studie von WISCHMANN et al. (28) zeigt, dass Frauen, die psychosoziale Beratung in Anspruch nehmen möchten, erhöhte Stress- und Depressionswerte aufweisen und subjektiv unter dem »exzessiven Kinderwunsch« leiden. Männer hingegen geben als Beratungsgrund starke Unzufriedenheit mit Partnerschaft und Sexualität und Beeinträchtigungen durch die Depressivität der Partnerin an. Aus einer anderen Untersuchung wird deutlich, dass jedoch 27% der Betroffenen Angst vor Stigmatisierung haben, und dass 18% eine Labilisierung fürchten, wenn sie ein solches Beratungsangebot annehmen. 18% gaben aber auch an, selber über genügend Bewältigungsressourcen zu verfügen (4).

Verschiedene Möglichkeiten der psychosozialen Unterstützung stehen heute zur Verfügung. Psychischer Stress kann bereits durch gute Informationsvermittlung (Broschüren, Filmmaterial) über die Abläufe in der Reproduktionsmedizin reduziert werden. Die meisten Paare suchen heute Informationen im Internet – das kann durchaus unterstützt werden, wenn auf die Gefahren der Fehlinformation hingewiesen wird.

Selbsthilfegruppen (z.B. Kinderwunsch e.V.) können vor allem während der Behandlungsphasen stabilisierend wirken. Besondere edukative Gruppen können bei speziellen Fragestellungen wie z.B. der Fremdsamenspende hilfreich sein. Zur Bewältigung von partnerschaftlichen Konflikten, des Therapieabschlusses bzw. der dauerhaften Kinderlosigkeit werden Paar- und Einzelpsychotherapien als besonders sinnvoll angesehen (29).

Beratungsinhalte sollten individuell auf das Paar (oder auf die Frau) ausgerichtet sein; Ziel sollte sein, Misserfolge bei der Therapie zu antizipieren, Bewältigungsmechanismen zu stärken, intraindividuelle und Paarkonflikte zu mindern, die Akzeptanz emotionaler Krisen zu fördern und die Betroffenen bei der Suche nach einer neuen Lebensbalance zu unterstützen.

Die Richtlinien zur psychosozialen Beratung bei unerfülltem Kinderwunsch wurden 2005 erstellt und sind in dem Handbuch von KLEINSCHMIDT et al. veröffentlicht (10). Die Leitlinien zur Beratung bei Gametenspende finden sich bei THORN und WISCHMANN (27).

Immer wieder wird untersucht, ob psychosoziale Interventionen einen Einfluss auf die Schwangerschaftsrate haben. Eine neue Metaanalyse (30) zeigt, dass die untersuchten Interventionen k e i n e n nachweisbaren Effekt auf das psychische Befinden der Probanden hatten, jedoch wurde ein positiver Effekt auf die Schwangerschaftsrate gefunden.

Diese zunächst erstaunlichen Ergebnisse relativieren sich durch eine Subgruppenanalyse, die d o c h eine Verbesserung der psychischen Befindlichkeit bei den Frauen ergab, die zuvor höhere Stresslevel zeigten als die Männer. Die Autoren merken bezüglich des Einflusses auf die Schwangerschaftsrate an, dass dieser Effekt auf eine Steigerung des Geschlechtsverkehrs durch die Verbesserung der Partnerschaft nach psychosozialer Beratung zurückgeführt werden könnte, vor allem bei den Paaren, die keine ART in Anspruch nehmen und somit auf natürlichem Wege schwanger werden. Auch die hohe Dropout-Rate der nicht schwanger werdenden Paare während der ART könnte die Ergebnisse mitbedingen.

Verbesserungen und Frequenzsteigerungen der sexuellen Kontakte bei Paaren durch eine Stabilisierung der Partnerschaft sind wohl meist auch für eintretende Schwangerschaften verantwortlich, wenn ein Paar die ART abschließt, ein Kind adoptiert, in Urlaub fährt oder wenn der Hausbau abgeschlossen ist. Subjektiv wird dahinter jedoch häufig die »Auflösung der psychischen Blockade« vermutet.

Fazit für die Praxis

- Frauen sollten in der gynäkologischen Praxis frühzeitig über die Möglichkeiten und die altersbedingten Grenzen ihrer Fruchtbarkeit aufgeklärt werden.

- Die Psyche wird als Ursache der Fertilitätsstörung häufig überschätzt.

- Um die spontanen Schwangerschaftschancen bei vorliegender Subfertilität während der Therapiephasen nicht zu reduzieren, sollten Paare hinsichtlich ihrer Sexualität und Partnerschaft gestützt und gestärkt werden.

- Viele langfristige psychische Belastungen in Familien nach ART sind durch Mehrlinge bedingt; auch aus psychologischer Sicht wäre die Ermöglichung eines elektiven Single-Embryo-Transfers (eSET) daher von Vorteil.

- Eine psychosoziale Beratung bei ungewollter Kinderlosigkeit und während der ART kann zu einer Verminderung psychischer Symptome und zu einer Verbesserung der partnerschaftlichen Situation führen; sie sollte daher allen Kinderwunschpaaren zur Verfügung stehen. Eine Liste mit qualifizierten Beraterinnen und Beratern findet sich z. B. unter »www.bkid.de«.

Literatur

1. Deutsche Gesellschaft für Gynäkologie und Geburtshilfe (DGGG). Leitlinie Empfängnisverhütung 2008 (http://www.uni-duesseldorf.de/AWMF/II/015-015.htm).
2. Stöbel-Richter Y. Kinderwunsch und Elternschaft im Wandel. Gynäkologische Endokrinologie 2008; 6 (Suppl 1): 46–49.
3. Stöbel-Richter Y. Familiengründung in Deutschland. Wie geplant sind Kinderwunsch, Schwangerschaft und Kinderlosigkeit? Gynäkologische Endokrinologie 2008; 6: 177–184.
4. Wischmann T. Psychologische Aspekte bei Paaren mit unerfülltem Kinderwunsch. Gynakol Geburtsmed Gynakol Endokrinol 2008; 4: 194–209.
5. Wischmann T. Der Traum vom eigenen Kind. Gynäkologische Endokrinologie 2008; 6 (Suppl 1): 40–45.
6. Lintsen AM, et al. Anxiety and depression have no influence on the cancellation and pregnancy rates of a first IVF or ICSI treatment. Hum Reprod 2009; 24: 1092–1098.
7. Wischmann T. Psychogenese von Fertilitätsstörungen. Eine Übersicht. Geburtsh Frauenheilkd 2006; 66: 34–43.
8. Wischmann T. Psychogene Fertilitätsstörungen. Gynäkologische Endokrinologie 2003; 4: 187–196.
9. Rohde A, Marneros A. Psychologisch-psychiatrische Aspekte ungewollter Kinderlosigkeit. Psychotherapie in der Psychiatrie 1997; (Sonderdruck:) 293–299.
10. Kleinschmidt D, Thorn P, Wischmann T. Kinderwunsch und professionelle Beratung. Das Handbuch des Beratungsnetzwerkes Kinderwunsch Deutschland (BKiD). Stuttgart: Kohlhammer; 2008.
11. Strauß B, Brähler E, Kentenich H. Fertilitätsstörungen – psychosomatisch orientierte Diagnostik und Therapie. Stuttgart: Schattauer; 2004.
12. Rohde A, Dorn A. Gynäkologische Psychosomatik und Gynäkopsychiatrie. Das Lehrbuch. Stuttgart: Schattauer; 2007.
13. DIR Deutsches IVF Register. Jahrbuch 2007. Bad Segeberg; 2008.
14. Hammarberg K, Fisher JR, Wynter KH. Psychological and social aspects of pregnancy, childbirth and early parenting after assisted conception: a systematic review. Hum Reprod Update 2008; 14: 395–414.
15. Monti F, et al. Depressive symptoms during late pregnancy and early parenthood following assisted reproductive technology. Fertil Steril 2009; 91: 851–857.
16. Kowalcek I. Die Mehrlingsproblematik aus psychologischer Sicht. J Reproduktionsmed Endokrinol 2008; 5: 280–283.
17. Romundstad LB, et al. Effects of technology or maternal factors on perinatal outcome after assisted fertilisation: a population-based cohort study. Lancet 2008; 372: 737–743.

18. Wischmann T. Psychosoziale Entwicklung von IVF-Kindern und ihren Eltern. J Reproduktionsmed Endokrinol 2008; 5: 329–334.
19. Ulrich D, et al. Couples becoming parents: something special after IVF? J Psychosom Obstet Gynaecol 2004; 25: 99–113.
20. Golombok S, et al. The European study of assisted reproduction families: family functioning and child development. Hum Reprod 1996; 11: 2324–2331.
21. Golombok S, et al. The European study of assisted reproduction families: the transition to adolescence. Hum Reprod 2002; 17: 830–840.
22. Barnes J, et al. The influence of assisted reproduction on family functioning and children's socioemotional development: results from a European study. Hum Reprod 2004; 19: 1480–1487.
23. Sheard C, et al. Impact of a multiple, IVF birth on post-partum mental health: a composite analysis. Hum Reprod 2007; 22: 2058–2065.
24. Bindt C. Das Wunschkind als Sorgenkind? Mehrlingsentwicklung nach assistierter Reproduktion. Reproduktionsmedizin 2002; 17: 20–29.
25. Thorn P. Mehrlingsschwangerschaften – Das große Risiko der Reproduktionsmedizin. In: Kleinschmidt D, Thorn P, Wischmann T, Hrsg. Kinderwunsch und professionelle Beratung. Das Handbuch des Beratungsnetzwerkes Kinderwunsch Deutschland (BKiD). Stuttgart: Kohlhammer; 2008. S. 68–72.
26. Diedrich K, et al. Reproduktionsmedizin im internationalen Vergleich. Bonn: bub; 2008.
27. Thorn P, Wischmann T. Leitlinien für die psychosoziale Beratung bei Gametenspende. J Reproduktionsmed Endokrinol 2008; 3: 147–152.
28. Wischmann T, et al. Psychosocial characteristics of women and men attending infertility counselling. Hum Reprod 2009; 24: 378–385.
29. Wischmann T. Implications of psychosocial support in infertility – a critical appraisal. J Psychosom Obstet Gynaecol 2008; 29: 83–90.
30. Hämmerli K, Znoj H, Barth J. The efficacy of psychological interventions for infertile patients: a meta-analysis examining mental health and pregnancy rate. Hum Reprod Update 2009; 15: 279–295.

Clomifenstimulation in der Praxis

Indikationen und Grenzen

Frank Nawroth

Die klassische Indikation für eine ovarielle Stimulation ist das Vorliegen von anovulatorischen Zyklen. Diese äußern sich nach heutigem Kenntnisstand mit einer hohen Wahrscheinlichkeit durch Abweichungen von der Eumenorrhö – also Zyklusstörungen. Im Umkehrschluss erscheint es wahrscheinlich, dass bei einer Eumenorrhö auch ovulatorische Zyklen ablaufen. Grundlage für diese Hypothese ist, dass die proliferative und spätere sekretorische Umwandlung des Endometriums unter dem Einfluss der dynamisch reifenden Eizelle sowie des nach der Ovulation resultierenden Corpus luteum erfolgt – diese Dynamik bildet die Voraussetzung für regelmäßige Zyklen.

Bei Patientinnen mit einer Eumenorrhö muss daher kritisch abgewogen werden, ob sie von einer ovariellen Stimulation überhaupt profitieren. Für diese Skepsis sprechen auch die Daten einer Metaanalyse bei Stimulation idiopathisch steriler Paare. Absolut fand sich hier eine Verbesserung der Schwangerschaftsrate von 1–2% unter Plazebo versus 2–4% unter Clomifen (1). Der zu erwartende therapeutische Effekt einer ovariellen Stimulation ist damit gering (und eventuell allein durch das bessere Timing der Kohabitation sowie die mögliche polyfollikuläre Reaktion unter Clomifen im Vergleich zum ovulatorischen Spontanzyklus zu erklären). Möglicherweise ist bei diesen Frauen die Verwendung z. B. eines Clearblue-Monitors im Spontanzyklus equieffektiv (2).

Die Zielgruppe der Clomifenstimulation sind also vor allem Patientinnen mit Zyklusstörungen. Diese Arbeit stellt die aktuelle Datenlage zur Clomifenstimulation dar und versucht die Ableitung praktischer Hinweise zur effektiven und rationellen Durchführung der Therapie.

Wirkungsmechanismus

Clomifen bewirkt über die Blockade der Östrogenrezeptoren eine Stimulation der Ausschüttung von Gonadotropin-Releasing-Hormon (GnRH) durch den Hypothalamus. Daraus resultiert eine vermehrte hypophysäre Freisetzung von Gonadotropinen, was wiederum zu einer ovariellen Stimulation führt.

Indikationen

Clomifen ist bei einer hypothalamisch-hypophysären Dysfunktion (WHO II) indiziert, wozu auch die hyperandrogenämisch bedingten Follikelreifungsstörungen gehören. Dabei muss beachtet werden, dass die Wahrscheinlichkeit einer ausbleibenden ovariellen Reaktion bei einem relativen LH-Mangel (z. B. bei Essstörungen oder Hochleistungssportlerinnen) zunimmt. Für eine Clomifenstimulation sollte daher ein basaler LH-Wert $>1{,}0$ mIE/ml vorliegen. Diese endogene LH-Restaktivität ist Voraussetzung für die ovarielle Reaktion auf Clomifen.

Weitere Indikationsgebiete sind die Vorbereitung auf eine geplante intrauterine Insemination bei idiopathischer Sterilität sowie die kombinierte Stimulation mit Gonadotropinen vor einer In-vitro-Fertilisation (IVF).

Der Clomifen-(Stimulations-)Test hat heute zur Beurteilung der ovariellen Reserve keine Bedeutung mehr; er ist durch Messung vor allem des Anti-Müller-Hormons (AMH) ersetzbar (3).

Dosierung

Die empfohlene Anfangsdosierung von Clomifen beträgt 50 mg/d über 5 Tage. Mit dieser Dosierung ovulierten 46% der Patientinnen (4). Von den übrigen Patientinnen reagierten weitere 21% nach ovarieller Stimulation mit 100 mg/d; von den dann verbleibenden »Versagern« lediglich 8% mit 150 mg/d. Eine Steigerung auf Dosen >150 mg/d lässt daher weder eine signifikante Verbesserung der Ovulationsrate noch der Follikelrekrutierung erwarten. Die Ovulationsrate unter Clomifen liegt insgesamt bei 73%, die kumulative Schwangerschaftsrate bei 36% und die Abortrate bei $\sim 20\%$ (5).

Die für eine adäquate ovarielle Reaktion erforderliche Clomifendosis korreliert mit dem Gewicht der Patientin (6). Der Therapiebeginn (Tag 2–5) ist equieffektiv und ohne Einfluss auf den Therapieerfolg (7).

Die Anwendung von Clomifen über einen Zeitraum von mehr als 6 Monaten ist ineffektiv (8).

Ob dies allerdings auch gilt, wenn eine Patientin z. B. nach 6 Monaten Clomifen schwanger wird, entbindet und dann eine erneute Clomifentherapie wünscht, ist momentan nicht zu beantworten. Man sollte annehmen, dass nach einer Entbindung und der genannten Vorgeschichte weitere Versuche mit Clomifen durchaus sinnvoll sind.

Der Nutzen einer Clomifenapplikation >5 d bei Clomifenresistenz (ausbleibende ovarielle Reaktion auf die Gabe von 150 mg Clomifen/d über 5 Tage) bleibt momentan unbewiesen. In einer solchen Situation sollten eher Alternativen zur Clomifenstimulation erwogen werden.

Zyklusmonitoring

Unter einer Clomifenstimulation sind sonographische und manchmal auch zusätzliche Laborkontrollen (Estradiol, LH, Progesteron) dringend zu empfehlen.

Ein Gegenargument ist die Hypothese, dass sich die Wirksamkeit der Stimulation an der eintretenden Eumenorrhö unter der Therapie (wenn vorher Zyklusstörungen bestanden) ablesen lässt. Grundsätzlich ist dem auch zuzustimmen. Unberücksichtigt bleibt dabei aber die Möglichkeit der polyfollikulären Reaktion.

Da schon bei einer Dosierung von maximal 50 mg/d 14% der Patientinnen ≥ 3 Follikel bilden (unabhängig von Risikofaktoren wie z. B. einem PCO-Syndrom) (9), ist ein sonographisches Follikelmonitoring zur Verhinderung einer Mehrlingsschwangerschaft dringend zu empfehlen.

Aufgrund des möglichen antiöstrogenen Effekts von Clomifen am Endometrium ist dessen Beurteilung ein weiteres Argument für ein sonographisches Monitoring. Bei insgesamt etwas widersprüchlicher Studienlage geht man heute davon aus, dass eine positive Korrelation zwischen Endometriumdicke und Schwangerschaftsrate

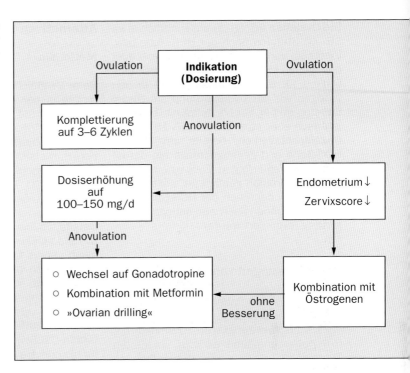

Abb. 35 Flussschema zur Clomifenstimulation

wahrscheinlich ist (10). Wenn möglich, sollte das Endometrium daher zum Zeitpunkt der Ovulation (HCG-Gabe oder endogener LH-Anstieg) eine d o p p e l t e Endometriumdicke (≥8 mm) aufweisen.

Dies wird allerdings teilweise durch andere Arbeiten relativiert, die auch bei einem Endometrium <6 mm unter Clomifen bei intrauterinen Inseminationen gute Schwangerschaftsraten berichtet haben (11).

Ovulationsauslösung

Ob die Ovulation durch einen endogenen LH-Anstieg oder durch die exogene HCG-Applikation ausgelöst wird, spielt weder für die Luteafunktion (12) noch für die Schwangerschaftsrate (13) eine Rolle. Allerdings lässt sich der Zeitpunkt der spontanen Ovulation nicht oder kaum vorhersagen. Oft sind wiederholte Untersuchungen bis zum LH-Anstieg erforderlich, um vergleichbare Schwangerschaftsraten wie mit der HCG-Gabe zu erreichen. Da in Clomifenzyklen der LH-Anstieg variabel bei Leitfollikelgrößen von 14–35 mm (!) erfolgen kann (14), ist er individuell nicht genau prognostizierbar.

Um unnötige wiederholte Monitoringtermine bis zum Nachweis eines endogenen LH-Anstiegs zu vermeiden, empfiehlt sich die Gabe von 5000 IE urinärem HCG bzw. 250 μg rekombinantem HCG zur Ovulationsinduktion bei einem Leitfollikel ab ~17–19 mm sowie einer doppelten Endometriumdicke von ≥8 mm. Gerade in Risikokollektiven für ein Überstimulationssyndrom sollte die HCG-Dosis möglichst niedrig gewählt werden. Die Ovulation ließ sich bei Patientinnen mit einem PCO-Syndrom equieffektiv mit 2500 IE, mit 5000 IE und mit 10000 IE HCG auslösen (15). Insgesamt sind Überstimulationssyndrome unter einer Clomifenstimulation allerdings extrem selten (16).

Die Ovulation erfolgt durchschnittlich etwa 36–40 Stunden nach der HCG-Gabe bzw. innerhalb von etwa 24 Stunden nach dem endogenen LH-Anstieg. Da die Wahrscheinlichkeit für eine Schwangerschaft in den 2 Tagen vor der Ovulation und am Ovulationstag selber am höchsten ist, postovulatorisch aber stark abfällt (17, 18), sollte Geschlechtsverkehr bereits am Tag der HCG-Gabe und gegebenenfalls am darauf folgenden Tag erfolgen. Falls eine intrauterine Insemination geplant ist, sollte diese 30–36 Stunden nach der HCG-Gabe oder etwa 24 Stunden nach dem endogenen LH-Anstieg terminiert werden.

Nebenwirkungen von Clomifen

Ungefähr 15% der Patientinnen zeigen trotz guter ovarieller Reaktion eine negative Beeinflussung des Zervixscors (Dysmukorrhö) (5). Daher empfiehlt es sich, im ersten Therapiezyklus sowie nach Dosiserhöhung von Clomifen wenigstens einmalig präovulatorisch die Zervix einzustellen; ein gleicher Effekt ist am Endometrium möglich.

Aus einigen wenigen prospektiv randomisierten Studien existieren Hinweise, dass die Kombination von Clomifen z. B. mit Ethinylestradiol (20–50 µg/d) oder Estradiol (z. B. 2–6 mg/d) vom 8.–12. Zyklustag die Endometriumdicke sowie die Schwangerschaftsraten verbessert (19, 20). Eine abschließende Bewertung erlauben die wenigen Studiendaten nicht. Die Kombination mit Östrogenen könnte man auch bei einem auffällig niedrigen Zervixscore unter Clomifen erwägen (z. B. 1–2 mg Estriol oder Estradiol/d vaginal).

Weitere mögliche Nebenwirkungen (5):

- Hitzewallungen (10%);
- Mehrlingsschwangerschaft (<10%);
- erhöhte Sensibilität der Mammae, Unterbauchschmerzen, Übelkeit (2–5%);
- Sehstörungen (<2%);
- ovarielles Überstimulationssyndrom (unklare Prävalenz; eher eine Rarität).

Alternativen

Metformin

Beim Vergleich von Clomifen versus Metformin in der primären Therapie von Patientinnen mit einem PCO-Syndrom und peripherer Insulinresistenz ist die Studienlage uneinheitlich. Untersuchungen ergaben Hinweise auf eine signifikant höhere Schwangerschafts- und auf eine niedrigere Abortrate (21) bzw. eine signifikant höhere Ovulationsrate (22).

Demgegenüber hat eine aktuelle prospektiv randomisierte Untersuchung Metformin allein versus Clomifen allein versus einer Kombination aus beiden verglichen (23). Dabei ergab sich eine signifikant niedrigere Lebendgeburtenrate für Metformin allein (7,2%) versus Clomifen allein (22,5%) versus Clomifen in Kombination mit Metformin (26,8%) – dies spricht überzeugend für die primäre Anwendung von Clomifen.

Eine Metformintherapie ohne Durchführung eines OGTT mit gleichzeitiger Insulinbestimmung zur Beurteilung einer möglichen Insulinresistenz erscheint nicht gerechtfertigt.

Die Studie zeigte aber auch eine Verbesserung der metabolischen Risikofaktoren (Bauchumfang, BMI, Insulin, Pro-Insulin, Glukose und HOMA-IR) deutlich mehr bzw. exklusiv in den Metformingruppen, aber nicht für Clomifen allein. Bei übergewichtigen oder adipösen Patientinnen mit einem PCO-Syndrom und Insulinresistenz sollte daher die Anwendung von Metformin als Therapie der Wahl erwogen werden. Bei schlanken Patientinnen mit PCO-Syndrom – vor allem ohne nachgewiesene Insulinresistenz – ist Clomifen die Therapie der Wahl.

Bei clomifenresistenten Patientinnen mit PCO-Syndrom zeigt eine Metaanalyse von 6 prospektiv randomisierten Studien demgegenüber eindeutig, dass eine solche Patientin nach Metforminvorbehandlung bzw. bei gleichzeitiger Gabe von Clomifen und

Metformin profitiert und daher die erneute Clomifenstimulation in dieser Kombination sinnvoll ist (24).

Gonadotropine

Bei einer Clomifenresistenz ist der Wechsel auf eine Gonadotropinstimulation sinnvoll und effektiv (5). Weiterhin führt die Gonadotropinstimulation vor einer intrauterinen Insemination zu signifikant höheren Schwangerschaftsraten im Vergleich mit einer vorbereitenden Clomifenstimulation, sodass hier deren primäre Anwendung zu überlegen ist (25).

Lutealphase nach ovarieller Stimulation

Man vermutet, dass eine polyfollikuläre Reifung per se direkt oder indirekt die Länge der Lutealphase beeinflusst. Supraphysiologische Estradiolwerte in der späten Follikel- und frühen Lutealphase könnten außerdem über eine negative Rückkoppelung zu einer Hemmung der LH-Freisetzung führen und damit die Stimulation der Corpora lutea stören (26). Andererseits führte die exogene Östrogengabe zur Erreichung supraphysiologischer Werte in der frühen Lutealphase (vergleichbar einer ovariellen Stimulation) zu keiner Veränderung der Lutealphasenlänge, also auch nicht zu einer prämaturen Luteolyse. Man schlussfolgerte daher, dass andere (noch unbekannte) Mechanismen Ursache der mit einer ovariellen Stimulation verbundenen kürzeren Lutealphase sein müssen (27).

Bei polyfollikulärer ovarieller Reaktion präferieren wir aus den genannten Gründen eine Supplementierung der Lutealphase. Vorteile sehen wir dabei für die vaginale Progesteronapplikation, da Progesteron und HCG equieffektiv sind (28).

Zusammenfassend: Die Stimulation mit Clomifen sollte mit dem geringstmöglichen Kontrollaufwand erfolgen, um den Therapiestress für die Patientin durch so wenig Arztkontakte wie möglich zu minimieren. Dabei muss der Monitoringaufwand individuell festgelegt werden (Abb. 35).

Fazit für die Praxis

- Ein reifender Follikel wächst ab einem Durchmesser von etwa 10 mm im weiteren Verlauf meist ~1–2 mm/d. Die Dynamik eines Follikels im Zyklus lässt sich daher prognostizieren, was unnötige wiederholte Monitoringtermine vermeiden hilft.

- Das Endometrium sollte zum Zeitpunkt der Ovulation (HCG-Gabe oder endogener LH-Anstieg) nach Möglichkeit eine doppelte Endometriumdicke ≥ 8 mm aufweisen.

- In einem Follikel ab etwa 15 mm Durchmesser kann sich eine reife Eizelle befinden.

- Um unnötige wiederholte Monitoringtermine bis zum Nachweis eines endogenen LH-Anstiegs zu vermeiden, empfiehlt sich die Gabe von 5000 IE urinärem HCG bzw. 250 µg rekombinantem HCG zur Ovulationsinduktion bei einem Leitfollikel ab etwa 17–19 mm sowie einer doppelten Endometriumdicke von ≥ 8 mm.

- Gerade in Risikokollektiven für ein Überstimulationssyndrom sollte die HCG-Dosis möglichst niedrig gewählt werden.

- Zur Ovulation kommt es durchschnittlich etwa 36–40 Stunden nach HCG-Gabe bzw. innerhalb von etwa 24 Stunden nach dem endogenen LH-Anstieg.

- Geschlechtsverkehr sollte bereits am Tag der HCG-Gabe und gegebenenfalls am darauf folgenden Tag erfolgen. Falls eine intrauterine Insemination geplant ist, sollte diese 32–36 Stunden nach der HCG-Gabe oder etwa 24 Stunden nach dem endogenen LH-Anstieg terminiert werden.

- Eine Supplementierung der Lutealphase über 10–14 Tage erscheint zumindestens bei Reifung von >1 Follikel sinnvoll. Dabei präferieren wir die vaginale Progesteronapplikation (täglich 3–6 Kapseln *Utrogest* bzw. *Crinone 8%* einmal morgens).

Literatur

1. Hughes E, Collins J, Vandekerckhove P. Clomiphene citrate for unexplained subfertility in women. Cochrane Database Syst Rev 2000; 3: CD000057.
2. Robinson JE, Wakelin M, Ellis JE. Increased pregnancy rate with use of the Clearblue Easy Fertility Monitor. Fertil Steril 2007; 87: 329–334.
3. Hendriks DJ, et al. The clomiphene citrate challenge test for the prediction of poor ovarian response and nonpregnancy in patients undergoing in vitro fertilization: a systematic review. Fertil Steril 2006; 86: 807–818.
4. Rostami-Hodjegan A, et al. Monitoring plasma concentrations to individualize treatment with clomiphene citrate. Fertil Steril 2004; 81: 1187–1193.
5. Homburg R. Clomiphene citrate – end of an era? A mini-review. Hum Reprod 2005; 20: 2043–2051.
6. Dickey RP, et al. Relationship of clomiphene dose and patient weight to successful treatment. Hum Reprod 1997; 12: 449–453.
7. Wu CH, Winkel CA. The effect of therapy initiation day on clomiphene citrate therapy. Fertil Steril 1989; 52: 564–568.
8. Imani B, et al. A nomogram to predict the probability of live birth after clomiphene citrate induction of ovulation in normogonadotropic oligoamenorrheic infertility. Fertil Steril 2002; 77: 91–97.
9. Wingfield M, Fitzgerald J, Milne P. Is it safe to prescribe clomiphene citrate without ultrasound monitoring facilities? Hum Reprod 2006; 21 (Suppl 1): i101.
10. Richter KS, et al. Relationship between endometrial thickness and embryo implantation, based on 1,294 cycles of in vitro fertilization with transfer of two blastocyst-stage embryos. Fertil Steril 2007; 87: 53–59.
11. Kolibianakis EM, et al. Endometrial thickness cannot predict ongoing pregnancy achievement in cycles stimulated with clomiphene citrate for intrauterine insemination. Reprod Biomed Online 2004; 8: 115–118.
12. Agarwal SK, Buyalos RP. Corpus luteum function and pregnancy rates with clomiphene citrate therapy: comparison of human chorionic gonadotrophin-induced versus spontaneous ovulation. Hum Reprod 1995; 10: 328–331.
13. Lewis V, et al. Clomiphene citrate monitoring for intrauterine insemination timing: a randomized trial. Fertil Steril 2006; 85: 401–406.
14. Vlahos NF, et al. Women with ovulatory dysfunction undergoing ovarian stimulation with clomiphene citrate for intrauterine insemination may benefit from administration of human chorionic gonadotropin. Fertil Steril 2005; 83: 1510–1516.
15. Kolibianakis EM, et al. Triggering final oocyte maturation using different doses of human chorionic gonadotropin: a randomized pilot study in patients with polycystic ovary syndrome treated with gonadotropin-releasing hormone antagonists and recombinant follicle-stimulating hormone. Fertil Steril 2007; 88: 616–621.

16. Ludwig M, Bauer O, Diedrich K. Das ovarielle Überstimulationssyndrom: ein reproduktionsmedizinisch-iatrogenes Krankheitsbild mit internistischer Konsequenz. Wien Med Wochenschr 1997; 147: 516–524.

17. Wilcox AJ, Weinberg CR, Baird DD. Timing of sexual intercourse in relation to ovulation. Effects on the probability of conception, survival of the pregnancy, and sex of the baby. N Engl J Med 1995; 333: 1517–1521.

18. Dunson DB, Colombo B, Baird DD. Changes in age in the level and duration of fertility in the menstrual cycle. Hum Reprod 2002; 17: 1399–1403.

19. Elkind-Hirsch KE, et al. Conception rates in clomiphene citrate cycles with and without hormone supplementation: a pilot study. Curr Med Res Opin 2005; 21: 1035–1040.

20. Unfer V, et al. Low dose of ethinyl estradiol can reverse the antiestrogenic effects of clomiphene citrate on endometrium. Gynecol Obstet Invest 2001; 51: 120–123.

21. Palomba S, et al. Prospective parallel randomized, double-blind, double-dummy controlled clinical trial comparing clomiphene citrate and metformin as the first-line treatment for ovulation induction in nonobese anovulatory women with polycystic ovary syndrome. J Clin Endocrinol Metab 2005; 90: 4068–4074.

22. Neveu N, et al. Comparison of clomiphene citrate, metformin, or the combination of both for first-line ovulation induction and achievement of pregnancy in 154 women with polycystic ovary syndrome. Fertil Steril 2007; 87: 113–120.

23. Legro RS, et al. Clomiphene, metformin, or both for infertility in the polycystic ovary syndrome. N Engl J Med 2007; 356: 551–566.

24. Siebert TI, et al. Is the addition of metformin efficacious in the treatment of clomiphene citrate-resistant patients with polycystic ovary syndrome? A structured literature review. Fertil Steril 2006; 86: 1432–1437.

25. Cantineau AE, Cohlen BJ, Heineman M. The search for an optimal stimulation protocol for intrauterine insemination (IUI): a Cochrane systematic review. Fertil Steril 2006; 86 (Suppl 2): S422.

26. Beckers NG, et al. Nonsupplemented luteal phase characteristics after the administration of recombinant human chorionic gonadotropin, recombinant luteinizing hormone, or gonadotropin-releasing hormone (GnRH) agonist to induce final oocyte maturation in in vitro fertilization patients after ovarian stimulation with recombinant follicle-stimulating hormone and GnRH antagonist cotreatment. J Clin Endocrinol Metab 2003; 88: 4186–4192.

27. Beckers NG, et al. The early luteal phase administration of estrogen and progesterone does not induce premature luteolysis in normo-ovulatory women. Eur J Endocrinol 2006; 155: 355–363.

28. Daya S, Gunby J. Luteal phase support in assisted reproduction cycles. Cochrane Database Syst Rev 2004; 3: CD004830.

Klinische und reproduktionsmedizinische Andrologie

Stand der Dinge 2010

Jens W. Jacobeit

Die Andrologie ist nach heutigem Verständnis nicht mehr »nur« die medizinische Disziplin, die sich mit den normalen und gestörten Fortpflanzungsfunktionen des Mannes befasst.

Schwerpunkte der klinischen Andrologie:

- Störungen der Erektion und der Ejakulation.
- Erwerb von Kenntnissen, Erfahrungen und Fertigkeiten in der andrologischen Beratung auch onkologischer Patienten einschließlich Kryokonservierung von Spermatozoen und Hodengewebe.
- Interdisziplinäre Indikationsstellung zu den Verfahren der assistierten Reproduktion.
- Entzündliche Erkrankungen des männlichen Genitale.
- Grundlagen hereditärer Krankheitsbilder einschließlich der Indikationsstellung für eine humangenetische Beratung.
- Gynäkomastie.
- Psychogene Symptome, somatopsychische Reaktionen sowie die psychologische Führung andrologischer Patienten.
- Ejakulatuntersuchungen einschließlich Spermaaufbereitungsmethoden.
- Sonographische Untersuchungen des männlichen Genitale.
- Hodenbiopsie mit Einordnung der Histologie in das Krankheitsbild.

Beim unerfüllten Kinderwunsch handelt es sich immer um eine Paarproblematik; d.h., es ist eine enge interdisziplinäre Kooperation mit Gynäkologen, Andrologen, Humangenetikern und Psychologen erforderlich.

Derzeit bleiben etwa 15–20% aller Paare vorübergehend oder dauerhaft kinderlos. Eine Ursache hierfür findet sich zu in etwa gleichen Anteilen bei Mann und Frau. Die männliche Subfertilität als Indikation zu einem reproduktionsmedizinischen Verfahren scheint insgesamt zuzunehmen (1).

Die Ursachen für eine steigende Unfruchtbarkeit des Mannes sind vielfältig (und zum Teil heftig umstritten). Zahlreiche Umweltgifte haben jedoch nachweislich antiandrogene und antiöstrogene Effekte. Besorgniserregend ist auch die Zunahme der malignen Hodentumoren.

Eine sichere Ursache für das Zunehmen der männlichen Subfertilität ist die stetige Zunahme von Übergewicht und Adipositas in der Bevölkerung (2). Man spricht dann von Subfertilität, wenn trotz regelmäßigen, ungeschützten Geschlechtsverkehrs innerhalb eines Jahres keine Schwangerschaft eingetreten ist.

Grundlage jeder Erstabklärung der männlichen Subfertilität sind eine ausführliche Anamnese (Paar-, Eigen-, Familien- und Sexualanamnese), eine komplette körperliche Untersuchung inklusive Genitalstatus und eine sonographische Darstellung des Hodeninhalts (Nebenhoden, Hoden und gegebenenfalls Darstellung von Pathologien

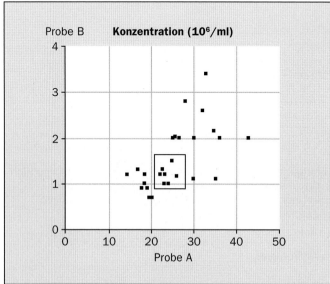

Abb. 36
Youdenplot,
z. B. Konzentration;
nach COOPER TG, et al. (3)

☐ = Zielbereich:
Mittelwerte der Proben
A und B ± 2-mal SD
der 4 teilnehmenden
deutschen EAA-Zentren

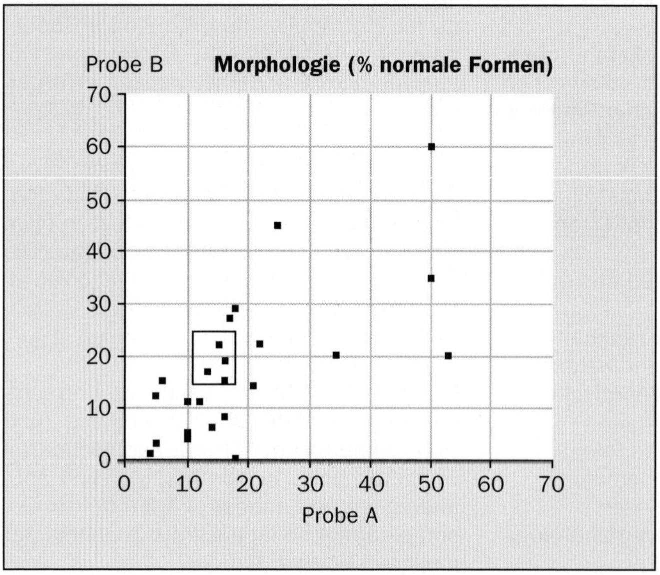

Abb. 37
Youdenplot,
z. B. Morphologie;
nach COOPER TG, et al. (3)

☐ = Zielbereich:
Mittelwerte der Proben
A und B ± 2-mal SD
der 4 teilnehmenden
deutschen EAA-Zentren

wie Varikozele, Hydrozele bzw. Spermatozele).

Bei der körperlichen Untersuchung ist das Vorhandensein bzw. das Fehlen des Ductus deferens seitengetrennt zu dokumentieren. Männer mit kongenitaler uni- oder bilateraler Ductus-deferens-Aplasie sind sehr häufig heterozygote Träger von mutierten CFTR-Proteinen (Cystic Fibrosis Transmembrane Conductance Regulator, zystische Fibrose Gen).

Darüber hinaus gehören die Bestimmung der klinischen Routineparameter (Blutbild, Leberwerte, Kreatin, Blutzucker) und der fertilitätsbezogenen Hormonparameter sowie die Erstellung eines vollständigen diagnostischen Spermiogramms einschließlich einer Probeaufbereitung nach den WHO-Kriterien obligat zu jeder Erstabklärung bei männlicher Subfertilität.

Die Teilnahme des andrologischen Labors an einem Qualitätssicherungsprogramm (Richtlinien der Bundesärztekammer; Qualitätskontrolle der Deutschen Gesellschaft für Andrologie e.V.) ist obligat (Abb. 36 und 37) (3).

Diagnostisches Vorgehen

Anamnese

Anamnestisch relevante Kriterien:

o Dauer des Kinderwunsches;
o Häufigkeit und Art des Geschlechtsverkehrs;
o Erkrankungen und Operationen in der Vergangenheit;
o Entzündungen im Genitalbereich;
o aktuelle gesundheitliche Störungen;
o Medikamenteneinnahme;
o Nikotin- und Alkoholkonsum;
o Exposition gegenüber exogenen Noxen (Schwermetalle, Chemikalien, erhöhte Temperatur);
o Schwangerschaftsinduktion in früherer Beziehung.

In der andrologischen Anamnese sollte auch auf wichtige gynäkologische Parameter eingegangen werden:

o Dauer der Zyklen;
o Endometriose;
o Tubendurchgängigkeit;
o frühere Schwangerschaftsabbrüche und Aborte.

Körperliche Untersuchung

o Ermittlung von Köpergröße und -gewicht;
o Bestimmung des Behaarungstyps (androgenetische Alopezie);
o Inspektion der Brust (Gynäkomastie);
o Messung des Bauchumfanges;
o Bestimmung der Hodenvolumina durch eine Sonographie (Abb. 38 und 39);
o Palpation und sonographische Untersuchung des Skrotalinhalts (knotige Veränderungen, Hydrozele, Varikozele, beidseitiger Nachweis und Verlauf des Ductus deferens).

Eine Hodensonographie ist unverzichtbarer Bestandteil der Diagnostik – das Risiko für einen Hodentumor liegt in der altersgleichen Normalbevölkerung bei 1:30000, bei den Patienten in einer Fertilitätssprechstunde bei 1:200!

Varikozelen sind variköse Erweiterungen der V. testicularis und des Plexus pampiniformis. Sie finden sich aus anatomischen Gründen zu 90% nur auf der linken Seite (Abb. 39).

Es werden 3 Schweregrade unterschieden:

o Grad 1: Palpapel (unter VALSALVA-Bedingungen).
o Grad 2: Palpabel.
o Grad 3: Sichtbar.

Eine Untersuchung der Prostata und der Bläschendrüsen (rektale Palpation, transrektale Sonographie) kann bei Indikation zusätzlich erforderlich werden.

Die andrologische Eigenanamnese umfasst u. a. die in Tab. 31 angeführten Kriterien.

Das Ergebnis der Ejakulatuntersuchung wird in einem Spermiogramm zusammengefasst (Abb. 40, Tab. 32).

Obzwar nicht im WHO-Manual 1999 enthalten, findet auch die Bezeichnung »Kryptozoospermie« (<1 Million Spermien/ml Ejakulat) Verwendung. Das neue WHO-Manual 5. Auflage definiert »Kryptozoospermie« als Nachweis von Spermien erst nach Zentrifugation des Ejakulats.

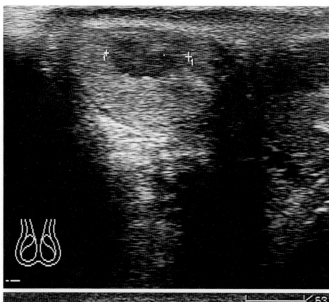

Abb. 38
Hodensonographie mit Seminom

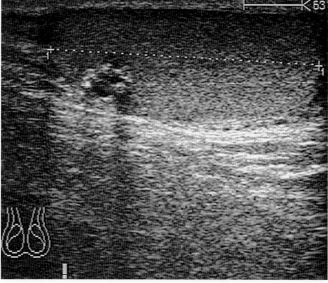

Abb. 39
Hodensonographie mit Teratom

Bei einer Azoospermie ist im Spermiogramm zwischen fruktose-positiver, nichtobstruktiver und fruktose-negativer obstruktiver Azoospermie zu differenzieren.

Das Spermiogramm

Die Daten einer Ejakulatanalyse werden in einem Spermiogramm aufgelistet (Abb. 40). Die Ejakulatprobe sollte nach einer Karenzzeit von mindestens 2 und höchstens 5(–7) Tagen gewonnen werden. Untersuchung und Beurteilung haben grundsätzlich nach den Richtlinien der WHO (WHO-Handbuch, 5. Aufl., in Vorbereitung) zu erfolgen. Die Normalwerte und die zugehörige Terminologie sind in den Tab. 33 und 34 aufgelistet.

Die Erstellung von Spermiogrammen erfordert erhebliche Sorgfalt und Expertise. Eine Qualitätskontrolle durch regelmäßige Teilnahme an den Ringversuchen der Deutschen Gesellschaft für Andrologie ist dringend anzuraten.

Spermienpolymorphismus

Die Spermien des Menschen sind durch einen in der Natur einzigartigen Polymorphismus gekennzeichnet Die Majorität der Spermien ist nicht fertilisierungsfähig. Entsprechend den neuen WHO-Kriterien weisen nur wenige (bis hinunter zu 3%) aller Spermien eine »ideale« Morphologie aus.

Die Beurteilung der Morphologie ist durch eine erhebliche subjektive Komponente belastet. Da dadurch die Beurteilung dieses Parameters von Labor zu Labor erheblich variiert, kann die Bedeutung von Qualitätskontrollen nicht häufig genug betont werden (3).

Erweiterte morphologische Diagnostik

Die meisten monomorphen Gametendefekte lassen sich nur durch eine elektronenoptische Analytik (bleibt spezialisierten Institutionen vorbehalten) eindeutig klären – dies gehört jedoch nicht zur Standarddiagnostik; Referenzwerte fehlen (4).

○ Maldescensus testis und Alter der Korrektur

○ Trauma im Genitalbereich

○ Venera

○ Epididymitis/Orchitis

○ Eintritt der Pubertät

○ Operationen im Genitalbereich

○ Chronische Erkrankungen

○ Noxen (Nikotin, Lösungsmittel etc.)

○ Adipositas

○ Aktuelle Medikation

○ Anabolika

○ Vita sexualis

○ Karenzzeit

Tab. 31
Andrologische Anamnese

Bakteriologie

Die erweiterte Ejakulatanalyse sollte auch eine mikrobiologische Untersuchung des Ejakulats einschließen, vor allem auch den Nachweis bzw. den Ausschluss von E. coli, Streptokokken, Ureaplasmen, Mykoplasmen und Gardnerella vaginalis. Eine besondere Bedeutung hat der Nachweis von Chlamydien mittels der PCR-Diagnostik im Harn.

Chemische Untersuchung des Seminalplasmas

Die Funktion der Prostata lässt sich durch eine Bestimmung der Zink- und Zitratkonzentration überprüfen. Die Fruktosekonzentration gibt Auskunft über die androgenabhängige Sekretionsaktivität der Bläschendrüsen. Das Fehlen von Fruktose im Semi-

Abb. 40

Spermiogramm
(strict criteria WHO)

Patient: geb.:   Datum:

Ehefrau/Partnerin: geb.:

Ejakulationsdatum: Karenztage:

Agglutination (nativ) ☐   Nein ☐

Bemerkungen:

Morphologie

Normale/abnormale Spermatozoen		%
(Normal > 15% normale Formen)		
Art der Anomalie		
Kopfdefekte	gesamt	%
Hals-Mittelstückdefekte	gesamt	%
Flagellumdefekte	gesamt	%
Zytoplasmatischer Tropfen		%
Rundzellen		$\times 10^6$/ml

Vollständige Verflüssigung: ☐ Ja, nach _____ Minuten
(Normal < 30 min) ☐ Nein

Farbe _____ ☐ milchigweiß
Konsistenz _____ ☐ normalflüssig
pH-Wert _____ (7,2–7,8)
Volumen _____ ml (2–6 ml)
Konzentration _____ 10^6/ml (20–200 $\times 10^6$ ml)
Gesamtzahl _____ 10^6/Ejak. (> 40 $\times 10^6$/Ejak.)

Biochemische Untersuchungen

Fruktose initial	(1 000–5 000 µg/ml)	µg/ml
Zitronensäure	(2,5–8,0 mg/ml)	mg/ml
α-Glukosidase	(ab 20 IE/l) *Epi-Screen*	IE/l
Carnitin	(150–517 nmol/ml)	nmol/ml

Motilität	a)	b)	c)	d)
sofort	%	%	%	%

a = % Sp. mit schneller progressiver Motilität (normal > 25%)
b = % Sp. mit langsam progressiver Beweglichkeit (normal a + b > 50%)
c = % Sp. mit nicht progressiver Beweglichkeit
d = % unbewegliche Spermatozoen

Bakteriologie

Vitalitätstest	(Eosin 0,5%)	≥ 55% vital	%
Hypoosm. Schwelltest		≥ 60%	%

s.F. = siehe Flagellumstörung   n.a. = nicht auswertbar

Diskontinuierliche Präparation mit *SpermFilter*

Aufbereitung von _____ ml Ejakulat

Motilität	a)	b)	c)	d)
sofort	%	%	%	%
Verdünnung		Konzentration:	$\times 10^6$/ml	

Die aufbereiteten Spermien werden immer in 500 µl Kulturmedium resuspendiert

Hormonanalytik

PSA gesamt	(< 4 µg/l)	µg/l
TSH	(0,27–2,5 mIE/l)	mIE/l
SHBG	(13–55 nmol/l)	nmol/l
17-β-Estradiol	(< 45 pg/ml)	pg/ml
Inhibin B	(130–400 ng/l)	ng/l
FSH	(< 6 mIE/ml)	mIE/ml
LH	(1,7–8,6 mIE/ml)	mIE/ml
Prolaktin	(4,04–15,2 ng/ml)	ng/ml
Testosteron	(2,8–8,0 ng/ml)	ng/ml

Immunanalytik

AK gegen Spermatozoen (< 20 IE/ml)

MAR-Test

IgG direkt (< 10%)

vor *SpermFilter* ☐ ___ % positiv   ☐ ___ % negativ
nach *SpermFilter* ☐ ___ % positiv   ☐ ___ % negativ

IgA direkt (< 10%)

vor *SpermFilter* ☐ ___ % positiv   ☐ ___ % negativ
nach *SpermFilter* ☐ ___ % positiv   ☐ ___ % negativ

Chromosomenanalyse:

Beurteilung:

Abb. 40
Spermiogramm (aktuelle Zertifizierung 2008 nach den Qualitätskriterien der Deutschen Gesellschaft für Andrologie)

◁

Referenzbereiche eines Spermiogramms

- Karenzzeit: >48 Stunden bis maximal 5 Tage
- Ejakulatvolumen: >2 ml
- pH-Wert: 7,2–8,0
- Spermienkonzentration: $>20 \times 10^6$/ml
- Spermienbeweglichkeit: >50% progressiv motil (>25% schnell progressiv)
- Spermienmorphologie: >15% Normalformen
- Autoantikörper: <50%
- Vitalität: >55%

Spermiogramm – Nomenklatur der Befunde

- Normozoospermie: $>20 \times 10^6$/ml ⎤ Konzentration
- Oligozoospermie: $<20 \times 10^6$/ml ⎦
- Asthenozoospermie: <50% progressiv motil (<25% schnell progressiv)
- Teratozoospermie: <15% Normalformen
- Azoospermie: Keine Spermien
- Parvisemie: Ejakulatvolumen <2 ml
- Aspermie: Kein Ejakulat

▷

Tab. 32
Nomenklatur der Befunde (nach WHO-Handbuch, 4. Aufl., 1999)

nalplasma kann auch auf einen Verschluss oder auf eine Fehlbildung der Drüsenausführungsgänge (Ductuli excretorii) hinweisen. Dies ist bei der Diagnostik auf Erbträgerschaft für die zystische Fibrose von Bedeutung (Tab. 35).

Spermienfunktionstests

Mit dem Eosin- sowie dem hypoosmotischen Schwelltest (HOS-Test) lässt sich die Spermienvitalität überprüfen (Rotfärbung avitaler Spermien im Eosin-, fehlende Anschwellung der Zellmembranen avitaler Spermien im HOS-Test).

Weitere Funktionstests wie der Hemizona-Assay (HZA), mit welchem das Bindungsverhalten der Spermien an die Zona pellucida überprüft wird, gehören nicht zur andrologischen Routinediagnostik.

Immunologie

Agglutinationen von Spermien im Ejakulat weisen auf die Existenz membrangebundener Spermatozoenautoantikörper hin (z. B. infolge einer Schädigung der Blut-Hoden-Schranke). Eine Verifizierung kann mittels des MAR-Tests (mixed antiglobulin reaction test) vorgenommen werden (immunologische Sterilität).

Mehr als 20% der Patienten mit einer Azoospermie weisen g e n e t i s c h e Anomalien auf (5). Bei somatischen Auffälligkeiten, z. B. kleinen Hoden (bitestikulär <20 ml), muss daher eine Chromosomenanalyse veranlasst werden.

Obligat ist eine eingehende humangenetische Untersuchung und Beratung bei jenen Paaren, die Methoden der assistierten Reproduktion in Anspruch nehmen müssen.

Ergänzende Untersuchungen (Tab. 36) nach vorheriger genetischer Beratung:

- Chromosomenanalyse. Indikation: Azoospermie/schwere Oligoastheno-teratozoospermie (OAT), jede ICSI-Indikation.
- Deletion des Azoospermiefaktors. Indikation: Nicht-obstruktive Azoospermie/schwere OAT; cave: Übertragung auf alle männlichen Nachkommen!
- CFTR-Mutation. Indikation: Obstruktive Azoospermie/schwere OAT, Übertragung auf alle Nachkommen; cave: CF-Screening der Partnerin bei positivem Befund!

Bei einem pathologischen Spermiogramm ist ein Kontrollspermiogramm (6–)12 Wochen nach Erstbefunderstellung zwingend erforderlich.

Ursachen männlicher Fertilitätsstörungen

Die männlichen Fertilitätsstörungen lassen sich – bezogen auf die Lokalisation der Ursachen – in 3 Kategorien (Abb. 41) einteilen:

- Prätestikuläre Störungen;
- testikuläre Störungen;
- posttestikuläre Störungen.

Tab. 33
Referenzwerte der Ejakulatparameter

○ Volumen:	$\geq 2,0$ ml
○ pH-Wert:	$\geq 7,2$
Spermienkonzentration:	$\geq 20 \times 10^6$/ml Spermien
Gesamtspermienzahl:	$\geq 40 \times 10^6$ Spermien pro Ejakulat
Motilität:	50% mit Vorwärtsbeweglichkeit (d. h. Kategorie »a« und »b«) oder 25% mit schneller progressiver Beweglichkeit
Morphologie*:	Nach den »strengen Kriterien« ≥ 15% normal geformte Spermien Vitalitätanteil der lebenden Spermien 55% (vitale Zellen, d. h. solche, die keinen Farbstoff annehmen)
Leukozyten:	$<1 \times 10^6$/ml
MAR-Test:	<50% Spermien mit adhärenten Partikeln
Kategorie a:	Schnelle progressive Beweglichkeit (≥ 25 µm/s bei 37°C und ≥ 20 µm/s bei 20°C)
Kategorie b:	Langsame oder träge progressive Beweglichkeit
Kategorie c:	Nicht-progressive Beweglichkeit (<5 µm/s)
Kategorie d:	Immotilität

* Unterer Referenzwert noch nicht abschließend geklärt. Verschiedene reproduktionsmedizinische Studien weisen darauf hin, dass der ursprünglich von der WHO vorgeschlagene Wert von ≥ 30% normal figurierter Spermien nach unten (auf ≥ 15%) zu korrigieren ist. Die derzeit noch verwendeten Referenzwerte basieren nicht auf methodisch gesicherten Untersuchungen an ausreichend großen Referenzpopulationen fertiler Männer/Väter. Die neue WHO Nomenklatur (5. englischsprachige Auflage, im Druck) geht von einer normalen Morphologie bei >3% normal geformter Spermien aus

Tab. 34 Nomenklatur einiger Ejakulatparameter

○ Normozoospermie:	Normale Ejakulate (nach Referenzwerten definiert)
○ Oligozoospermie:	Spermienkonzentration unter Referenzwert
○ Asthenozoospermie:	Niedriger als Referenzwerte für Motilität
○ Teratozoospermie:	Niedriger als Referenzwert für Morphologie
○ Oligoastheno-teratozoospermie:	Alle 3 Variablen sind gestört (Kombination von nur 2 Vorsilben kann auch verwendet werden)
○ Kryptozoospermie:	Spermien erst nach Zentrifugation des Ejakulates nachweisbar bzw. $<1 \times 10^6$ Spermien pro ml Ejakulat
○ Azoospermie:	Keine Spermien im Ejakulat
○ Aspermie:	Kein Ejakulat
○ Parvisemie:	<2 ml Ejakulat (nach neuer Nomenklatur $<1,5$ ml Ejakulat)

Tab. 35 Biochemische Parameter im Ejakulat

○ Alpha-Glukosidase (neutral):	≥ 11 mIE/Ejakulat (ab 20 mIE/ml Ejakulat)
○ Zitrat:	≥ 52 µmol/Ejakulat (2,5–8,0 mg/ml Ejakulat)
○ Saure Phosphatase:	≥ 200 µmol/Ejakulat
○ Fruktose:	≥ 13 µmol/Ejakulat (1000–5000 µg/ml Ejakulat)
○ Zink:	$\geq 2,4$ µmol/Ejakulat ($>1,2$ µmol/ml Ejakulat)
○ Carnitin:	200–1300 nmol/ml Ejakulat

Prätestikuläre Störungen

Hierbei handelt es sich um Störungen im Bereich des Hypothalamus und der Hypophyse (sekundärer Hypogonadismus). Sie werden bei ~10% der andrologischen Patienten diagnostiziert.

Am häufigsten ist die konstitutionelle Pubertas tarda mit einer Prävalenz von 1:40. Eine Pubertas tarda liegt dann vor, wenn die männliche Pubertätsentwicklung bis zum 15. Lebensjahr nicht eingesetzt hat.

Der idiopathische hypogonadotrope Hypogonadismus (IHH) sowie das KALLMANN-Syndrom sind mit einer Prävalenz von etwa 1:10000 weitaus seltener. Bei diesen Krankheitsbildern kommt es aufgrund einer Vielzahl von infrage kommenden chromosomalen Defekten (z.B. »KAL 1« [Anosmin 1] X-linked KALLMANN-Syndrom; »KAL 2« [Funktionsverlust des Fibroblast growth

- Chromosomenanalyse ~ € 400
- Azoospermiefaktor ~ € 180
- Zystische Fibrose ~ € 800

Tab. 36
Genetik in der Andrologie (Kosten)

factor receptors auf Chromosom 8], autosomal dominates KALLMANN-Syndrom; GnRH; KiSS1; DAX1) nicht zur Ausschüttung des Gonadotropin freisetzenden Hormons. Hierdurch unterbleibt die Genitalentwicklung (und damit die körpereigene Testosteronproduktion). Der Patient hat einen eunuchoiden Habitus (unterentwickeltes Genitale, verlängerte Armspannweite, feminine Fettverteilung, ausbleibender Bartwuchs; siehe »eigene Beobachtung«).

Beim KALLMANN-Syndrom auf der Basis von KAL-1- oder KAL-2-Defekten kommt zusätzlich eine Riechstörung (Anosmie) hinzu.

Patienten mit IHH oder KALLMANN-Syndrom sind zunächst infertil. Eine rationale Therapie zur Pubertäts- und Fertilitätsinduktion ist aber in jedem Fall möglich.

Abb. 41
Regelkreis der gonadotropen Achse

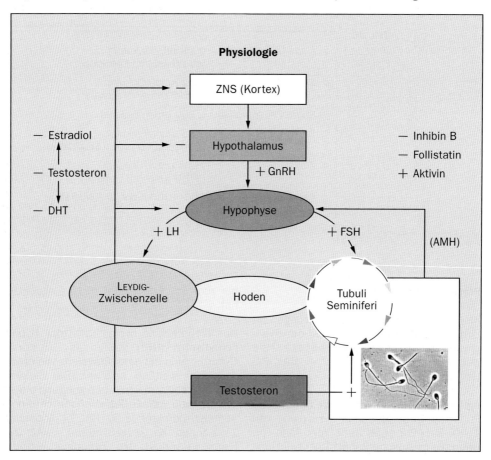

Eigene Beobachtung
(Abb. 42–45, Tab. 37–39)

28 Jahre alter türkischer Patient (1,85 m groß, 81 kg schwer), seit 5 Jahren unerfüllter Kinderwunsch, primäre Sterilität. Enormer Druck der Eltern, Kosanguinität.

Der Patient wirkt eunuchoid (komplett fehlender Bartwuchs, keine Sekundärbehaarung, eine insgesamt weibliche Brustanlage; Mikropenis mit Zustand nach Zirkumzision; absolut rudimentäres Skrotum; beidseits nur im Leistenkanal mühsam palpable kleine feste Hoden). Aspermie!

Eine weitere Ursache eines hypogonadotropen Hypogonadismus kann ein kompletter Hypopituitarismus des Vorderlappens sein, z. B. bedingt durch Hypophysentumoren, Kraniopfyryngeome, Infiltrate, Traumen, Durchblutungsstörungen oder Operationen.

Sehr selten ist das PRADER-LABHART-(WILLI-)Syndrom (Gendefekt auf Chromosom 15). Die betroffenen Gene auf Chromosom 15 werden je nach Abstammung (»Imprinting«) – also abhängig davon, ob sie vom Vater oder von der Mutter vererbt werden – aktiv. Zumeist sind die väterlichen Gene aktiv, die mütterlichen inaktiv (werden methyliert).

Der Gendefekt kann folgende Ursachen haben:

○ Ein Teil der väterlichen DNS auf Chromosom 15 fehlt (Deletion);
○ das väterliche Chromosom 15 fehlt gänzlich, aber 2 mütterliche Chromosomen 15 sind gleichzeitig vorhanden (uniparentale Disomie = beide homologen Chromosomen stammen von einem Elternteil);
○ ein sog. »Imprintingfehler«, d. h., die väterlichen Gene werden bei der Spermienbildung inaktiviert.

Bei den meisten der Betroffenen ist eine Deletion die Ursache des PRADER-WILLI-Syndroms. Eine uniparentale Disomie ist der zweithäufigste Erkrankungsgrund. Nur etwa 10 von 1000 der Erkrankten haben einen Imprintingfehler.

Eine ebenfalls seltene Ursache eines hypogonadotropen Hypogonadismus ist das PASQUALINI-Syndrom (»fertiler Eunuchoidismus« [fertile eunuch syndrome]) bei isoliertem hypophysären LH-Mangel und sekundärem Testosteronmangel mit hypoplastischen LEYDIG-Zwischenzellen bei intakter Spermatogenese und normaler Fertilität. Die Hoden haben etwa normale Größe und Konsistenz. Die herabgesetzte Testosteronproduktion ist l o k a l für eine Spermiogenese ausreichend, systemisch aber zu gering, um einen eunuchoiden Habitus zu verhindern.

Testikuläre Störungen

Bei etwa 80% der andrologischen Patienten finden sich Störungen im Bereich der Testis (= primärer Hypogonadismus). Diese Störungen können angeboren oder erworben sein. Sie gehen einher mit Einschränkungen der Ejakulatparameter bis hin zur Azoospermie.

Störungen aufgrund von Chromosomenanomalien

Mit etwa 3% bei den Männern in der andrologischen Fertilitätssprechstunde ist das KLINEFELTER-Syndrom (Karyotyp 47, XXY oder Mosaik 47 XXY/46, XY) die häufigste hypergonadotrope Störung. Wir gehen von einer Inzidenz von mindestens 1:500 aus, d. h. ~80000 Männer sind schätzungsweise in Deutschland betroffen. Die Hoden dieser Männer sind meist sehr klein (bitestikuläres Hodenvolumen meist 2–4 ml) (Abb. 46).

Eine Chromosomenanalyse ist bei erhöhtem FSH und einem bitestikulären Hodenvolumen <20 ml zu empfehlen, um häufigere KLINFELTER-Mosaike (Karyotyp 46 XY/47 XXY) nicht zu übersehen.

Das KLINEFELTER-Syndrom beruht bei ~90% der betroffenen Patienten auf einer angeborenen numerischen Chromosomenaberration mit dem Karyotyp 47, XXY. Bei den übrigen 10% finden sich Mosaikformen,

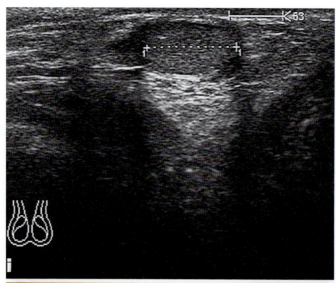

Abb. 42 und 43
28-jähriger Patient, Karyotyp 46 XY, idiopathischer hypogonadotroper Hypogonadismus (IHH)

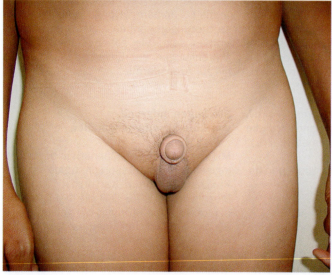

wie z. B. 46, XY/47, XXY, eines oder mehrere zusätzliche Y-Chromosomen, z. B. 48, XXYY, oder auch höhergradige X-chromosomale Aneuploidien. Die Herkunft des oder der zusätzlichen X-Chromosomen teilen sich Vater und Mutter zu je 50 % (6).

Die numerischen Aberrationen entstehen durch eine sog. »Non-Disjunction« in der meiotischen Teilung während der Keimzellbildung oder in der frühembryonalen methodischen Zellteilung. Ein fortgeschrittenes Alter der Mutter scheint ein belegbarer Risikofaktor zu sein. Im Gegensatz zu anderslautenden Vermutungen spielt das Alter des Vaters bei der Zeugung keine Rolle.

Die Testosteronkonzentration im Serum ist niedrig-normal oder herabgesetzt, die FSH- und LH-Konzentrationen sind deut-

Abb. 44 und 45
Der gleiche Patient wie in den Abb. 42 und 43 nach 18-monatiger Therapie mit rekombinantem FSH s.c. und HCG s.c.

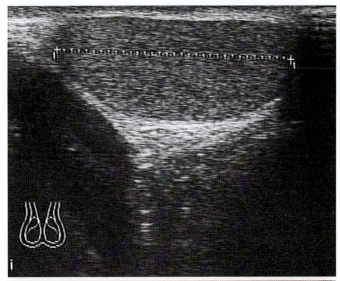

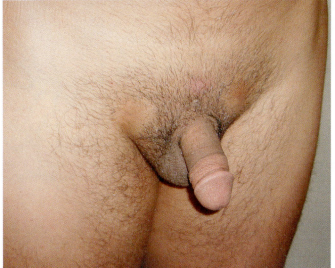

lich erhöht. Zumeist besteht eine Azoospermie des Ejakulats. Dennoch lassen sich bei ~50(–70)% der KLINEFELTER-Patienten intratestikulär kleine Foci mit erhaltener spermatogenetischer Aktivität nachweisen (7).

Die erwartete Lebenszeit für Patienten mit KLINEFELTER-Syndrom ist 2 Jahre kürzer (8) als für Gesunde!

Eine Gynäkomastie bei einem KLINEFELTER-Patienten ist meist Ausdruck eines Testosteronmangels – bei KLINEFELTER-Patienten sollte daher auch ein niedrig-normaler Testosteronspiegel (gegebenenfalls nach Abklärung eines Kinderwunsches) nicht nur aus osteologischen Gründen (Risiko der Osteopenie!), sondern auch wegen der Entwicklung einer Gynäkomastie großzügig ausgeglichen werden. Hintergrund ist die

Tab. 37
Initiale Laborkonstellation
(28-jähriger Patient)

Kortisol basal	119 ng/ml (43–224)
DHEAS	0,9 µg/ml (0,8–6,6)
SHBG	47,5 nmol/l (13–71)*
Testosteron	0,17 ng/ml (2,8–8,3)
LH	0,2 mIE/ml (<6)
FSH	<0,3 mIE/ml (<6)
TSH	0,7 mIE/l (0,4–3,5)
Prolaktin	5,0 ng/ml (2–18)
E2	<10 pg/ml (<50)
PSA	<0,04 µg/l (<4)

* Freier Androgen-Index (FAI) 1,2 (25–95)

Tab. 38
Prinzipielles Therapieschema
(Therapiedauer 6–24 Monate)

- Pulsatile GnRH-Gabe s.c. 5–20 mg/Puls alle 120 Minuten (titriert nach Testosteronspiegeln)

oder

- Humanes Choriongonadotropin (hCG) 1500 IE s.c. 2–3 × pro Woche (titriert nach Testosteron)

und

- Humanes Menopausengonadotropin (hMG) oder rekombinantes FSH 150 IE s.c. 3 × pro Woche

Tab. 39
Zulassung für die Behandlung von Männern (Deutschland)

Zugelassene Präparate:

- *Brevactid* (humanes Choriangonadotropin)
- *Gonal-f* (Follitropin alfa)
- *Puregon* (Follitropin beta)

Tatsache, dass der Androgenrezeptor auf dem X-Chromosom liegt, und dass immer das X-Chromosom mit den kürzeren CAG-Repeats inaktiv ist – dies bedeutet, dass für eine gleiche Androgenwirkung ein höherer Testosteronspiegel erforderlich ist (9).

Bei etwa 15% aller Männer mit nicht-obstruktiver Azoospermie oder Oligozoospermie bestehen Mikrodeletionen auf dem langen Arm des Y-Chromosoms (Abb. 47). Betroffen sind hier vor allem 3 Loci, die als Azoospermiefaktoren a, b und c bezeichnet werden. Bei a- und bei b-Deletionen besteht eine Infertilität; es werden keine reifen Spermatiden herangebildet. Bei einer c-Deletion hingegen kann bei ~50% der Patienten eine Oligozoospermie bestehen oder aber es können – bei Azoospermie im Ejakulat – bei ~50% der Patienten noch intratestikuläre Foci mit spermatogenetischer Aktivität vorhanden sein. Hier eröffnet sich also noch ein therapeutischer Ansatz mittels Kryo-TESE/ICSI. Die Patienten sind eindringlich darauf hinzuweisen, dass bei einer erfolgreichen Schwangerschaft unter diesen Bedingungen der chromosomale Defekt auf alle männlichen Nachkommen weitergegeben wird.

SERTOLI-cell-only-Syndrom

Beim sog. SCO-Syndrom handelt es sich um ein angeborenes Fehlen oder um einen erworbenen Verlust der Keimzellen. Beim angeborenen SCO-Syndrom (Synonym: DEL-CASTILLO-Syndrom) erfolgte keine Besiedelung der embryonalen Gonadenanlage durch primordiale Geschlechtszellen. Ein erworbenes SCO-Syndrom ist zumeist Folge einer Radiatio oder Chemotherapie. Die klinischen Parameter sind eine Azoospermie, eine erhöhte FSH-Konzentration und verminderte Inhibin-B-Spiegel im Serum.

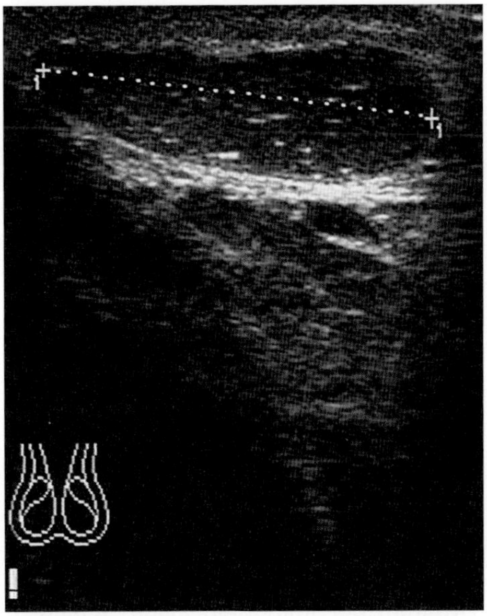

Abb. 46
Sonogramm eines Hodens bei KLINEFELTER-Syndrom

Hodendefekte durch Infektionen, Systemerkrankungen und exogene Einflüsse

Zahlreiche Infektionserkrankungen können zu Hodenentzündungen führen: Mumps ab der Pubertät, Masern, Typhus, Paratyphus, Fleckfieber, Brucellose, Borreliose, Malaria, Tuberkulose, Bilharziose sowie Störungen der testikulären Durchblutung, z. B. bei Varikozele oder diabetischer Mikroangiopathie.

Oft übersehen wird die testikuläre Schädigung durch die Eiseneinlagerung bei einer Hämochromatose.

Eine direkte Bestrahlung der Gonaden hat einen irreversiblen Verlust an Keimzellen zur Folge. Gleiches gilt auch für zahlreiche Zytostatika. Auch toxische Substanzen, wie Schwermetalle, Pestizide und Herbizide, können zu irreversiblen Defekten des Hodenparenchyms führen.

Reversibel sind zumeist die durch Antibiotika wie Nitrofurantoide, Cotrimoxazol, Gentamycin und Sulfasalazin hervorgerufenen Beeinträchtigungen der Spermatogenese. Auch Medikamente mit antiandrogener Wirkung (z. B. Spironolacton und Finasterid *[Propecia]*) führen zu einer passageren Spermatogenesestörung.

Maldescensus testis

Bei etwa 6% aller Neugeborenen ist der Descensus testis gestört. Es resultieren ein Kryptorchismus (Bauchhoden), Leistenhoden oder eine Hodenektopie (Lokalisation außerhalb des normalen Descensusweges, penil, femoral, choral, perineal). Bei der Mehrzahl der Männer besteht im Erwachsenenalter eine Fertilitätsminderung (unterschiedlichen Ausmaßes). Das Risiko des Auftretens einer malignen Hodentumorerkrankung ist um das 4–5fache erhöht.

Idiopathische Tubulusinsuffizienz

Bei mindestens 30% der andrologischen Patienten besteht eine Spermatogenesestörung ohne erkennbare Ursache.

Monomorphe Spermiendefekte

Es handelt sich hierbei um seltene Syndrome, bei denen alle Spermien das gleiche Fehlbildungsmuster aufweisen.

○ Beim Globozoospermiesyndrom fehlt das Akrosom an den Spermienköpfen. Die Spermienköpfe sind abgerundet. Die Zellen sind unter Normalbedingungen nicht befruchtungsfähig.

○ Bei der primären ziliären Dyskinesie (Syndrom der immotilen Zilien) fehlen in der Spermiengeißel die Dynein-Arme an den peripheren Mikrotubuli des Axonema. Die Spermien sind unbeweglich.

Es sind verschiedene Gendefekte (DNAI 1, DNAH 11, DNAH 5) identifiziert worden; die Vererbung erfolgt autosomal rezessiv, die Häufigkeit beträgt 1:15 000. Gleiche Defekte können auch in den Zilien des respiratorischen Epithels auftreten (beim KARTAGENER-Syndrom in Kombination mit Bronchiektasien und Situs inversus).

Hodentumoren

Der maligne Keimzelltumor ist mit 1% aller Krebserkrankungen insgesamt selten, dennoch ist er die häufigste maligne Tumorerkrankung des jungen Mannes zwischen dem 15. und dem 35. Lebensjahr, wobei ~5% der Erkrankungen bilateral auftreten. Der Altersgipfel für Nicht-Seminome liegt

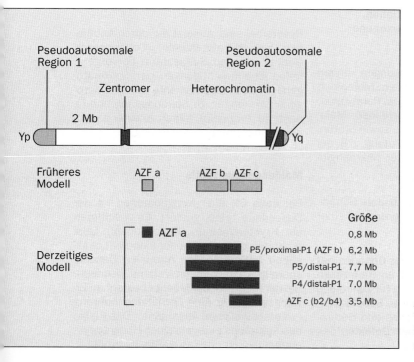

Abb. 47
Y-chromosomale Deletionen;
nach REPPING et al. (10)

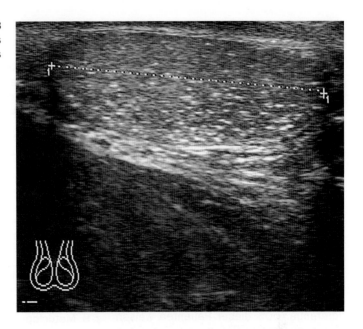

Abb. 48
Sonogramm eines Hodens mit Mikrolithiasis testis

bei 25, der für Seminome bei 40 Jahren. Seminome machen ~40% aller Keimzelltumoren aus.

Gesicherte Risikofaktoren für einen Hodentumor:

○ Ein Hodenhochstand (Maldescensus testis) in der Vorgeschichte oder bestehend;
○ ein kontralateraler Hodentumor;
○ Verwandte 1. Grades (Vater, Bruder) mit Hodentumorerkrankung;
○ Gonadendysgenesie, KLINEFELTER-Syndrom;
○ Infertilität.

Hodentumoren gehen zu 90% auf eine maligne Transformation von pränatalen Keimzellen zurück. Vorstufe nahezu aller soliden Keimzelltumoren ist die testikuläre intraepitheliale Neoplasie (TIN).

Die TIN ist gekennzeichnet durch das Auftreten intratubulärer Tumorzellen vom seminomatösen Typ. Die Zellen besitzen große transparente Zellkerne mit prominenten Nucleoli. Im Zytoplasma finden sich Anreicherungen von Glykogen unter Aussparung der subplasmalemmalen Randzone (Abb. 38). Die Diagnose wird histologisch gesichert, entweder direkt per Semidünnschnitttechnik oder immunzytochemisch (Nachweis plazentarer alkalischer Phosphatase) im Paraffinschnitt.

Die TIN gilt als obligate Präkanzerose; sie wird mit einer Prävalenz von 0,3% bei Männern mit Fertilitätsstörungen diagnoziert. Hodentumoren sind die häufigsten Malignome des jüngeren Mannes (Altersgruppe 20–40 Jahre).

Nach den akuellen Empfehlungen der European Association of Urology bekommt auch die als »Sternenkartenphänomen« bekannte Mikrolithiasis testis eine größere Beachtung als Präkanzerose (Abb. 48). Eine jährliche sonographische Ultraschalluntersuchung wird heute empfohlen, bei eingeschränkter Fertilität auch eine diagnostische Hodenbiopsie zum Ausschluss einer TIN (11).

Posttestikuläre Störungen

Bei etwa 12% der andrologischen Patienten finden sich Störungen im Bereich der ableitenden Samenwege und der akzessorischen Geschlechtsdrüsen. Eingeschlossen sind auch Störungen der Samendepositionen sowie immunologische Faktoren.

Verschlüsse der ableitenden Samenwege sind zumeist auf Entzündungen zurückzuführen. Differenzialdiagnostisch abzugrenzen sind hiervon Patienten mit einer kongenitalen bilateralen Aplasie der Vasa deferentia. 50% dieser Patienten weisen Mutationen des CFTR-Gens auf dem Chromosom 7 auf. Am häufigsten ist die sog. Delta-F-508-Mutation.

Anomalien der Urethra (Epispadie, Hypospadie) können eine intravaginale Fehldeposition des Ejakulats zur Folge haben. Eine retrograde Ejakulation (Entleerung des Ejakulats in die Harnblase) oder Anejakulation ist zumeist auf Verletzungen des Rückenmarks, Neuropathien, Diabetes mellitus sowie operative Eingriffe im Beckenbereich zurückzuführen.

Laboruntersuchungen

Hormonanalytik

Die Routinediagnostik umfasst die Bestimmung der Basal-Serumkonzentrationen von TSH, FSH, LH, Prolaktin, Estradiol, Testosteron und sexualhormonbindendes Globulin (SHBG). Hilfreich ist hier oft die Bestimmung der Inhibin-B-Konzentration, keine Bedeutung für die Beurteilung der Fertilität hat die Bestimmung der Anti-MÜLLER-Hormonkonzentration im Serum bei Männern. Die Tagesrhythmik ist besonders bei der Bestimmung der Konzentration des Gesamttestosterons zu beachten (Abnahme zwischen 7 Uhr und 10 Uhr morgens).

Eine erhöhte FSH-Konzentration weist auf einen Defekt des samenbildenden Gewebes hin (hypergonadotroper Hypogonadismus – SERTOLI-Zell-Dysfunktion).

Zu niedrige oder fehlende FSH- und LH-Konzentrationen signalisieren (bei gleichzeitig niedriger Testosteronkonzentration) einen Defekt auf der Hypothalamus/Hypophysen-Ebene (hypogonadotroper Hypogonadismus). Eine Differenzierung ist mittels des GnRH-Tests möglich (0,1 mg GnRH i.v., Blutentnahme 30 Minuten nach der Injektion).

Erhöhte Prolaktinkonzentrationen können auf zahlreiche Ursachen zurückzuführen sein – auf Stress, auf Medikamente (so z. B. Metoclopramid und Psychopharmaka) oder auf Tumoren der Hypophyse. Bei persistierend hohen Prolaktinwerten sollte daher eine MRT-Untersuchung der Hypophysen-/Sellaregion veranlasst werden.

Die Gesamttestosteronkonzentration ist immer im Zusammenhang mit dem SHBG und dem LH-Wert zu interpretieren. Ist der LH-Wert niedrig, weist dies auf eine unzulängliche LEYDIG-Zell-Stimulation hin, ein hoher Wert ist hingegen ein Indiz für eine LEYDIG-Zell-Insuffizienz. Die Funktion der LEYDIG-Zellen lässt sich mittels des hCG-Tests überprüfen (5000 IE hCG i.m., Blutentnahme vor der Injektion sowie 48 und 72 Stunden nachher).

Hodenbiopsie

Als rein diagnostische Maßnahme ist die Hodenbiopsie heutzutage nur noch bei Verdacht auf ein Malignom (z. B. einer TIN) indiziert.

Geeignete histologische Untersuchungsverfahren sind die Semidünnschnitttechnik sowie die Paraffinhistologie an BOUIN-fixiertem Material mittels PLAP-Zytochemie (PLAP = plazentale alkalische Phosphatase) (12).

Bei Kinderwunsch muss die Hodenbiopsie immer mit einer Kryokonservierung zusätzlicher Gewebsanteile zur Wahrung der Kryo-TESE/ICSI-Option kombiniert werden.

Andrologische Therapie

Rationale Therapie

Beim hypothalamisch bedingten hypogonadotropen Hypogonadismus (z. B. KALLMANN-Syndrom) ist eine pulsatile GnRH-Applikation mittels Zyklomatpumpe möglich. Aus praktischen Gründen erfolgt heute eine Behandlung mit rekombinantem FSH und HCG, welches einfach s.c. appliziert werden kann (siehe Therapieschema unter »eigene Beobachtung« [Tab. 38 und 39]).

Letzteres Therapieschema (Tab. 38 und 39) ist auch die Medikation der Wahl beim hypophysär bedingten hypogonadotropen Hypogonadismus. Diese (kostspielige) Behandlung dauert bis zur vollen Spermiogeneseinduktion meist 6–24 Monate.

Nach Schwangerschaftsinduktion sollte daher auf eine Testosteronsubstitution übergegangen werden. Dabei geht aber die Zeugungsfähigkeit temporär wieder verloren (Suppression der Spermatogenese durch das Fehlen des FSH sowie den Ausfall der LH-abhängigen testikulären Testosteronsynthese).

Bei Testosteronmangel sollte rechtzeitig eine Substitionsbehandlung in die Wege geleitet werden.

Es stehen Präparate zur oralen (Testosteronundecanoat), intramuskulären (Testosteronundecanoat, Testosteronenanthat) sowie zur transdermalen (Testosterongel, Testosteronpflaster) und zur bukkalen Applikation zur Verfügung. Während der Behandlung müssen regelmäßig internistische sowie urologische Kontrolluntersuchungen erfolgen (möglicher Anstieg des Hämatokrits, Ausschluss eines Prostatakarzinoms).

Empfohlene Testosteronpräparate:

- *Testogel* (1%iges Testosterongel; 25- und 50-mg-Beutel).
- *Tostran* (2%iges Testosterongel; 60-g-Dosierspender).
- *Nebido* (1000 mg Testosteronundecanoat; Depotspritze für 3 Monate i.m.).

Nicht empfohlene Testosteronpräparate:

- *Testosteron Depot* (250 mg Testosteronenanthat i.m.).
- *Andriol* (Testosteronundecanoat oral).

> **Bei Patienten mit Kinderwunsch ist jegliche Gabe von Testosteron kontraindiziert (Suppression der Spermatogenese)!**

Zur Behandlung der retrograden Ejakulation kann man einen Medikationsversuch mit dem Alpha-Sympathomimetikum Midrodin *(Gutron;* 5–15 mg i.v. 30 Minuten vor Ejakulation) unternehmen. N e b e n w i r k u n g e n : Unruhe, ventrikuläre Rhythmusstörungen, Schwitzen, Herzklopfen. K o n t r a i n d i k a t i o n e n : Arterielle Hypertonie.

Auch eine orale Medikation mit 15 *Gutron*-Tropfen ist möglich, ebenso die Gabe des anticholinerg wirksamen Psychopharmakons Imipramin *(Tofranil;* 2×25 mg/d für 2 Tage).

Vorbehandlung des Harns bei Verwendung urinärer Spermien: *Uralyt U* (1-1-2 Esslöffel Granulat/d; 2 Tage vor der geplanten assistierten Fertilisationstherapie beginnen). Verschlüsse der Samenwege sollten auf die Möglichkeit einer mikrochirurgischen Refertilisierung überprüft werden.

Präventive Maßnahmen

Ein Maldescensus testis sollte spätestens vor Vollendung des 2. Lebensjahres operativ korrigiert werden. Es ist derzeit umstritten, ob ein vohergehender hormoneller Therapieversuch mit HCG sinnvoll ist (Gefahr der »Desynchronisierung« der frühen Keimzelldifferenzierung).

Zu den präventiven Maßnahmen gehören auch die Eliminierung von Noxen (Strahlen, Nikotin, Drogen) sowie die rechtzeitige Antibiose bei Infektionen.

Vor fertilitätsgefährdenden Behandlungsmaßnahmen (Chemotherapie, Operation und Radiatio im Beckenbereich) muss der Patient auf die Möglichkeit der Kryokonservierung von Ejakulat als einzige Fertilitätsreserve hingewiesen werden (Eigenleistung; Basiskosten: etwa € 600).

Empirische Therapie

Dieses Kapitel lässt sich mit einem Zitat von VACLAV HAVEL einleiten: »*Hoffnung ist nicht die Überzeugung, dass etwas gut ausgeht, sondern die Gewissheit, dass etwas Sinn hat, egal wie es ausgeht.*«

Gerade bei der idiopathischen Fertilitätsstörung werden häufig auf Empirie beruhende medikamentöse Behandlungsbemühungen unternommen. Bislang konnte aber in kontrollierten, prospektiven Studien keine Substanz ermittelt werden, die bei idiopathischer Tubulusinsuffizienz zu einer signifikanten Verbesserung des Fertilitätsstatus (gemessen an einer Erhöhung der Zahl induzierter Schwangerschaften) führt. Dies gilt für Hormone und hormonähnliche Medikamente ebenso wie für Präparate mit vasoaktiver Wirkung, Vitamine und Nahrungsergänzungsmittel. Metaanalysen lassen keine Verbesserung des Spermiogramms erwarten.

Eine Varikozele sollte bei somatischen Beschwerden des Patienten (»Druckgefühl im Hoden«) per Sklerosierung oder minimalinvasiver Operationstechnik korrigiert werden. Es ist nach wie vor umstritten, ob Einschränkungen der Ejakulatparameter eine Varikozelenkorrektur rechtfertigen.

Symptomatische Therapie

Maßnahmen der assistierten Reproduktion sind als symptomatische Therapieformen anzusehen.

Die intrauterine Insemination (IUI) ist bei milder männlicher Subfertilität möglich, die konventionelle In-vitro-Fertilisation (IVF) wird aus gynäkologischer Indikation durchgeführt (z. B. bei Zyklusanomalien, Endometriose, Tubenverschluss). Die Ejakulatqualität sollte hierbei keine wesentlichen Einschränkungen aufweisen.

Bei schwerer männlicher Subfertilität kann die intrazytoplasmatische Spermieninjektion (ICSI) zur Befruchtung der Eizellen und zu Schwangerschaften führen. Es ist dabei für den Erfolg n i c h t wesentlich, ob die Spermien aus Frischejakulat, aus zuvor kryokonservierten Spermienproben, aus einer Nebenhodenpunktion (MESA [microsurgical epidydimal sperm aspiration]) oder durch eine Hodenbiopsie (TESE [testicular sperm extraction]) gewonnen wurden (13).

Psychotherapie

Ungewollte Kinderlosigkeit kann zu erheblichen psychischen Belastungen des Paares führen. Daher sollte das medizinische Angebot bei der Infertilitätsbehandlung eine kompetente psychologische Betreuung einschließen.

Gynäkomastie

D e f i n i t i o n :

Eine ein- oder beidseitige Vergrößerung der männlichen Brustdrüse; im eigentlichen Sinn die hormonabhängige Vergrößerung des Brustdrüsenparenchyms (sog. »echte« Gynäkomastie), im weiteren Sinn alle Formen einer augenscheinlich vergrößerten Brustdrüse, auch durch Lipideinlagerung bei Adipositas (sog. Lipomastie) oder durch regionale Tumoren (z. B. Lipome) verursacht (sog. Pseudogynäkomastie).

Man unterscheidet bei der Entwicklung einer Gynäkomastie eine (reversible) proliferative von einer (irreversiblen) fibrosierten Phase.

Ursachen der echten Gynäkomastie:

- Gesteigerte Östrogensekretion (z. B. in der Pubertät, feminisierende östrogenproduzierende Tumoren);
- verminderte Androgensekretion (z. B. bei KLINEFELTER-Syndrom);
- Organresistenz gegen Testosteron (z. B. bei testikulärer Feminisierung);
- gesteigerte Sekretion von Prolaktin bzw. Gonadotropinen (z. B. bei Hypophysentumor);
- Vorkommen häufig als physiologische Pubertätsgynäkomastie;
- Auftreten im Rahmen einer Östrogentherapie bei Prostatakarzinom (wenn zuvor keine Mamillenbestrahlung vorgenommen wurde) sowie bei Akromegalie und BASEDOW-Krankheit, myotonischer Dystrophie, Hodenatrophie, Hodenteratom, primärem Hypogonadismus, Hypophysenadenomen, Hypothalamusschäden, primärer Hypothyreose, KLINEFELTER-Syndrom, Leberzirrhose, konsumierenden Prozessen, chronischer Hämodialyse;
- Auftreten infolge der Anwendung von Antiandrogenen.

Stadieneinteilungen

- Nach HALL 1959:
Grad I: Klinisch nur palpatorisch feststellbare Vergrößerung des Drüsenkörpers.
Grad II: Bereits inspektorisch feststellbare Vergrößerung.
Grad III: Entspricht weiblicher Brust.

- Nach TANNER 1996:
B1: Kein Brustdrüsenkörper tastbar.
B2: Warzenhof vergrößert, Brustdrüse vorgewölbt.
B3: Brustdrüsenkörper größer als Warzenhof.
B4: Solider Brustdrüsenkörper.
B5: Entspricht weiblicher Brust bis Makromastie.

Therapie

Kausale Therapie möglich?

Eine medikamentöse Therapie ist nur in der proliferativen Phase sinnvoll. Therapie der Wahl ist Tamoxifen (10–)20 mg/d für 3(–6) Monate. Off-label-Anwendung – kein Präparat ist zugelassen! Tagestherapiekosten (20 mg Tamoxifen) ab € 0,21.

Optimistische Erfolgsraten liegen bei 83% mit zumindest partieller Remission. Nahezu immer führt Tamoxifen zu einer raschen Schmerzfreiheit und Abschwellung.

Nebenwirkungen (gelegentlich): Thromboembolische Komplikationen, Blutbildveränderungen, Linsentrübung etc.

Therapiealternativen sind mit Clomifencitrat *(Pergotime* 50 mg/d), Danazol *(Danocrine* 2×200 mg/d), der lokalen Applikation von Dihydrotestosteron *(Andractim),* Testolacton *(Fludestrin* 450 mg/d), Anastrazol *(Arimidex* 1 mg/d) in sehr kleinen Studien publiziert – diese Therapien sind gegenüber Tamoxifen weniger wirksam, in Deutschland zum Teil nur als Import verfügbar und vor allem auch deutlich teurer (ausführliche Übersicht in der Leitlinie der Subkommission Andrologie der Deutschen Dermatologischen Gesellschaft [DDG]).

Therapieversager einer medikamentösen Therapie sowie eine länger als 6–12 Monate bestehende Gynäkomastie sollten einer (meist beidseitigen) subkutanen Mastektomie und Liposuktion zugeführt werden (zuvor aber Klärung der Kostenübernahme mit der GKV/PKV).

Idealerweise sollte der Patient einem erfahrenen plastischen Chirurgen vorgestellt werden. Der operative Zugang erfolgt über einen Mamillenrandschnitt (semizirkulärer

Schnitt, intraareolare Inzision), alternativ kann bei Makromastie der transaxilläre Zugang oder eine Mammareduktionsplastik gewählt werden.

Besondere Konstellationen

Gynäkomastie und Pubertät

Ursache: Eine gesteigerte Östrogenempfindlichkeit des Brustdrüsengwebes. Bei einer Pubertätsgynäkomastie ist eine abwartende Beobachtung zu empfehlen, da Spontanregressionen häufig sind. Bei lokaler Schmerzsymptomatik ist allerdings Tamoxifen oral oder Dihydrotestosteron sehr schnell hilfreich.

Gynäkomastie und kardiale Medikation

Nahezu alle kardialen Medikamente sind in publizierten Kasuistiken für die Entwicklung einer Gynäkomastie verantwortlich gemacht worden (u. a. Amiodaron, Captopril, Digitoxin, Diltiazem, Enalapril, Methyldopa, Nifedipin, Reserpin, Spironolacton sowie Verapamil).

Sinnvoll und erfolgreich bei der Entwicklung einer Gynäkomastie unter Spironolacton ist der Wechsel auf das (allerdings wesentlich teurere) Eplerenon *(Inspra)*.

Gynäkomastie und Anabolika

Diagnostik prinzipiell wie eben beschrieben, eine Therapie aber nur dann, wenn der Anabolikaabusus glaubhaft beendet wird. Ideal ist – auch zur Aktivierung der gonadotropen Achse – die Verordnung von Tamoxifen.

Gynäkomastie und antiandrogene Therapie bei Prostatakarzinom

Durch eine prophylaktische Gabe von Tamoxifen kann die Schmerzhaftigkeit der Brustdrüse von 57% bzw. 39% auf jeweils 6% reduziert werden.

Eine prophylaktische Radiotherapie (1–5 Sitzungen mit 3–10 Gy) reduziert die Inzidenz der Gynäkomastie von 70–85% auf 10–50%.

Viriles Mammakarzinom

Das virile Mammakarzinom ist die wichtigste Differenzialdiagnose der Gynäkomastie!

Blutiges Sekret aus der Mamille sollte bereits klinisch (auch) an ein viriles Mammakarzinom denken lassen. Die Inzidenz des virilen Mammakarzinoms ist in den letzten 25 Jahren in den USA um 26% angestiegen (auf inzwischen 1% aller Brustkrebserkrankungen in den USA).

Man kann bei Männern von einer Erkrankungshäufigkeit von 1:100000/Jahr ausgehen. Das mittlere Alter bei Diagnosestellung liegt bei 67 Jahren (bei Frauen 62 Jahre). Die weltweit höchste Erkrankungsrate hat Island (dies spricht für eine genetische Komponente). Der Brustkrebs des Mannes macht ~0,7% aller Krebsdiagnosen aus; er ist für 0,1% der männlichen Krebstodesfälle verantwortlich.

Männer mit einem KLINEFELTER-Syndrom haben ein um den Faktor 50 erhöhtes Risiko für ein viriles Mammakarzinom (5–7% aller virilen Mammakarzinome betreffen Männer mit einem KLINEFELTER-Syndrom).

Darüber hinaus gelten als weitere genetische Risikofaktoren die BRCA2-Mutationen, eine positive Familienanamnese sowie Androgen-Rezeptor-Gen-Mutationen. Bei Patienten mit virilem Mammakarzinom liegt die Rate der Verwandten ersten Grades mit Brustkrebs zwischen 15% und 20%.

Als weitere epidemiologische Risikofaktoren werden die hormonelle Imbalance durch Adipositas oder testikuläre Dysfunktion sowie Strahlenexposition diskutiert.

Literatur

1. Joensen UN, Skakkebaek NE, Jorgensen N. Is there a problem with male reproduction? Nat Clin Pract Endocrinol Metab 2009; 5: 144–145.
2. Chavarro JE, et al. Body mass index in relation to semen quality, sperm DNA integrity, and serum reproductive hormone levels among men attending an infertility clinic. Fertil Steril 2009 (Epub ahead of print).
3. Cooper TG, et al. Semen analysis and external quality control schemes for semen analysis near global standardization. Int J Androl 2002; 25: 306–311.
4. Schulze W. Light and electron microscope studies of the morphology of a spermatogonia in men with normal spermatogenesis and in patients treated with antiandrogens. Andrologia 1978; 10: 307–320.
5. Tuttelmann F, Gromoll J, Kliesch S. Genetics of male infertility. Urologe 2008; 47: 1561–1567.
6. Jacobs PA, et al. Klinefelter's syndrome: an analysis of the origin of the additional sex chromosome using molecular probes. Ann Hum Genet 1988; 52: 93–109.
7. Schiff JD, et al. Success of testicular sperm extraction (corrected) and intracytoplasmic sperm injection in men with Klinefelter syndrome. J Clin Endocrinol Metab 2005; 90: 6263–6267.
8. Bojesen A, et al. Increased mortality in Klinefelter syndrome. J Clin Endocrinol Metab 2004; 89: 3830–3834.
9. Zitzmann M, et al. X-chromosome inactivation patterns and androgen receptor functionality influence phenotype and social characteristics as well as pharmacogenetics of testosterone therapy in Klinefelter patients. J Clin Endocrinol Metab 2004; 89: 6208–6217.
10. Repping S, et al. Recombination between palindromes P5 and P1 on the human Y chromosome causes massive deletions and spermatogenic failure. Am J Hum Genet 2002; 71: 906–922.
11. Dohle GR, et al. EAU guidelines on male infertility. Eur Urol 2005; 48: 703–711.
12. Kohn FM, et al. Andrological relevance of testicular biopsies. J Dtsch Dermatol Ges 2005; 3: 532–557.
13. Schulze W, Thoms F, Knuth UA. Testicular sperm extraction: comprehensive analysis with simultaneously performed histology in 1418 biopsies from 766 subfertile men. Human Reprod (Oxford) 1999; 14 (Suppl 1): 82–96.

Der aktuelle Stand in der ovariellen Stimulation bei assistierter reproduktiver Technik

GEORG GRIESINGER

Die Geburt des ersten Kindes nach In-vitro-Fertilisation (IVF) erfolgte nach laparoskopischer Gewinnung einer einzelnen Eizelle in einem spontanen menstruellen Zyklus (1). Ein wesentlicher Schritt zur Effizienzsteigerung der IVF-Methode war die Einführung der Eierstockstimulation, erst durch Clomifen (2), dann durch Gonadotropine. Die ovarielle Stimulation soll die Verfügbarkeit mehrerer befruchtungsfähiger Eizellen gewährleisten. Da nicht jede durch Follikelaspiration gewonnene Eizelle »reif« im Sinne einer Befruchtungsfähigkeit ist, und da nicht jede im Reagenzglas inseminierte oder injizierte Eizelle sich auch tatsächlich befruchten lässt, soll eine höhere Zahl an zur Verfügung stehenden Eizellen sicherstellen, dass bei der Mehrzahl der Patientinnen nach ovarieller Stimulation und IVF ein Embryotransfer erfolgen kann.

Die »kontrollierte« ovarielle Stimulation

Die ovarielle Stimulation führt zu supraphysiologischen Estradiolwerten. Dies kann über zentralnervöse Rückkoppelungsmechanismen eine vorzeitige Freisetzung von luteinisierendem Hormon (LH) aus der Hirnanhangsdrüse verursachen. Die Folgewirkungen eines vorzeitigen LH-Anstiegs manifestieren sich in einer verminderten Befruchtungsfähigkeit der Eizellen und in einer verringerten Wahrscheinlichkeit einer Schwangerschaft nach Embryotransfer (3).

Zur Prophylaxe eines vorzeitigen LH-Anstiegs haben sich Analoga des nativen Gonadorelins (gonadotropin-releasing hormone, GnRH) als Standardmedikation im Rahmen der Eierstockstimulation zur IVF durchgesetzt, da GnRH-Analoga die endogene LH-Ausschüttung der Hypophyse unterbinden können. Da damit die Eizellentnahme und IVF-Behandlung planbar, also unabhängig vom endogenen LH, geworden war, wurde Anfang der 1980er-Jahre der Begriff der kontrollierten ovariellen Stimulation (controlled ovarian hyperstimulation [COH]) eingeführt.

Stimulationsprotokolle mit GnRH-Analoga

Die GnRH-Analoga werden nach ihrer Wirkung am GnRH-Rezeptor der Hypophyse in

Agonisten und Antagonisten unterschieden. Tab. 40 zeigt GnRH-Analoga mit Marktzulassung in Deutschland. GnRH-Agonisten bewirken eine Blockade der hypophysären LH-Ausschüttung erst nach initialer Entleerung der LH-Speicher der Hirnanhangsdrüse (»flare-up«-Effekt). GnRH-Antagonisten hingegen führen zu einer raschen und reversiblen Blockade des GnRH-Rezeptors und damit der hypophysären FSH- und LH-Ausschüttung. Eine Verabreichung eines GnRH-Antagonisten im Rahmen der ovariellen Stimulation zur IVF ist somit nur für den kurzen Zeitraum notwendig, in dem ein vorzeitiger LH-Anstieg imminent ist, also der späten Follikelphase.

Da GnRH-Antagonisten der 1. und 2. Generation jedoch mit schweren allergischen Reaktionen assoziiert waren, erfolgte die Markteinführung und Zulassung der Antagonisten erst für Substanzen der 3. Generation im Jahre 1999. Bis dahin mussten notgedrungen die besser verträglichen GnRH-Agonisten zur Supprimierung der Hypophyse eingesetzt werden. Eine erste Publikation über die Verwendung von GnRH-Agonisten im Rahmen der ovariellen Stimulation zur IVF erfolgte bereits im Jahr 1984 (4). Für GnRH-Agonisten gibt es somit einen vergleichsweise längeren Zeitraum des Erfahrungsgewinns in der klinischen Anwendung.

Der initiale »flare-up«-Effekt der Agonisten konterkariert allerdings die erwünschte Wirkung der raschen Herbeiführung der Hypogonadotropie, die erst nach länger dau-

Tab. 40
In Deutschland zugelassene
GnRH-Analoga zur Anwendung bei Frauen

Wirkstoff	Präparat	Dosierung/Verabreichung	Zulassung zur IVF	Hersteller
GnRH-Agonisten				
Triptorelin	*Decapeptyl Gyn*	3,75-mg-Depot, s.c. oder i.m.	Ja	*Ferring*
Buserelin	*Metrelef*	15,75 mg (4×1–2 Sprühstöße/d intranasal)	Ja	*Ferring*
Goserelin	*Zoladex Gyn*	3,6-mg-Implantat s.c.	Nein	*AstraZeneca*
Leuprorelin	*Enantone Gyn Trenantone Gyn*	3,75-mg- oder 11,25-mg-Depot, s.c. oder i.m.	Nein	*Takeda*
Nafarelin	*Synarela*	0,8 mg/d intranasal	Ja	*Pharmacia*
GnRH-Antagonisten				
Cetrorelix	*Cetrotide*	0,25 mg oder 3 mg s.c.	Ja	*Serono*
Ganirelix	*Orgalutran*	0,25 mg s.c.	Ja	*Organon*

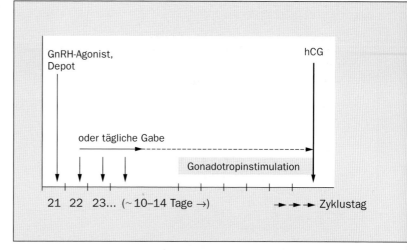

Abb. 49
GnRH-Agonist, »langes« luteales Protokoll

ernder agonistischer Wirkung eintritt. Dies hatte zur Folge, dass die ovarielle Stimulation zunehmend komplex, nebenwirkungsreich und aufwändig, somit in letzter Konsequenz für die Patientin belastend wurde. Im sog. »langen GnRH-Agonisten-Protokoll« (Abb. 49) beginnt die Verabreichung von GnRH-Agonisten üblicherweise in der Lutealphase und verzögert den eigentlichen Therapiebeginn um 2–3 Wochen bis zum Erreichen der Hypogonadie. Zusätzlich treten in diesem Zeitraum unerwünschte Wirkungen der hormonellen Kastration auf, wie postmenopausale Beschwerden, Zwischenblutungen und Zystenbildung an den Eierstöcken. Mangels besserer Alternativen etablierten sich aber dennoch die GnRH-Agonisten als »Goldstandard« zur Verhinderung vorzeitiger LH-Anstiege.

GnRH-Antagonisten

Durch Verwendung eines GnRH-Antagonistenprotokolls (Abb. 50 und 51), kann den Anforderungen an eine moderne ovarielle Stimulation inzwischen besser Rechnung getragen werden. Im Vergleich zu einem langen GnRH-Agonistenprotokoll kann die Gesamtdauer der Behandlung drastisch um im Mittel 20 Tage reduziert werden (Abb. 52). Ebenso verkürzt sich die Stimulationsdauer, und der Gonadotropinverbrauch verringert sich.

Die Wahrscheinlichkeit einer Lebendgeburt nach IVF ist im GnRH-Antagonisten- und im GnRH-Agonistenprotokoll ähnlich. Zu diesem Schluss kommen 2 unabhängige Metaanalysen (5, 6). In einer systematischen Zusammenfassung der Studienergebnisse von 22 randomisierten Vergleichsstudien (3176 Patientinnen), die bis Ende 2005 publiziert wurden, wurde ein relatives Risiko von 0,86 (95%-CI: 0,72–1,02; $p=0,08$) beschrieben (5). Die »number-needed-to-treat« (NNT) mit einem GnRH-Agonistenprotokoll beträgt 41 Patienten (95%-CI: 18–∞) unter der Annahme einer Grundwahrscheinlichkeit einer Lebendgeburt nach IVF von 20% in einer »typischen« Kohorte an infertilen Paaren. Die andere Metaanalyse (6) berichtet, basierend auf 18 Vergleichsstudien mit 2973 randomisierten Patienten, eine Odds Ratio für Schwangerschaft und Lebendgeburt von 0,82, (95%-CI: 0,68–0,97; $p=0,02$). Die NNT mit einem langen

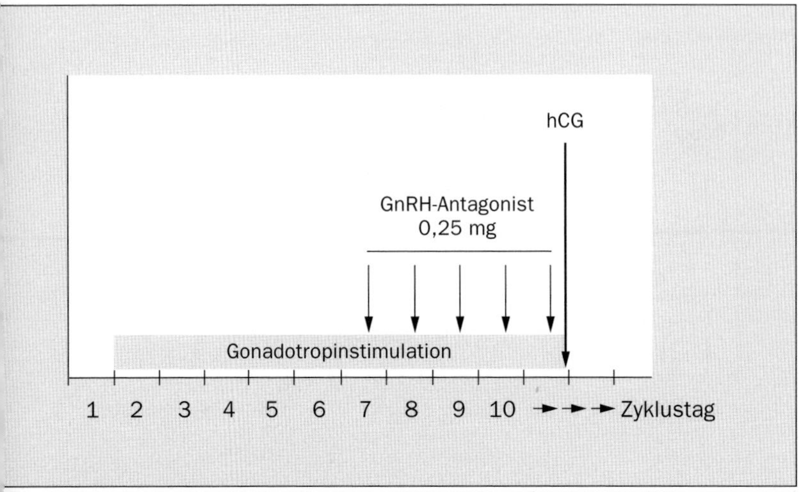

Abb. 50
GnRH-Antagonist,
Mehrfachdosisprotokoll

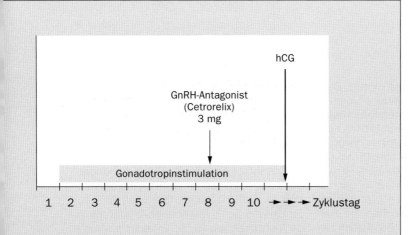

Abb. 51
GnRH-Antagonist,
Einfachdosisprotokoll

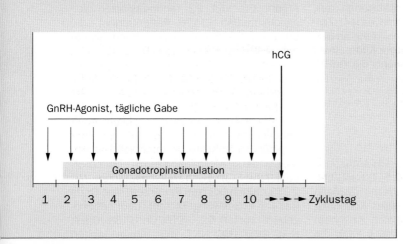

Abb. 52
GnRH-Agonist,
»kurzes« Protokoll

GnRH-Agonistenprotokoll ist auch in dieser Analyse mit ~36 Paaren (95%-CI: 17–250) hoch, sodass von einer äquivalenten Effizienz der GnRH-Agonisten und der GnRH-Antagonistenprotokolle ausgegangen werden kann.

Von klinischer Relevanz ist im Besonderen, dass das Risiko für die Entwicklung eines schweren Überstimulationssyndroms durch GnRH-Antagonistenprotokolle um ~50% gesenkt werden kann. Bei Verwendung eines langen GnRH-Agonistenprotokolls liegt die Inzidenz bei ~3,5%, bei der Verwendung von GnRH-Antagonisten bei ~1,5%. Die relative Risikoreduktion entspricht 53% (RR: 0,47, 95%-CI: 0,27–0,82; p = 0,01) (5). GnRH-Antagonisten sind somit zu einer primären Prävention eines schweren ovariellen Hyperstimulationssyndroms (OHSS) geeignet.

GnRH-Analoga: Verwendung in Deutschland

Die Einführung der GnRH-Agonisten in die ovarielle Stimulation in den frühen 1980er-Jahren und die lange Gewöhnung an das gut planbare »lange« GnRH-Agonistenstimulationsprotokoll scheinen sich auch in der Beliebtheit und Häufigkeit der Verwendung niederzuschlagen. Die Mehrheit der Stimulationszyklen zur IVF wird in Deutschland auch heute noch im langen GnRH-Agonistenprotokoll durchgeführt (Abb. 53). Eine Auswertung von Daten des deutschen IVF-Registers hat darüber hinaus gezeigt, dass GnRH-Antagonistenprotokolle häufig Anwendung nach erfolgloser Therapie im Agonistenprotokoll oder bei speziellen Patientengruppen, z. B. älteren Patientinnen mit entsprechend schlechterer Prognose, finden (7).

Ein ähnliches Bild zeigt sich bei Auswertung anderer europäischer IVF-Register (z. B. dem belgischen IVF-Register [Belrap] oder dem französischen IVF Register [FIVNAT]). Es ist somit festzuhalten, dass die GnRH-Antagonisten trotz ähnlicher klinischer Effizienz und verbessertem Risikoprofil bis-

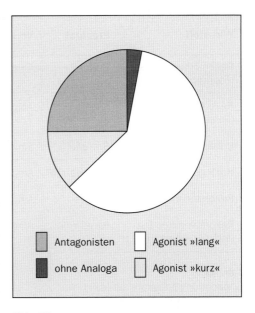

Abb. 53
Verwendung unterschiedlicher GnRH-Analogaprotokolle bei der ovariellen Stimulation entsprechend der Dokumentation im deutschen IVF-Register, 2007
(38 860 prospektiv erfasste IVF- oder ICSI-Behandlungszyklen)

her die GnRH-Analoga 2. Wahl geblieben sind.

Gonadotropinstimulation

Kernstück der ovariellen Stimulationsbehandlung ist die direkte Stimulation des Follikelwachstums durch Gonadotropine. Hierbei werden Präparate eingesetzt, die bis Mitte der 1990er-Jahre aus dem Harn postmenopausaler Frauen gewonnen wurden. Seit 1996 gibt es in Deutschland rekombinant hergestelltes, humanes follikelstimulierendes Hormon (FSH), das bezüglich potenzieller viraler und proteinärer Kontamination das größtmögliche Maß an Sicherheit bietet.

Wirkstoff	Präparat	Verabreichung	Hersteller
Rekombinantes FSH (Follitropin alfa)	*Gonal-F*	Ampullen, Pen oder Multidose s.c.	*Serono*
Rekombinantes FSH (Follitropin beta)	*Puregon*	Ampulle, Pen s.c.	*Essex*
Urinäres FSH	*Bravelle*	Ampullen (75 IE) s.c.	*Ferring*
Hoch gereinigtes HMG	*Menogon HP*	Ampullen (75 IE) s.c.	*Ferring*
Rekombinantes LH	*Luveris*	Ampullen (75 IE) s.c.	*Serono*
Rekombinantes FSH und rekombinantes LH	*Pergoveris*	Single- und Multidose-Ampullen s.c.	*Merck-Serono*

Tab. 41
Gonadotropinpräparate mit Marktzulassung in Deutschland

Gonadotropine: Verwendung in Deutschland

Auf dem deutschen Markt ist eine breite Palette an Gonadotropinpräparaten vorzufinden, von hochgereinigten FSH-Präparaten über FSH/hCG-Mischpräparate urinären Ursprungs, rekombinant hergestellten FSH-Präparaten bis hin zu den rekombinant hergestellten FSH-/LH-Mischpräparaten (Tab. 41).

Gonadotropine urinären Ursprungs versus rekombinant hergestellte Gonadotropine

In einer Metaanalyse aus dem Jahr 1995 (8, 9) war die ovarielle Stimulation zur IVF mit reinem FSH (damals noch urinären Ursprungs) einer fixen Kombination mit FSH- und LH-Aktivität (dem sog. Menotropin) hinsichtlich der Schwangerschaftswahrscheinlichkeit überlegen. Eine folgende Metaanalyse (10) mit mehr als 3400 Patientinnen belegte die überlegene Wirksamkeit von rekombinantem gegenüber reinem, urinärem FSH bezüglich Schwangerschaftsrate, Behandlungsdauer und benötigter Gonadotropindosis. Es gilt heute als gesichert, dass rekombinant hergestelltes FSH eine höhere Wirksamkeit (vor allem im Sinne einer stärkeren Stimulationswirkung auf das Follikelwachstum) als FSH urinären Ursprungs hat. In Deutschland werden bei über 50% der Zyklen rekombinante Gonadotropine zur Stimulation zur IVF oder zur intrazytoplasmatischen Spermieninjektion (ICSI) verwendet (Abb. 54), gefolgt von HMG-Zyklen und Zyklen mit sog. »Mischprotokollen« (Kombination von urinärem und rekombinantem Gonadotropin).

Besonderes Augenmerk wurde in jüngster Zeit dem Vergleich von Gonadotropinpräparaten urinären Ursprungs (humanes menopausales Gonadotropin [HMG]), welches aus einer Mischung aus FSH und LH/hCG besteht, mit rekombinant hergestelltem FSH gewidmet. In einer Metaanalyse von COOMARASAMY et al. (11) von 7 randomisierten Vergleichsstudien (Abb. 55) konnte gezeigt werden, dass mit HMG-Präparaten *(Menogon, Pergonal, Humegon* und *Menopur)* eine marginale – aber statistisch signifikante – Steigerung der Lebendgeburtswahrscheinlichkeit erreicht werden kann (RR: 1,18; 95%-CI: 1,02–1,38; p = 0,03). In allen Studien wurde die Stimulation in einem langen GnRH-Agonistenprotokoll durchgeführt.

Eine weitere, jüngst publizierte systematische Zusammenfassung (12), in der lediglich hoch gereinigte HMG-Präparate *(Menopur, Menogon-HP)* mit rekombinantem FSH verglichen wurde, zeigte eine ähnliche Effektgröße und -richtung hinsichtlich einer

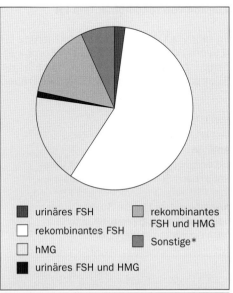

Abb. 54
Verwendung unterschiedlicher Gonadotropine entsprechend der Dokumentation im deutschen IVF-Register, 2007 (38 711 prospektiv erfasste IVF- oder ICSI-Behandlungszyklen mit ovarieller Stimulation; 149 Zyklen ohne Angaben)

* Clomifen/hMG, Clomifen/rFSH etc.

Abb. 55
Metaanalyse von 7 Studien zum Vergleich der Lebendgeburtswahrscheinlichkeit nach Verwendung von hMG oder rFSH zur ovariellen Stimulation zur IVF oder ICSI; nach COOMARASAMY et al. (11)

Heterogenitätstest (CHi^2-Test): p = 0,97
Test für den Gesamteffekt: p = 0,03

Studie	HMG n/N	rFSH n/N	Relatives Risiko (Fixed-Effects-Modell) 95%-CI	Gewichtung (%)	Relatives Risiko (Fixed-Effects-Modell) 95%-CI
WESTERGAARD (2001)	67/189	53/190		22,71	1,27 (0,94–1,71)
NG (2001)	4/20	4/20		1,72	1,00 (0,29–3,45)
GORDON (2001)	9/29	9/39		3,30	1,34 (0,61–2,96)
DIEDRICH (2002)	80/395	67/386		29,12	1,17 (0,87–1,56)
BALASCH (2003)	6/30	8/30		3,44	0,75 (0,30–1,90)
KILANI (2003)	12/50	11/50		4,73	1,09 (0,53–2,24)
MERIT (2006)	96/363	82/368		34,99	1,19 (0,92–1,53)
Total (95%-CI)	1076	1083		100,00	1,18 (1,02–1,38)

0,1 0,2 0,5 1 2 5 10
Erhöht mit rFSH   Erhöht mit hMG

Steigerung der Lebendgeburtswahrscheinlichkeit mit hoch gereinigtem HMG (OR: 1,19, 95%-CI: 0,98–1,44; p >0,05). Zu beachten ist allerdings, dass dieser Effekt nur in Studien zu beobachten ist, in denen ausschließlich IVF (kein ICSI) zur Anwendung kam (OR: =1,31, 95%-CI: 1,02–1,68; p ≤0,05).

Zugabe von rekombinantem LH

Im Jahr 2000 hat reines, rekombinantes LH *(Luveris)* die Marktzulassung in Europa erhalten. *Luveris* wird zusammen mit FSH zur Stimulation der Follikelreifung bei Frauen angewendet, die einen schweren LH- und FSH-Mangel aufweisen (Ovarialinsuffizienz vom WHO-Typ I). Damit wurde die Ovulationsinduktion mit rekombinanten Gonadotropinen bei Frauen mit hypogonadotroper Ovarialinsuffizienz möglich. Die tägliche Zugabe von 75 IE rekombinantem LH zu einer Stimulation mit rekombinantem FSH reicht aus, um bei der Mehrzahl von WHO-Typ-I-Patienten ein Follikelwachstum zu stimulieren (13). Inzwischen sind rekombinantes LH und FSH auch in einem Kombinationspräparat verfügbar *(Pergoveris)*.

Die Zugabe von rekombinantem LH wurde, über die WHO-Typ-I-Patientengruppe hinaus-

Abb. 56
Lebendgeburtswahrscheinlichkeit (Odds Ratio) nach Stimulation mit rekombinantem FSH versus rekombinantem FSH und rekombinantem LH. Die Studien wurden nach GnRH-Analogaprotokoll unterteilt; nach KOLIBIANAKIS et al. (14)

Studie	FSH+LH n/N	FSH n/N	Odds Ratio (Fixed-Effects-Modell) 95%-CI	Gewichtung (%)	Odds Ratio (Fixed-Effects-Modell) 95%-CI
Agonist					
SILLS et al. (1999)	3/13	10/17		10,00	0,21 (0,04–1,05)
BALASCH et al. (2001)	0/16	1/14		2,32	0,27 (0,01–7,25)
HUMAIDAN et al. (2004)	39/116	31/115		31,00	1,37 (0,78–2,41)
FABREGUES et al. (2006)	24/60	25/60		22,50	0,93 (0,45–1,93)
TARLATZIS et al. (2006)	6/55	10/59		12,90	0,60 (0,20–1,78)
Subtotal (95%-CI)	72/260	77/265		78,72	0,94 (0,64–1,89)
Antagonist					
SAUER et al. (2004)	9/25	10/24		9,80	0,79 (0,25–2,49)
GRIESINGER et al. (2005)	8/62	9/65		11,48	0,92 (0,33–2,56)
Subtotal (95%-CI)	17/87	19/89		26,28	0,86 (0,48–1,85)
Total (95%-CI)	89/347	96/354		100,00	0,92 (0,85–1,31)

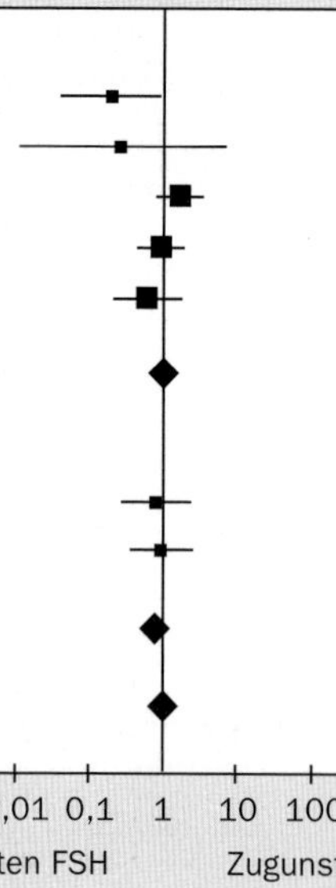

0,01 0,1 1 10 100
Zugunsten FSH   Zugunsten FSH+LH

Studie	rhCG Mittel	rhCG SD	Total	uhCG Mittel	uhCG SD	Total	Gewichtung (%)	Mittlere Differenz (Fixed-Effects-Modell) 95%-CI*
Chang (2001)	13,6	0,8	94	13,7	0,8	92	97,2	−0,10 (−0,33 bis 0,13)
Driscoll (2000)	10,8	4,5	44	10,3	5,1	40	1,2	0,50 (−1,57 bis 2,57)
European (2000)	11,4	6,5	97	10,7	6,1	93	1,6	0,70 (−1,09 bis 2,49)
Total (95%-CI)			235			225	100,00	−0,08 (−0,31 bis 0,15)

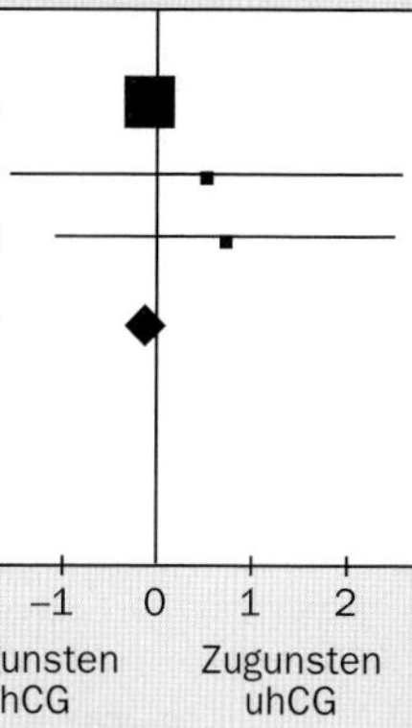

Mittlere Differenz (Fixed-Effects-Modell) 95%-CI
−2 −1 0 1 2
Zugunsten rhCG
Zugunsten uhCG

Abb. 57
Zahl der gewonnenen Eizellen nach Auslösung der finalen Eizellreifung mit 250 µg rhCG s.c. oder 5000/10000 IE uhCG s.c. oder i.m.

Heterogenität:
$Chi^2 = 1{,}06$, df = 2 (p = 0,59); $I^2 = 0\%$
Test für den Gesamteffekt:
Z = 0,69 (p = 0,49)

rhCG = rekombinantes hCG
uhCG = urinäres hCG

gehend, auch für normogonadotrope Patienten untersucht. Zumindest 2 Metaanalysen evaluierten die Datenlage bezüglich der Zugabe von rekombinantem LH zu rekombinantem FSH zur ovariellen Stimulation zur IVF (14, 15). In einer Arbeit von Kolibianakis et al. wurden 7 randomisierte Vergleichsstudien zusammengefasst (14). Die Zugabe von rekombinantem LH führte zu keiner Steigerung der Lebendgeburtrate (OR: =0,92; 95%-CI: 0,65–1,31; p >0,05) (Abb. 56). Zu einem ähnlichen Ergebnis kommt eine Analyse der Cochrane-Library (15).

Obwohl die Fallzahlen in beiden Metaanalysen noch zu klein sind, um eine abschließende Beurteilung zu erlauben, ist eine klinisch relevante Steigerung der Lebendgeburtswahrscheinlichkeit durch Zugabe von LH als unwahrscheinlich zu betrachten. Eine Subgruppenanalyse in der Cochrane-Publikation (15) von 3 Studien an sog. »poor respondern« zeigte allerdings einen positiven Effekt von LH mit Bezug auf die Schwangerschaftswahrscheinlichkeit, sodass weitere Untersuchungen zu diesem Patientenkollektiv notwendig sind.

Finale Eizellreifung

Um die Progression der reifenden Eizellen in die Metaphase II der meiotischen Reifeteilung auszulösen, wird humanes Choriongonadotropin (hCG) verabreicht, üblicherweise in Dosen von 5000–10000 IE s.c., oder i.m. Dosen <5000 IE hCG wurden in einer frühen Studie mit geringerer Eizellausbeute und geringerer Fertilisationrate in Verbindung gebracht (16). Seit einigen

Jahren steht als Alternative zu hCG aus urinärer Quelle auch rekombinant hergestelltes hCG *(Ovidrel)* in der Dosis von 250 μg zur Verfügung.

Eine Zusammenfassung der Daten der methodisch hochwertigen Phase-III-Studien zeigt, dass rekombinant hergestelltes hCG in einer Dosis von 250 μg äquivalent zu 5000 oder 10000 IE urinärem hCG mit Bezug auf die Zahl der gewonnen Eizellen ist (Abb. 57); auch in der Schwangerschafts- und Lebendgeburtswahrscheinlichkeit zwischen urinärem und rekombinantem hCG finden sich keine Unterschiede.

GnRH-Agonist statt hCG, um ein OHSS zu vermeiden

Aufgrund der Wirkweise der GnRH-Antagonisten bleibt die Gonadotropinreserve der Hypophyse unter der Gabe von GnRH-Antagonisten intakt, eine Bolusgabe eines GnRH-Agonisten kann den GnRH-Antagonisten vom hypophysären Rezeptor verdrängen und damit eine endogene LH-Ausschüttung bewirken (17). Diese LH-Ausschüttung reicht aus, um die finale Eizellreifung nach ovarieller Stimulation zu induzieren. Mit Bezug auf das OHSS ist entscheidend, dass nach der Bolusgabe eines GnRH-Agonisten im Vergleich zu hCG eine massive Luteolyse einsetzt (18–20). Eine systematische Literaturübersicht klinischer Studien zeigte, dass nach der Bolusgabe eines GnRH-Agonisten im GnRH-Antagonistenprotokoll bisher k e i n OHSS beobachtet werden konnte (21).

Jüngere randomisierte Vergleichsstudien bestätigen das Potenzial der durch GnRH-Agonisten vermittelten Auslösung der finalen Eizellreifung zur totalen Prävention schwerer Verlaufsformen eines OHSS (22, 23). Ebenso wurde in einer großen, jüngst publizierten, prospektiven Beobachtungsstudie bei Eizellspenderinnen mit OHSS-Risiko eine Inzidenz von 0% (0/1046; 95%-CI: 0–0,37) für ein schweres OHSS berichtet (24).

Kryokonservierung nach Triggerung mit GnRH-Agonist

Allerdings bestehen Unsicherheiten bezüglich der optimalen Art der Lutealphasenunterstützung nach der Gabe eines GnRH-Agonisten (25). Aus diesem Grund, aber auch, um schwere OHSS-Verlaufsformen in der frühen Schwangerschaft gänzlich zu

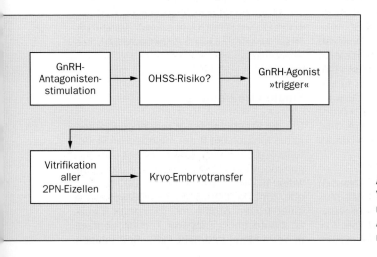

Abb. 58
Vorgehen bei OHSS-Risiko nach Stimulation im GnRH-Antagonistenprotokoll; nach GRIESINGER et al. (27)

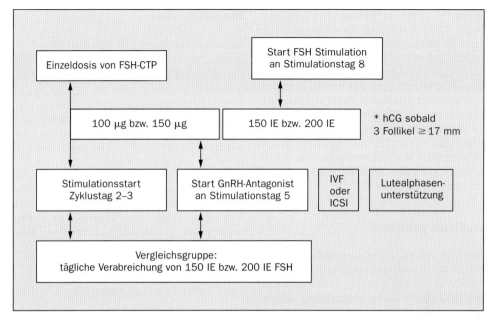

Abb. 59
Schematisch dargestelltes Studienprotokoll der Phase-III-Zulassungsstudien zu FSH-CTP

vermeiden, wurde ein neues Konzept für OHSS-Risikopatientinnen (Frauen mit überstarkem Ansprechen auf die ovarielle Stimulation oder vorangegangenem OHSS) etabliert (Abb. 58). Die nach Gabe einer Agonisten-Triggerung normalerweise einsetzende Luteinphase wird dabei »umgangen«, indem alle befruchteten Eizellen kryokonserviert und erst später transferiert werden.

In einer prospektiven Beobachtungsstudie (26, 27) konnte gezeigt werden, dass in einem Hochrisikokollektiv (n = 40) die OHSS-Inzidenz nach der Gabe eines Agonisten 0% war (95%-CI: 0–6,2). Die kumulative Lebendgeburtrate nach einer durchschnittlichen Zahl von 2,1 Kryo-Eizellentransfers betrug 32,5% (13/40; 95%-CI: 21,7–45,5). Da dieses Vorgehen gut untersuchte und etablierte Behandlungsmodalitäten kombiniert (Antagonistenstimulation, Bolusgabe eines Agonisten und Kryokonservierung von 2-Pronuclei-Zellen), ist die großzügige Anwendung eines solchen Behandlungsalgorithmus leicht in die klinische Routine implementierbar und ein vielversprechendes Instrument, um schwere Formen von OHSS im Rahmen der IVF-Behandlung weitgehend zu vermeiden.

Lang wirksames FSH: FSH-CTP

FSH ist, wie auch hCG, thyroideastimulierendes Hormon (TSH) und LH, ein Glykoprotein mit einem Proteingerüst aus 2 Peptidketten (Heterodimer aus einer α-Kette und einer β-Kette), das mit einem Kohlenhydratanteil vernetzt ist. Die Aminosäuresequenz von 92 Aminosäuren der α-Kette ist bei allen 4 Glykoproteinen gleich. Länge und Sequenz der β-Kette sind bei jedem dieser Glykoproteinhormone verschieden; dadurch wird biologische Spezifität vermittelt. LH und hCG zeigen weitreichende Homologie in Sequenz, Struktur und Affinität zum LH-Rezeptor – ein Effekt, den man sich zur Ovulationsauslösung mittels hCG zunutze macht. Die deutlich längere Halbwertszeit von hCG (31–56 Stunden) im Gegensatz zu rund 20 Minuten beim LH begründet sich in einer Verlängerung des C-terminalen Endes der β-Kette um das sog. »C-terminale Peptid« (CTP).

Studienergebnisse

FSH-CTP, ein lang wirksames Derivat des FSH-Moleküls, besteht aus einer (nativen) α-Kette und einer β-Kette, in die das CTP des hCG durch biotechnologische Methoden inkorporiert wurde.

Phase-I-Studien

Im Rahmen einer Phase-I-Studie wurde FSH-CTP erstmalig an hypogonadotrope, hypogonadale männliche Probanden verabreicht (28). 13 Probanden erhielten dazu 4 s.c. Injektionen von 15 µg FSH-CTP in 4-wöchigen Intervallen. Die Verträglichkeit war gut, eine Antikörperbildung gegen FSH-CTP wurde nicht beobachtet. Die terminale Halbwertszeit ($t_{1/2}$) von FSH-CTP betrug 94,7 Stunden, entsprechend einer 2–3fachen Verlängerung der $t_{1/2}$ im Vergleich zu konventionellem rekombinantem FSH (mittlere $t_{1/2}$ hier: 28 Stunden).

Eine erste Verabreichung von FSH-CTP zur ovariellen Stimulation an weiblichen Probanden erfolgte zur Bestimmung der Pharmakodynamik und Pharmakokinetik verschiedener Dosen des Präparates (29). Jeweils 8 Frauen erhielten einmalig 15 µg, 30 µg, 60 µg oder 120 µg FSH-CTP. Die $t_{1/2}$ betrug 60–75 Stunden. Die Zeit zur Erreichung der maximalen Serumkonzentration (t_{max}) betrug dosisabhängig 30–48 Stunden. Im Vergleich zur Verabreichung einer Einzeldosis von 150 IE rekombinantem FSH ist damit die t_{max} des FSH-CTP auf das 3fache, die $t_{1/2}$ auf das Doppelte erhöht (30).

Phase-II-Studien

Minimal-effektive Dosis von FSH-CTP

Basierend auf diesen Studiendaten sowie auf 2 Phase-II-Studien, in denen 60 µg, 120 µg und 180 µg FSH-CTP (31) bzw. 120 µg, 180 µg und 240 µg FSH-CTP (32) mit einer täglichen Verabreichung von 150 IE rekombinantem FSH zur ovariellen Stimulation zur IVF verglichen wurden, ermittelte man durch Modellierung der pharmakokinetisch-pharmakodynamischen Beziehung 2 minimal-effektive Dosen: 150 µg für Patientinnen >60 kg KG und 100 µg für Patientinnen <60 kg KG. Diese Dosen haben sich als ausreichend erwiesen, um das Ovar über den Zeitraum von 1 Woche zu stimulieren.

Lang wirksames FSH (FSH-CTP)

- Terminale Halbwertszeit: 60–75 Stunden;
- ≤60 kg Körpergewicht: 100 µg;
- >60 kg Körpergewicht: 150 µg;
- Wirkungsdauer: Etwa 7 Tage.

Phase-III-Studien

Die Studien zur Effektivität von FSH-CTP wurden nach dem in Abb. 58 dargestellten Schema durchgeführt. Mit insgesamt mehr als 2 500 randomisierten Probandinnen sind die Zulassungsstudien zu FSH-CTP die umfangreichsten Studien, die je zur ovariellen Stimulation zur IVF durchgeführt wurden. Die Ergebnisse der Phase III sind bisher nur teilweise (lediglich in Abstractform) publiziert.

Am letzten Jahreskongress der ESHRE (Barcelona, 2008) wurden erste Daten aus der Phase III gezeigt. Der Vergleich von 150 µg FSH-CTP an Zyklustag 2 oder 3, gefolgt von 200 IE rekombinantem FSH ab Stimulationstag 8 versus 200 IE rekombinantem FSH ab Zyklustag 2 oder 3 in einem GnRH-Antagonistenprotokoll (Abb. 59) zeigte mit 38,9% bzw. 38,1% fortlaufender Schwangerschaftsrate eine ähnliche Effektivität bei 1506 randomisierten Patientinnen (33). Im Durchschnitt waren Folgeinjektionen an 2 Tagen mit jeweils 200 IE FSH notwendig, um hCG verabreichen zu können. Bei rund 30% der Patientinnen genügte jedoch für die ovarielle Stimulation eine einzelne FSH-CTP-Injektion.

Eine weitere, derzeit noch laufende Studie widmet sich der Sicherheit von FSH-CTP bei wiederholter Verabreichung über 2 oder 3 Behandlungszyklen. Da das FSH-CTP Molekül ein »fremdartiges« Protein ist, soll eine mögliche Antikörperbildung (und damit Unverträglichkeit oder Unwirksamkeit des Präparates) an einem großen Patientenkollektiv ausgeschlossen werden.

Obwohl der Einsatz von FSH-CTP auch zur Ovulationsinduktion bei anovulatorischen WHO-Typ-II-Patientinnen untersucht wurde (34), wird das Präparat hauptsächlich bei der ovariellen Stimulation zur IVF Anwendung finden. Für die Patientinnen bedeutet eine mögliche Zulassung von FSH-CTP eine Verringerung der Zahl an FSH-Injektionen, eine Vereinfachung der IVF-Behandlung sowie eine Verringerung der Belastung durch wiederholte Injektionen – all das bei gleicher Effektivität der ovariellen Stimulation im Vergleich zum herkömmlichen Vorgehen.

Fazit für die Praxis

- Die Kombination von Gonadotropinen mit GnRH-Analoga ist als Standard der ovariellen Stimulation zur IVF zu betrachten.

- GnRH-Agonisten im sog. »langen« Protokoll werden in Deutschland am häufigsten eingesetzt.

- GnRH-Antagonisten haben eine ähnliche Effizienz wie GnRH-Agonisten; sie sind mit einer kürzeren Behandlungsdauer und einem niedrigeren Überstimulationsrisiko assoziiert.

- Die Mehrzahl der Stimulationszyklen zur IVF wird in Deutschland mit rekombinantem FSH durchgeführt.

- Humanes menopausales Gonadotropin ist bei Untergruppen von Patientinnen (IVF-Behandlung und Stimulation in einem langen GnRH-Agonistenprotokoll) geringfügig effizienter als rekombinantes FSH.

- Eine Zugabe von rekombinantem LH (75–150 IE) zu einer Stimulation mit rekombinantem FSH bringt für die Mehrzahl der Patientinnen keinen Benefit.

- Rekombinant hergestelltes hCG (250 µg) ist gleich effektiv mit Bezug auf die finale Eizellreifung wie urinär hergestelltes hCG (5000–10000 IE).

- In einem GnRH-Antagonistenprotokoll kann hCG durch eine einmalige Bolusgabe eines GnRH-Agonisten ersetzt werden, wodurch Überstimulationssyndrome vermieden werden.

- Lang wirksames FSH (FSH-CTP) hat die klinische Entwicklung weitgehend absolviert; es kann die Anzahl der für die Stimulation notwendigen Injektionen deutlich reduzieren.

Literatur

1. Steptoe PC, Edwards RG. Birth after the reimplantation of a human embryo. Lancet 1978; 2: 366.
2. Trounson AO, et al. Pregnancies in humans by fertilization in vitro and embryo transfer in the controlled ovulatory cycle. Science 1981; 212: 681–682.
3. Loumaye E. The control of endogenous secretion of LH by gonadotrophin-releasing hormone agonists during ovarian hyperstimulation for in-vitro fertilization and embryo transfer. Hum Reprod 1990; 5: 357–376.
4. Porter RN, et al. Induction of ovulation for in-vitro fertilisation using buserelin and gonadotropins. Lancet 1984; 2: 1284–1285.
5. Kolibianakis EM, et al. Among patients treated for IVF with gonadotrophins and GnRH analogues, is the probability of live birth dependent on the type of analogue used? A systematic review and meta-analysis. Hum Reprod Update 2006; 12: 651–671.
6. Al-Inany HG, Abou-Setta AM, Aboulghar M. Gonadotrophin-releasing hormone antagonists for assisted conception: a Cochrane review. Reprod Biomed Online 2007; 14: 640–649.
7. Griesinger G, Felberbaum R, Diedrich K. GnRH antagonists in ovarian stimulation: a treatment regimen of clinicians' second choice? Data from the German national IVF registry. Hum Reprod 2005; 20: 2373–2375.
8. Daya S, et al. Follicle-stimulating hormone versus human menopausal gonadotropin for in vitro fertilization cycles: a meta-analysis. Fertil Steril 1995; 64: 347–354.
9. Daya S. Follicle-stimulating hormone and human menopausal gonadotropin for ovarian stimulation in assisted reproduction cycles. The Cochrane Library 2002; 1.
10. Daya S, Gunby J. Recombinant versus urinary follicle stimulating hormone for ovarian stimulation in assisted reproduction cycles. The Cochrane Library 2002; 1.
11. Coomarasamy A, et al. Urinary hMG versus recombinant FSH for controlled ovarian hyperstimulation following an agonist long down-regulation protocol in IVF or ICSI treatment: a systematic review and meta-analysis. Hum Reprod 2008; 23: 310–315.
12. Al-Inany HG, et al. Highly purified hMG achieves better pregnancy rates in IVF cycles but not ICSI cycles compared with recombinant FSH: a meta-analysis. Gynecol Endocrinol 2009; 27: 1–7.
13. European Recombinant Human LH Study Group. Recombinant human luteinizing hormone (LH) to support recombinant human follicle-stimulating hormone (FSH)-induced follicular development in LH- and FSH-deficient anovulatory women: a dose-finding study. J Clin Endocrinol Metab 1998; 83: 1507–1514.
14. Kolibianakis EM, et al. Among patients treated with FSH and GnRH analogues for in vitro fertilization, is the addition of recombinant LH associated with the probability of live birth? A systematic review and meta-analysis. Hum Reprod Update 2007; 13: 445–452.
15. Mochtar MH, et al. Recombinant luteinizing hormone (rLH) for controlled ovarian hyperstimulation in assisted reproductive cycles. Cochrane Database Syst Rev. 2007; (2): CD005070
16. Abdalla HI, et al. The effect of the dose of human chorionic gonadotropin and the type of gonadotropin stimulation on oocyte recovery rates in an in vitro fertilization program. Fertil Steril 1987; 48: 958–963.
17. Felberbaum RE, et al. Preserved pituitary response under ovarian stimulation with HMG and GnRH antagonists (Cetrorelix) in women with tubal infertility. Eur J Obstet Gynecol Reprod Biol 1995; 61: 151–155.
18. Fauser BC, et al. Endocrine profiles after triggering of final oocyte maturation with GnRH agonist after cotreatment with the GnRH antagonist ganirelix during ovarian hyperstimulation for in vitro fertilization. J Clin Endocrinol Metab 2002; 87: 709–715.
19. Beckers NG, et al. Nonsupplemented luteal phase characteristics after the administration of recombinant human chorionic gonadotropin, recombinant luteinizing hormone, or gonadotropin-releasing hormone (GnRH) agonist to induce final oocyte maturation in in vitro fertilization patients after ovarian stimulation with recombinant follicle-stimulating hormone and GnRH antagonist cotreatment. J Clin Endocrinol Metab 2003; 88: 4186–4192.
20. Kol S. Luteolysis induced by a gonadotropin-releasing hormone agonist is the key to prevention of ovarian hyperstimulation syndrome. Fertil Steril 2004; 81: 1–5.
21. Griesinger G, et al. GnRH-antagonists in ovarian stimulation for IVF in patients with [1] poor response to gonadotrophins, [2] polycystic ovary syndrome, and [3] risk of ovarian hyperstimulation: a meta-analysis. Reprod Biomed Online 2006; 13: 628–638.
22. Acevedo B, et al. Triggering ovulation with gonadotropin-releasing hormone agonists does not compromise embryo implantation rates. Fertil Steril 2006; 86: 1682–1687.
23. Engmann L, et al. The use of gonadotropin-releasing hormone (GnRH) agonist to induce oocyte maturation after cotreatment with GnRH antagonist in high-

risk patients undergoing in vitro fertilization prevents the risk of ovarian hyperstimulation syndrome: a prospective randomized controlled study. Fertil Steril 2008; 89: 84–91.
24. Bodri D, et al. Triggering with human chorionic gonadotropin or a gonadotropin-releasing hormone agonist in gonadotropin-releasing hormone antagonist-treated oocyte donor cycles: findings of a large retrospective cohort study. Fertil Steril 2009; 91: 365–371.
25. Griesinger G, et al. GnRH-agonist for triggering final oocyte maturation in the GnRH-antagonist ovarian hyperstimulation protocol: systematic review and meta-analysis. Human Reproduction Update 2006; 12: 159.
26. Griesinger G, et al. Elective cryopreservation of all pronuclear oocytes after GnRH-agonist triggering of final oocyte maturation in OHSS risk patients: a prospective, observational proof-of-concept study. Hum Reprod 2007; 22: 1348–1352.
27. Griesinger G, et al. Will vitrification revolutionize the way we perform IVF? Annual meeting of the European Society of Human Reproduction and Embryology, Barcelona 2008 [abstract].
28. Bouloux PM, et al. FSH-CTP study group. First human exposure to FSH-CTP in hypogonadotrophic hypogonadal males. Hum Reprod 2001; 16: 1592–1597.
29. Duijkers IJ, et al. Single dose pharmacokinetics and effects on follicular growth and serum hormones of a long-acting recombinant FSH preparation (FSH-CTP) in healthy pituitary-suppressed females. Hum Reprod 2002; 17: 1987–1993.
30. Voortman G, Mannaerts BM, Huisman JA. A dose proportionality study of subcutaneously and intramuscularly administered recombinant human follicle-stimulating hormone (Follistim/Puregon) in healthy female volunteers. Fertil Steril 2000; 73: 1187–1193.
31. Devroey P, et al. Induction of multiple follicular development by a single dose of long-acting recombinant follicle-stimulating hormone (FSH-CTP, corifollitropin alfa) for controlled ovarian stimulation before in vitro fertilization. J Clin Endocrinol Metab 2004; 89: 2062–2070.
32. Devroey P, Koper N, Mannaerts BM. A randomized, dose-finding trial to establish the ovarian response to a single injection of Org 36286 for sustained follicular stimulation. Hum Reprod Suppl 2006; 21: i68–i69 [abstract].
33. Mannaerts BM. Corifollitropin alfa. Annual meeting of the European Society of Human Reproduction and Embryology, Barcelona, 6.–9. Juli 2008. Organon Sponsored Symposium [abstract].
34. Balen AH, et al. Pharmacodynamics of a single low dose of long-acting recombinant follicle-stimulating hormone (FSH-carboxy terminal peptide, corifollitropin alfa) in women with World Health Organization group II anovulatory infertility. J Clin Endocrinol Metab 2004; 89: 6297–6304.

Die intrauterine Insemination

Indikationen und Grenzen

FRANK NAWROTH
CHRISTOPH DORN
MICHAEL LUDWIG

Die intrauterine Insemination (IUI) ist eine etablierte Behandlungsmethode im Rahmen der Kinderwunschbehandlung. Im Kontext anderer Therapiemöglichkeiten (ovarielle Stimulation, In-vitro-Fertilisation [IVF], intrazytoplasmatische Spermieninjektion [ICSI]) finden sich oft gegensätzliche Auffassungen zum aktuellen Stellenwert der IUI. Dies betrifft neben den Indikationen auch z. B. die Vorbereitung der Patientin (Spontanzyklus, Clomifen, Gonadotropine).

Indikationen

Die Rationale zur Durchführung einer IUI ist die Erhöhung der Zahl motiler Spermien durch eine Ejakulatpräparation und deren intrauterine Platzierung nahe dem Ovulationszeitpunkt, um damit die spontane Konzeptionschance des jeweiligen Paares signifikant zu steigern. Die Definition von Indikationen sollte daher auf prospektiv randomisierten Studien beruhen, welche Zyklen mit »Verkehr zum Optimum« mit IUI-Zyklen verglichen haben.

Cochrane-Analyse zur IUI bei pathologischem Zervixfaktor

In einer Metaanalyse (Selektion der Patientinnen auf der Basis eines pathologischen Postkoitaltests [PCT]) wurden 5 Studien erfasst. Eine regelrechte Metaanalyse war aufgrund der unterschiedlichen methodischen Qualität und Patientencharakteristika sowie zu kleiner Kollektive nicht möglich. Angesichts des fehlenden prognostischen Einflusses des PCT auf die spontanen Schwangerschaftsraten ist nach Ansicht der Autoren wahrscheinlich auch die IUI bei Patientinnen mit pathologischem PCT k e i n e sinnvolle Therapie (1).

Cochrane-Analyse zur IUI bei idiopathischer Sterilität

Die IUI führte im Vergleich zur ovariellen Stimulation mit »Verkehr zum Optimum« zu einer 1,68fachen Steigerung der Schwangerschaftsraten (95%-CI: 1,13–2,50). Außerdem zeigte sich eine signifikante Verbesserung der Schwangerschaftschance, wenn die IUI nach ovarieller Stimulation im Vergleich zur IUI im Spontanzyklus erfolgte (OR: 3,33; 95%-CI: 1,46–3,71). Abschließende Aussagen zur Abort-, Geburten- und Mehrlingsschwangerschaftsrate sowie dem Risiko eines ovariellen Hyperstimulationssyndromes (OHSS) nach IUI mit/ohne ovarielle Stimulation erlauben die derzeit vorliegenden Daten nicht (2).

Cochrane-Analyse zur IUI bei andrologischer Subfertilität

Die zu dieser Indikation vorliegende aktuelle Cochrane-Analyse konstatiert fehlende Studien ausreichender Qualität, um hier eine Empfehlung »Pro oder Kontra IUI« bei andrologischem Faktor abgeben zu können (3). In der Praxis ist die andrologische Subfertilität unter Beachtung gewisser Mindestanforderungen an das Spermiogramm allerdings eine etablierte Indikation zur IUI.

Sowohl bei idiopathischer als auch bei andrologischer IUI-Indikation konnte gezeigt werden, dass bei im Median 32-jährigen Patientinnen mit einer IUI die gleichen Schwangerschaftsraten wie mit einer IVF erreicht werden, und dass die IUI der kosteneffektivere Therapieweg ist. Die IUI im Spontanzyklus wurde dabei wegen der geringeren Risiken gegenüber der leichten hormonellen Stimulation präferiert (4), obwohl die ovarielle Stimulation zu höheren Erfolgschancen führt (2).

Mindestanforderungen an das Spermiogramm

In einer Untersuchung zu den prädiktiven Faktoren einer erfolgreichen IUI anhand von 1 038 Therapiezyklen wurde definiert, dass ein Paar mit den folgenden Kriterien die beste Prognose hat (5):

○ Frau <30 Jahre;
○ Indikation: Zervikaler Faktor oder Anovulation;
○ Gesamtzahl motiler Spermien nach Ejakulatpräparation (TMSC [total motile sperm count]) ≥5 Millionen.

Eine Definition der Minimalkriterien für eine IUI ist generell sicher problematisch. Unterhalb von 5% normal geformten Spermatozoen (nach den »strict criteria«) und bei einem TMSC <1 Million scheinen die Chancen einer erfolgreichen IUI deutlich zu sinken (6). Eine Review zum Zusammenhang zwischen IUI-Ergebnis und Morphologie bestätigte, dass sich die Schwangerschaftsraten signifikant verbessern, wenn der Anteil morphologisch normaler Spermien nach den strengen Kriterien höher als 4% ist (7).

Spermiengewinnung und -präparation

Wenn die Spermiengewinnung zu Hause und der Transport nahe der Körpertemperatur erfolgte, war in einer Studie mit 633 IUI-Zyklen bei 335 Paaren die Schwangerschaftsrate gegenüber der Masturbation in der Praxis nicht beeinträchtigt. Das Intervall zwischen Spermiengewinnung und IUI zeigte zwischen schwangeren und nicht schwangeren Frauen keinen signifikanten Unterschied (70 ±19 versus 73 ±18 Minuten) (8).

Ziel der vor einer IUI obligaten Spermienpräparation ist die Separierung motiler Spermien von den flüssigen Ejakulatbestandteilen, Leukozyten, Bakterien etc. Dabei stehen verschiedene Präparationstechniken (z. B. die Dichtegradientenzentrifugation, die »Swim-up-Präparation« oder die Kombination von Wasch- und Zentrifugationsschritten) zur Verfügung. Momentan lässt sich nach den verfügbaren Studien ohne weitere und größere randomisierte Untersuchungen zur Fragestellung keines dieser Verfahren besonders favorisieren (9). Vorteilhaft scheint es zu sein, wenn die Spermienpräparation innerhalb von 30 Minuten nach der Abgabe beginnt und die IUI spätestens 90 Minuten nach der Abgabe erfolgt (10).

Stellenwert der Tubendiagnostik vor einer geplanten Insemination

Nachdem eine Abklärung der Tuben vor einer IUI lange als obligat galt, erfolgt in den letzten Jahren zuerst eine Abwägung des individuellen Risikos einer tubaren Problematik. Erst dann wird entschieden, ob eine Tubendiagnostik erforderlich ist, oder ob die Wahrscheinlichkeit einer tubaren Pathologie vernachlässigbar niedrig erscheint. Ein etablierter Screeningparameter ist dabei die Chlamydienserologie. Ihre prognostische Wertigkeit kann mit der einer Hysterosalpingographie (HSG) verglichen werden (11). Bei einer unauffälligen HSG zeigte eine prospektiv randomisierte Studie zum Stellenwert einer Laparoskopie nach 6 erfolglosen IUI-Zyklen nicht häufiger Auffälligkeiten als vor einer IUI (12). Im Umkehrschluss ist für uns die Chlamydienserologie bei ansonsten fehlenden Risikofaktoren (z. B. Zustand nach Tubargravidität etc.) der initiale Diskriminator für die Notwendigkeit einer Tubendiagnostik vor einer IUI.

In jedem Fall ist nach einer pathologischen HSG eine Laparoskopie sinnvoll, um eine »Übertherapie« durch eine IVF zu vermeiden (13). In Analogie würden wir dies auch für eine Hysterosalpingokontrastsonographie postulieren.

Die intrauterine Insemination

Spontanzyklus oder ovarielle Stimulation?

In einer Metaanalyse bei idiopathischer Sterilität resultierte nach ovarieller Stimulation und IUI eine signifikant höhere Erfolgsrate als nach IUI im Spontanzyklus (OR: 2,3; 95%-CI: 1,5–3,7) (2). Dabei steigerte eine Gonadotropinstimulation die Schwangerschaftsraten gegenüber einer Clomifenstimulation um nahezu das Doppelte (OR: 1,8; 95%-CI: 1,2–2,7) (14).

Man muss immer abwägen, wie man stimuliert, da es auch Untersuchungen gab, die keinen Unterschied bei der IUI nach Clomifen- versus Gonadotropinstimulation zeigten (15).

Bei einer Follikelreifungsstörung wäre eine Stimulation zur Vorbereitung auf die IUI in jedem Fall sinnvoll.

Durch die Kombination der Gonadotropinstimulation mit der Applikation eines GnRH-Antagonisten zur Verhinderung eines endogenen LH-Anstiegs vor der HCG-Gabe lässt sich das Zyklusmonitoring deutlich vereinfachen und eine IUI am Wochenende ohne Qualitätsverlust vermeiden. Dies konnte in einer prospektiven Studie gezeigt werden, in der Patientinnen am Freitag einen Leitfollikel von 17 mm aufwiesen. Entweder erfolgten dann nach Randomisierung die HCG-Gabe und die IUI am Wochenende, oder die zusätzliche Gabe eines GnRH-Antagonisten bis Samstag und die IUI am Montag/Dienstag. Die Schwangerschaftsraten unterschieden sich nicht; Überstimulationssyndrome traten keine auf (16).

Optimales Timing

Die IUI sollte innerhalb von 24 Stunden nach dem endogenen LH-Anstieg oder 32–36 Stunden nach der HCG-Applikation (5000–10000 IE) erfolgen (17); möglicherweise kann das Intervall zwischen HCG und IUI aber auch auf bis zu 40 Stunden ausgedehnt werden. Der Vergleich zwischen 32–34 und 38–40 Stunden erbrachte in einer prospektiv randomisierten Untersuchung keinen signifikanten Unterschied (18).

HCG zur Ovulationsinduktion?

Der Zeitpunkt der IUI, d. h. entweder nach dem endogenen LH-Anstieg oder nach der HCG-Gabe (5000–10000 IE urinäres HCG [z. B. *Predalon, Choragon*] oder 250 µg rekombinantes HCG *[Ovitrelle])*, beeinflusst die Schwangerschaftsraten nicht. Erfolgte die IUI in einer randomisierten Studie nach Clomifenstimulation am Tag nach dem positiven Harnstick, der einen LH-Anstieg anzeigte, waren die Ergebnisse vergleichbar der IUI 33–40 Stunden nach der HCG-

Gabe (19). Diese Aussage wurde in einer späteren Metaanalyse bestätigt (17).

Häufigkeit der IUI pro Zyklus

Die zweimalige IUI steigert in einem stimulierten Zyklus die Schwangerschaftsraten gegenüber der einmaligen IUI n i c h t (20).

Ruhephase nach der IUI?

Wir gehen davon aus, dass nach einer IUI keine Ruhephase erforderlich ist. Eindeutige Klarheit und größere Studien existieren zu dieser Frage nicht. In einer randomisierten Untersuchung resultierte eine 10-minütige Ruhephase nach IUI in einer signifikant höheren Schwangerschaftsrate (21). Bei der IVF ist dieser Nutzen für die Bettruhe nach dem Embryotransfer dagegen wiederholt widerlegt worden (22), sodass Zweifel bestehen, warum das für die IUI nicht auch gelten sollte.

Intrauterine Insemination versus tubare Spermienperfusion

Anfang der 1990er-Jahre wurde berichtet, dass die IUI mit 4 ml der Spermiensuspension (Fallopian tube sperm perfusion [FSP]) bei nicht-tubarer Indikation die Schwangerschaftsraten gegenüber der konventionellen IUI mit 0,3–0,5 ml steigert (23).

Die dazu vorliegenden Studien sind überaus heterogen. Bei idiopathischer Sterilität fanden sich Hinweise auf eine signifikant höhere Schwangerschaftsrate gegenüber der IUI (OR: 2,88; 95%-CI: 1,73–4,78). Offensichtlich beeinflusst die Wahl des Katheters die Ergebnisse. Wurden alle Untersuchungen ausgeschlossen, die einen FOLEY-Katheter zur FSP verwendeten, steigerte die Methode die Schwangerschaftsrate für alle Indikationen (OR: 2,42; 95%-CI: 1,54–3,80). Eine abschließende Bewertung ist auf der Grundlage der vorhandenen Datenbasis nicht möglich (24).

Eine Metaanalyse zum Vergleich von zervikaler und intrauteriner Insemination (beide Verfahren nach Clomifen- bzw. Gonadotropinstimulation) mit kryokonservierten Donorspermien zeigte, dass die IUI die kumulative Schwangerschaftsrate nach 6 Zyklen gegenüber der zervikalen Insemination signifikant (OR: 3,37; 95%-CI: 1,90–5,96) erhöht (25).

Lutealphase

Erfolgt eine IUI im Spontanzyklus, ist eine Medikation in der Lutealphase bei endokrinologisch unauffälligem Status der Frau n i c h t erforderlich.

Bei ovarieller Stimulation und polyfollikulärer Reifung finden sich Hinweise, dass die damit verbundenen supraphysiologischen Estradiolwerte in der späten Follikel- und frühen Lutealphase über eine negative Rückkopplung zu einer Hemmung der LH-Freisetzung führen und damit die Stimulation der Corpora lutea stören (26). Daher präferieren wir in stimulierten Zyklen mit Reifung von ≥2 Follikeln die vaginale Gabe von Progesteron (3–6 Kapseln *Utrogest*/d bzw. *Crinone 8%* einmal morgens). In IUI-Zyklen nach Gonadotropinstimulation erhöht sich dadurch die Schwangerschaftsrate signifikant (27).

Ergebnisse der intrauterinen Insemination

Eine Metaanalyse von 14 Studien mit 11 599 IUI-Zyklen ergab die in Tab. 42 dargestellten Ergebnisse. Aufgrund der in IUI-Zyklen mit >2 Follikeln deutlich steigenden Mehrlingsraten empfahlen die Autoren die IUI mit maximal 2 Follikeln (28).

Wie viele Zyklen sind sinnvoll?

Wir halten nach individueller Abwägung der Befunde des Paares die Durchführung von 3 (bis maximal 6) Intrauterinen Inseminationen für sinnvoll. Bei idiopathischer Sterilität zeigte sich in den ersten 3 Versuchen eine signifikant höhere kumulative Schwangerschaftsrate als in den Versu-

Tab. 42 Schwangerschafts- und Mehrlingsraten in Abhängigkeit von der Follikelzahl in 11 599 IUI-Zyklen (28)

	Follikelzahl			
	1	2	3	4
Schwangerschaftsraten	8,4%	13,4%	16,4%	16,4%
Mehrlingsraten	0,3%	6,3%	14,3%	10,3%

chen 4, 5 und 6, sodass maximal 3 IUI-Versuche präferiert werden (29).

Auch hier muss jedoch individuell abgewogen werden. CUSTERS et al. (30) zeigten in 15 303 IUI-Zyklen bei 3 714 Paaren mit andrologischer, zervikaler oder idiopathischer Indikation eine kumulative Schwangerschaftsrate von 18% nach 3, von 30% nach 7 und von 41% nach 9 IUI-Versuchen. Dabei kam es bis zum 9. Zyklus nicht zu einer signifikanten Abnahme der Schwangerschaftschancen bei einer allerdings mit 5,5% pro Zyklus über alle Zyklen eher niedrigen Schwangerschaftsrate.

Komplikationen

In einem Review wurde die Infektionsrate nach IUI mit 1,83/1 000 Patientinnen angegeben. Die Wahrscheinlichkeit wurde durch die Supplementierung der Präparationsmedien mit Antibiotika oder die prophylaktische Antibiotikagabe nicht signifikant beeinflusst (31).

Offen ist die Frage, inwieweit eine IUI per se das Risiko für Schwangerschaftskomplikationen bzw. für die Gesundheit der geborenen Kinder erhöht. Verlässliche Daten, wie sie für die IVF und die ICSI bestehen, gibt es für die IUI nicht. Es ist zu vermuten, dass die Komplikationsrate vergleichbar hoch ist wie bei einer IVF und einer ICSI, da eher nicht die Behandlungstechnik, sondern die Subfertilität dieses Risiko triggert (32, 33). Erste publizierte Daten weisen darauf hin, dass diese Vermutung tatsächlich zutrifft (34).

Rechtliche Voraussetzungen

In der Bundesrepublik Deutschland ist zur Durchführung intrauteriner Inseminationen eine Genehmigung nach § 121a SGB V erforderlich, wenn zuvor mit Gonadotropinen stimuliert wird. Im Spontanzyklus bzw. nach Clomifenstimulation bedarf es lediglich der Gebietsbezeichnung »Frauenarzt« (Richtlinien des Bundesausschusses der Ärzte und Krankenkassen über ärztliche Maßnahmen zur künstlichen Befruchtung 1990/2008).

Die gesetzlichen Krankenkassen bezuschussen in der BRD die Kosten einer IUI nur zu 50% (8 IUI-Versuche im Spontanzyklus bzw. nach Clomifenstimulation sowie 3 IUI-Versuche nach Gonadotropinstimulation) unter den nachfolgend genannten Voraussetzungen:

○ Das Paar muss verheiratet sein;
○ beide Partner müssen >25 Jahre alt sein;
○ die Frau muss jünger als 40 Jahre sein, der Mann jünger als 50 Jahre.

Wird einer dieser Punkte nicht erfüllt, beteiligt sich die Krankenkasse für beide Partner nicht an den Kosten (die IUI ist in solchen Situationen zwar erlaubt, sie kann aber nur als Selbstzahlerleistung erfolgen).

Fazit für die Praxis

- Indikationen zur IUI sind die idiopathische Sterilität sowie die andrologische Subfertilität.

- Nach Ejakulatpräparation sollten für eine IUI der TMSC bei >1 Million und im Nativejakulat die normale Morphologie >4–5% liegen.

- Vor einer IUI müssen individuell Risikofaktoren (Chlamydienserologie) identifiziert werden; danach ist zu entscheiden, ob eine Tubendiagnostik erforderlich ist, oder ob die Wahrscheinlichkeit einer tubaren Pathologie vernachlässigbar niedrig erscheint.

- Die höchsten Erfolgschancen weist die IUI nach einer Gonadotropinstimulation auf.

- Die IUI sollte innerhalb von 24 Stunden nach dem endogenen LH-Anstieg oder 32–36 Stunden nach der Gabe von 5000–10000 IE urinärem oder 250 µg rekombinantem HCG erfolgen.

- Bei einer polyfollikulären Reifung erscheint die Lutealphasenunterstützung mit Progesteron sinnvoll.

- In der Regel sind 3 (maximal 6) IUI-Versuche sinnvoll.

Literatur

1. Helmerhorst FM, et al. Intra-uterine insemination versus timed intercourse for cervical hostility in subfertile couples. Cochrane Database Syst Rev 2005; 4: CD002809.
2. Verhulst SM, et al. Intra-uterine insemination for unexplained subfertility. Cochrane Database Syst Rev 2006; 4: CD001838.
3. Bensdorp AJ, et al. Intra-uterine insemination for male subfertility. Cochrane Database Syst Rev 2007; 4: CD000360.
4. Goverde AJ, et al. Intrauterine insemination or invitro fertilisation in idiopathic subfertility and male subfertility: a randomised trial and cost-effectiveness analysis. Lancet 2000; 355: 13–18.
5. Merviel P, et al. Predictive factors for pregnancy after intrauterine insemination (IUI): An analysis of 1038 cycles and a review of the literature. Fertil Steril 2008 (Epub ahead of print).
6. Ombelet W. Semen quality and intrauterine insemination. Reprod Biomed Online 2003; 7: 485–492.
7. Van Waart J, et al. Predictive value of normal sperm morphology in intrauterine insemination (IUI): a structured literature review. Hum Reprod Update 2001; 7: 495–500.
8. Song GJ, Herko R, Lewis V. Location of semen collection and time interval from collection to use for intrauterine insemination. Fertil Steril 2007; 88: 1689–1691.
9. Boomsma CM, et al. Semen preparation techniques for intrauterine insemination. Cochrane Database Syst Rev 2007; 4: CD004507.
10. Yavas Y, Selub MR. Intrauterine insemination (IUI) pregnancy outcome is enhanced by shorter intervals from semen collection to sperm wash, from sperm wash to IUI time, and from semen collection to IUI time. Fertil Steril 2004; 82: 1638–1647.

11. Mol BW, et al. The accuracy of serum chlamydial antibodies in the diagnosis of tubal pathology: a meta-analysis. Fertil Steril 1997; 67: 1031–1037.
12. Tanahatoe SJ, Lambalk CB, Hompes PG. The role of laparoscopy in intrauterine insemination: a prospective randomized reallocation study. Hum Reprod 2005; 20: 3225–3230.
13. Tanahatoe S, et al. Diagnostic laparoscopy is needed after abnormal hysterosalpingography to prevent over-treatment with IVF. Reprod Biomed Online 2008; 16: 410–415.
14. Cantineau AE, Cohlen BJ, Heineman MJ. Ovarian stimulation protocols (anti-oestrogens, gonadotrophins with and without GnRH agonists/antagonists) for intrauterine insemination (IUI) in women with subfertility. Cochrane Database Syst Rev 2007; 2: CD005356.
15. Dankert T, et al. A randomized clinical trial of clomiphene citrate versus low dose recombinant FSH for ovarian hyperstimulation in intrauterine insemination cycles for unexplained and male subfertility. Hum Reprod 2007; 22: 792–797.
16. Checa MA, et al. Use of gonadotropin-releasing hormone antagonists to overcome the drawbacks of intrauterine insemination on weekends. Fertil Steril 2006; 85: 573–577.
17. Kosmas IP, et al. Human chorionic gonadotropin administration vs. luteinizing monitoring for intrauterine insemination timing, after administration of clomiphene citrate. Fertil Steril 2007; 87: 607–612.
18. Claman P, Wilkie V, Collins D. Timing intrauterine insemination either 33 or 39 hours after administration of human chorionic gonadotropin yields the same pregnancy rates as after superovulation therapy. Fertil Steril 2004; 82: 13–16.
19. Lewis V, et al. Clomiphene citrate monitoring for intrauterine insemination timing: a randomized trial. Fertil Steril 2006; 85: 401–406.
20. Cantineau AE, Heineman MJ, Cohlen BJ. Single versus double intrauterine insemination (IUI) in stimulated cycles for subfertile couples. Cochrane Database Syst Rev 2003; 1: CD003854.
21. Saleh A, et al. A randomized study of the effect of 10 minutes of bed rest after intrauterine insemination. Fertil Steril 2000; 74: 509–511.
22. Purcell KJ, et al. Bed rest after embryo transfer: a randomized controlled trial. Fertil Steril 2007; 87: 1322–1326.
23. Kahn JA, et al. Fallopian tube sperm perfusion: first clinical experience. Hum Reprod 1992; 7 (Suppl 1): 19–24.
24. Cantineau AE, et al. Intrauterine insemination versus fallopian tube sperm perfusion for non tubal infertility. Cochrane Database Syst Rev 2004; 3: CD001502.
25. Besselink DE, et al. Cervical insemination versus intra-uterine insemination of donor sperm for subfertility. Cochrane Database Syst Rev 2008; 2: CD000317.
26. Beckers NG, et al. Nonsupplemented luteal phase characteristics after the administration of recombinant human chorionic gonadotropin, recombinant luteinizing hormone, or gonadotropin-releasing hormone (GnRH) agonist to induce final oocyte maturation in in vitro fertilization patients after ovarian stimulation with recombinant follicle-stimulating hormone and GnRH antagonist cotreatment. J Clin Endocrinol Metab 2003; 88: 4186–4192.
27. Erdem A, et al. Impact of luteal phase support on pregnancy rates in intrauterine insemination cycles: a prospective randomized study. Fertil Steril 2009; 91: 2508–2513.
28. van Rumste MME, et al. The influence of the number of follicles on pregnancy rates in intrauterine insemination with ovarian stimulation: a meta-analysis. Hum Reprod Update 2008; 14: 563–570.
29. Aboulghar M, et al. Controlled ovarian hyperstimulation and intrauterine insemination for treatment of unexplained infertility should be limited to a maximum of three trials. Fertil Steril 2000; 75: 88–91.
30. Custers IM, et al. Intrauterine insemination: how many cycles should we perform? Hum Reprod 2008; 23: 885–888.
31. Sacks PC, Simon JA. Infectious complications of intrauterine insemination: a case report and literature review. Int J Fertil 1991; 36: 331–339.
32. Sutcliffe AG, Ludwig M. Outcome of assisted reproduction. Lancet 2007; 370: 351–359.
33. Romundstad LV, et al. Effects of technology or maternal factors on perinatal outcome after assisted fertilisation: a population-based cohort study. Lancet 2008; 372: 737–743.
34. Klemetti R, et al. Health of children born after ovulation induction. Fertil Steril 2009 (Epub ahead of print).

Moderne Verfahren im IVF-Labor

Markus Montag
Maria Köster
Katrin van der Ven
Hans van der Ven

Mehr als 30 Jahre nach der ersten erfolgreichen Geburt durch künstliche Befruchtung (In-vitro-Fertilisation [IVF]) nimmt die assistierte Reproduktion einen wichtigen Stellenwert bei der Behandlung der ungewollten Kinderlosigkeit ein. Diese Zeitspanne ist gleichermaßen geprägt von kontinuierlichen Bestrebungen zur Verbesserung bestehender und Etablierung neuer Verfahren im IVF-Labor. Während in den beiden letzten Jahrzehnten vor allem die Labormethoden und die Kulturbedingungen optimiert wurden, werden in den letzten Jahren – auch in Hinblick auf den »single-embryo-transfer« (SET) – in zunehmendem Maße prognostische Verfahren zur Beurteilung der Qualität der Gameten und Embryonen entwickelt und evaluiert.

Auswahl von Spermien

Bei der Beurteilung von Spermien stehen mit der sog. »Motile Sperm Organelle Morphology Examination« (MSOME) (1) und der polarisationsmikroskopischen Spermienbeurteilung (2) neuere, nicht-invasive Verfahren zur Verfügung, bei denen die untersuchten Spermien unmittelbar für eine In-vitro-Befruchtung zur Verfügung stehen. Bei dem MSOME-Verfahren wird als qualitativer Parameter das Ausmaß von Vakuolen im Spermienkopf bei hoher Vergrößerung im Lichtmikroskop und mittels digitaler Bildbearbeitung erfasst. Nach der Injektion morphologisch selektierter Spermien (IMSI) ohne Vakuolen wird bei eingetretener Schwangerschaft von niedrigeren Abortraten berichtet – allerdings scheint auch die Art und Weise der Spermienaufbereitung einen Einfluss auf die Präsenz von Vakuolen im Spermienkopf zu haben (3).

Beim polarisationsmikroskopischen Verfahren werden Spermien mit einer gleichförmigen Lichtbrechung im Bereich des Spermienkopfes von den sog. »reagierten« Spermien mit nur teilweiser Lichtbrechung unterschieden. Die Verwendung reagierter

Spermien für die intrazytoplasmatische Spermieninjektion (ICSI) führte in einer Studie einer italienischen Arbeitsgruppe zu höheren Schwangerschafts- und Implantationsraten (2).

Beide Verfahren zur Spermienselektion werden bereits in der klinischen Routine eingesetzt, doch zur Abklärung ihrer Wertigkeit sind weitere randomisierte Studien erforderlich.

DNS-Integrität

Die Integrität der Spermien-DNS ist ein weiterer (möglicher) prognostischer Parameter. Für diese Untersuchung werden Spermien nach Anfärbung über einen Fluoreszenz-Analyse-Cell-Sorter (FACS) je nach Fragmentierungsgrad der DNS separiert. Da der zur Bestimmung der Fragmentierung verwendete Farbstoff mit der DNS interagiert, können die gefärbten Spermien nicht nachträglich für eine Mikroinjektion verwendet werden. Die Untersuchung erlaubt aber die Berechnung eines DNS-Fragmentierungsindexes (DFI). Einer skandinavischen Studie zufolge ist der DFI von prognostischer Bedeutung bei der Therapieentscheidung (Insemination versus IVF versus ICSI) und könnte helfen, die Patientinnen zügig der Therapie mit den für sie größtmöglichen Erfolgschancen zuzuführen (4). Dies wird derzeit in mehreren IVF-Zentren geprüft.

Beurteilung von Eizellen

Die seit langem etablierte Methode der mikroskopisch-morphologischen Beurteilung der Eizellqualität wird zunehmend durch neuere, nicht-invasive Verfahren komplettiert. Hier sind vor allem polarisationsmikroskopische Untersuchungen und Respirationsmessungen zu nennen.

Spindel- und Zona-Imaging mittels Polarisationsmikroskopie

Die Polarisationsmikroskopie ermöglicht die nicht-invasive Darstellung von intra- und extrazellulären Strukturen mit doppelbrechenden Eigenschaften. Diese Strukturen sind in der Regel bei normaler lichtmikroskopischer Betrachtung nicht sichtbar. Obwohl die Polarisationsmikroskopie bereits seit mehr als 50 Jahren bekannt ist, wurde das Verfahren erst vor 10 Jahren dank der Fortschritte der Computertechnologie für den Einsatz in der assistierten Reproduktion adaptiert (5). In Eizellen können mit dem polarisationsmikroskopischen Verfahren sowohl Spindelstrukturen in Metaphase-I-(M-I-) und Metaphase-II-(M-II-) Eizellen als auch Anteile der Zona pellucida analysiert werden.

Die Darstellung der Spindel in M-II-Eizellen wurde im Zusammenhang mit der ICSI ausführlich untersucht. Das Interesse richtete sich auf die Präsenz der Spindel und auf

	Nach Denudierung	6 Stunden später
Metaphase I	3	0
Ana-/Telophase I	2	0
Metaphase II	2	7*

Tab. 43
Bestimmung des Injektionszeitpunktes mittels Spindel-Imaging

* Durch die längere Inkubation konnten nach 6 Stunden alle 7 M-II-Eizellen für die Injektion verwendet werden, und alle hatten am Folgetag das Vorkernstadium erreicht

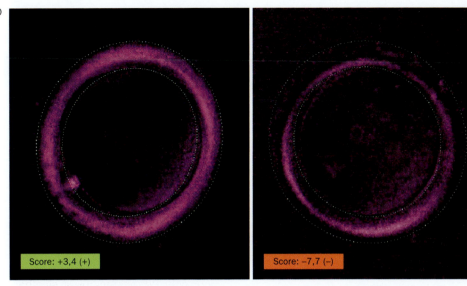

Abb. 60 und 61
Untersuchung der Eizellqualität mittels Zona-Imaging. Die beiden Eizellen unterscheiden sich bezüglich Intensität und Uniformität der lichtbrechenden inneren Zonaschicht. Die Eizelle in Abb. 60 ist qualitativ besser einzustufen als jene in Abb. 61

die Lokalisation in Relation zum 1. Polkörper. Die zum Teil widersprüchlichen Aussagen der verschiedenen Veröffentlichungen lassen sich dahingehend zusammenfassen, dass Untersuchungen zur Lokalisation der Spindel k e i n e prognostische Bedeutung zugesprochen werden kann (7). Hingegen sind Untersuchungen zur Präsenz der Spindel dann von Bedeutung, wenn die Dynamik der Spindel innerhalb des meiotischen Zellzyklus berücksichtigt wird.

Polarisationsmikroskopische Darstellungen der Spindel in lebenden Eizellen mit vorhandenem 1. Polkörper haben gezeigt, dass die Präsenz des 1. Polkörpers nicht unbedingt eine vollständig nukleär ausgereifte M-II-Eizelle kennzeichnet (6). Kurz nach dem Ausschleusen des Polkörpers kann noch für längere Zeit eine Spindelbrücke beobachtet werden, während die eigentliche M-II-Spindel erst innerhalb der folgenden 2 Stunden ausgebildet wird.

In der Praxis hat sich gezeigt, dass bei Patientinnen, bei denen nach Follikelpunktion neben M-II-Eizellen auch solche im Germinalvesikel- und im M-I-Stadium nachweisbar sind, die M-II-Eizellen mit hoher Wahrscheinlichkeit noch eine Spindelbrücke aufweisen. In diesem Fall empfiehlt es sich, die ICSI erst einige Stunden später durchzuführen, da dann einige der M-I-Eizellen ausgereift sind, d. h. das M-II-Stadium erreicht haben und somit mehr Eizellen für eine Injektion eingesetzt werden können (Tab. 43).

Eine polarisationsmikroskopische Kontrolle ist unabdingbar, um das Vorhandensein einer Spindelbrücke auszuschließen. Injektionen bei vorhandener Spindelbrücke führen zwangsläufig zu einer Aktivierung der Eizelle zum falschen Zeitpunkt – entweder bleibt die Eizelle unbefruchtet oder sie kann wegen fehlender M-II-Spindel keinen 2. Polkörper ausschleusen (und wird folglich triploid).

Im Rahmen der polarisationsmikroskopischen Untersuchung von Eizellen wurde festgestellt, dass nicht nur Spindelstrukturen darstellbar sind, sondern dass auch die Schutzhülle der Eizelle, die sog. Zona pellucida, eine Doppelbrechung aufweist (7). Eine retrospektive Studie (8) hat gezeigt, dass Intensität und Uniformität dieser Zonalichtbrechung in Konzeptionszyklen signifikant höher waren als in Nicht-Konzeptionszyklen.

Da prognostische Faktoren der Eizellqualität gerade in Deutschland in Hinblick auf das Embryonenschutzgesetz eine wichtige Rolle spielen, lag es nahe, die Bedeutung dieses Kriteriums in einer prospektiven Studie zu untersuchen. Eine entsprechende Untersuchung hat eine signifikante Erhöhung der Implantations- und Schwangerschaftsraten nach prospektiver Auswahl von 2 Eizellen mit guter Zonalichtbrechung für den späteren Embryotransfer ergeben (9). Nach Zona-Imaging als subjektiv »gut« beurteilte Eizellen zeigten nach Fertilisation eine signifikant bessere frühe embryonale Entwicklung als Eizellen mit subjektiv schlechter Beurteilung.

Ein wesentliches Ergebnis dieser Untersuchungen war aber auch, dass bei fast 50% der Behandlungszyklen nur Eizellen mit schlechter Zonalichtbrechung vorhanden waren, und dass in den anderen Behandlungszyklen in der Regel nur eine (oder relativ wenige) der Eizellen als »gut« einzustufen war(en).

Inzwischen steht für das Zona-Imaging ein Modul zur automatischen Erkennung der Zona zur Verfügung, welches über einen messwertbasierten Algorithmus eine objektive Beurteilung der Eizellqualität in Form eines Scores erstellt (Abb. 60 und 61) (10).

Auch nach Einsatz des automatischen Zona-Imaging-Moduls sind die Schwangerschafts- und die Implantationsraten nach Transfer von 2 Embryonen aus Eizellen mit guter Zonalichtbrechung im Unterschied zu Transfers von Embryonen aus mit »schlecht« beurteilten Eizellen immer noch mehr als doppelt so hoch.

Die Zonalichtbrechung ist unabhängig von der nukleären Eizellreife. Da die Zona im Laufe der Follikulogenese von der Eizelle gebildet wird, kann eine optimal aufgebaute Zona als ein indirekter Marker für eine Eizelle mit guter zytoplasmatischer Reife angesehen werden. Das Zona-Imaging ist somit ein nicht-verbrauchendes Untersuchungsverfahren der Eizellqualität.

Messungen des Sauerstoffumsatzes im Kulturmedium

Eizellen und Embryonen verbrauchen während der In-vitro-Kultur Sauerstoff. Mit einem neuen Verfahren kann in speziellen Kulturvorrichtungen an einzeln kultivierten Eizellen und/oder Embryonen der Sauerstoffverbrauch direkt im Medium über eine vorgegebene Zeiteinheit quantifiziert werden. Erste vorläufige Ergebnisse legen nahe, dass die Respirationsrate ein geeignetes Verfahren zur Einschätzung des Entwicklungspotenzials einer Eizelle sein könnte (11). So zeigten atretische und in der Entwicklung arretierte Eizellen niedrigere Respirationsraten als reife Eizellen, während morphologisch abnormale Eizellen deutlich höhere Respirationsraten aufwiesen.

Das Verfahren wird in einigen reproduktionsbiologischen Laboratorien hinsichtlich Praktikabilität und möglicher Integration in die Laborroutine evaluiert.

Chromosomale Integrität

Mit steigendem mütterlichem Alter nehmen numerische Fehlverteilungen der Chromosomen (sog. Aneuploidien) in Eizellen und den sich daraus entwickelnden Embryonen deutlich zu. Auch wenn die Wertigkeit des Präimplantationsscreenings (PGS) durch die Untersuchung chromosomaler Fehlverteilungen in Embryonen derzeit umstritten ist (12), werden neuere Verfahren zum Nachweis möglichst aller Chromosomen bei der Aneuploidietestung sowohl nach Polkörperbiopsie (13) als auch nach Blastomerenbiopsie erprobt (14).

Mittels der auf Chiptechnologie beruhenden Array-CGH wurden kürzlich bei Patientinnen mit mehrfachem Implantationsversagen gute Erfolge erzielt; gleichzeitig wurde nachgewiesen, dass bei dieser Indikation besonders die im Rahmen des Routine-Präimplantationsscreenings nicht untersuchten Chromosomen hohe Aneuploidieraten aufwiesen (15).

Künstliche Aktivierung bei eingeschränkter Fertilisation

Auch nach Einführung der ICSI kann nicht immer die übliche Befruchtungsrate von >70% der injizierten Eizellen erzielt werden. Bei manchen Patientinnen wird ein Ausbleiben der Befruchtung bei allen Eizellen beobachtet, bei anderen liegen die Befruchtungsraten auch in wiederholten Behandlungszyklen deutlich unter 50%.

Als Ursache der eingeschränkten oder ausbleibenden Fertilisation werden sowohl Eizell- als auch Spermafaktoren diskutiert. Bei den Spermien wurde erst vor wenigen Jahren der Faktor identifiziert, der für die Aktivierung der Eizelle und die Initiation der Befruchtungskaskade verantwortlich ist (16). Fehlt dieser Faktor oder ist er nicht funktionell, dann bleibt die Befruchtung aus.

Mit aufwändigen Testmethoden kann das Potenzial dieses Eizell-Aktivierungsfaktors in Spermienextrakten untersucht werden. Die initiale Wirkung des eizellaktivierenden Faktors ist die intrazelluläre Freisetzung von Kalzium; sie resultiert in der Aufhebung des Metaphasearrests der 2. meiotischen Reifeteilung.

Das Wissen um diese Zusammenhänge hat auch eine therapeutische Option eröffnet, nämlich die künstliche Aktivierung der Eizelle durch eine Inkubation mit Kalzium-Ionophor direkt nach der ICSI. Damit konnten bei vielen Paaren nach erfolgloser ICSI erstmals Befruchtungen erzielt oder aber die zuvor niedrigen Befruchtungsraten gesteigert werden.

Diverse »Omics«

Verschiedene Nachweisverfahren für DNS, RNS und Proteine sind seit langem etabliert. Allerdings wurden die Methoden in den letzten Jahren immer weiter optimiert, um selbst mit kleinsten Analysemengen verlässliche Aussagen treffen zu können. Insofern ergeben sich auch im Bereich der assistierten Reproduktion neue Anwendungsgebiete für »Transcriptomics«, »Proteomics« und »Metabolomics«, d. h. die Analyse von Stoffwechselprodukten der Eizelle auf diesen verschiedenen Ebenen.

Transcriptomics

Unter Transcriptomics versteht man die Analyse von Transkriptionsprodukten der Eizelle, also der RNS. Ein Sondergebiet der Transcriptomics, die differenzielle Genexpression, wird zunehmend eingesetzt, um die Qualität von Eizellen indirekt zu untersuchen. So scheinen sich die Genexpressionsmuster im Kumulus von Eizellen, die zu einer Schwangerschaft führen, von denen, die zu keiner Schwangerschaft führen, signifikant zu unterscheiden (17). Durch die Interaktion von Kumulus und Eizelle hat eine solche differenzielle Genexpression mit hoher Wahrscheinlichkeit Auswirkungen auf die zytoplasmatische Eizellreife, auch wenn die zugrunde liegenden Mechanismen noch nicht ausreichend verstanden sind.

Ein weiteres interessantes Forschungsgebiet ist die Untersuchung der Genexpression in Eizellen. Auch wenn es sich dabei um eine verbrauchende Untersuchung handelt, sind die so erhaltenen Ergebnisse aufschlussreich für die Einschätzung der Eizellqualität und der sie beeinflussenden Mechanismen. So wurde gezeigt, dass sich die Genexpression in Eizellen aus konventionellen Stimulationszyklen von jener in Eizellen aus der In-vitro-Maturation erheblich unterscheidet, und dass bei letzteren einige für den Zellzyklus relevante Gene nicht zeitgerecht exprimiert werden.

Proteomics/Metabolomics

Immer spezifischere Nachweismethoden haben dazu beigetragen, dass auch in kleinsten Kulturvolumina noch Proteine und/oder Metaboliten nachweisbar sind. Damit können bei Einzelkulturen von Eizellen bzw. Embryonen für die jeweilige Zelle spezifische Stoffwechselprodukte oder Veränderungen in dem Pool der im Kulturmedium angebotenen Faktoren (Wachstumsfaktoren, Aminosäuren, Glukose) untersucht werden. Die so gewonnenen Daten können mit verschiedenen Parametern, wie der Embryonalentwicklung, der Implantations- und der Schwangerschaftsrate, korreliert werden. Langfristig können mit den so erhaltenen Ergebnissen einerseits die Kulturbedingungen weiter verbessert werden, andererseits stehen damit weitere prognostische Parameter für die Selektion von Embryonen zur Verfügung (18).

Alle angeführten »Omics«-Verfahren sind derzeit im experimentellen Stadium bzw. sie werden in Pilotstudien für ihren Einsatz in der klinischen Routine evaluiert. Die dabei gewonnenen Erkenntnisse sind für die Grundlagenforschung und das Verständnis der Interaktion der Gameten untereinander und mit assoziierten Geweben und Zellen von immenser Bedeutung.

Fazit für die Praxis

- Untersuchungen zur morphologischen Integrität von Spermien und hinsichtlich des Grades der DNS-Fragmentierung werden derzeit für einen Einsatz in der Routine evaluiert.

- Neuere mikroskopische Verfahren ermöglichen die Beurteilung der Reife und der Qualität einer Eizelle.

- Die künstliche Eizellaktivierung nach ausgebliebener Befruchtung oder bei einer extrem niedrigen Befruchtungswahrscheinlichkeit ist ein in der Erprobung befindliches Verfahren.

- Die Möglichkeit zur Untersuchung von physiologischen Parametern, wie der Verbrauch von Sauerstoff oder der Umsatz von Stoffwechselprodukten, wird derzeit hinsichtlich eines möglichen Einsatzes im reproduktionsbiologischen Bereich erforscht.

- Transcriptomics und Proteomics sind experimentelle Verfahren, deren Einsatz in der Routine in einigen Jahren möglich sein wird.

Literatur

1. Bartoov B, et al. Real-time fine morphology of motile human sperm cells is associated with IVF-ICSI outcome. J Androl 2002; 23: 1–8.
2. Gianaroli L, et al. Sperm head's birefringence. Fertil Steril 2008; 90: 104–112.
3. Peer S, et al. Is fine morphology of the human sperm nuclei affected by in vitro incubation at 37°C? Fertil Steril 2007; 88: 1589–1594.
4. Bungum M, et al. Sperm DNA integrity assessment in prediction of assisted reproduction technology outcome. Hum Reprod 2007; 22: 174–179.
5. Oldenbourg R, Mei G. New polarized light microscope with precision universal compensator. J Microsc 1995; 180: 140–147.
6. Montag M, Schimming T, van der Ven H. Spindle imaging in human oocytes: the impact of the meiotic cell cycle. Reprod Biomed Online 2006; 12: 442–446.
7. Keefe D, et al. Polarized light microscopy and digital image processing identify a multilaminar structure of the hamster zona pellucida. Hum Reprod 1997; 12: 1250–1252.
8. Shen Y, et al. High magnitude of light retardation by the zona pellucida is associated with conception cycles. Hum Reprod 2005; 20: 1596–1606.
9. Montag M, et al. Oocyte zona birefringence intensity is associated with embryonic implantation potential in ICSI cycles. Reprod Biomed Online 2008; 16: 239–244.
10. Montag M, van der Ven H. Oocyte assessment and embryo viability prediction: birefringence imaging. Reprod Biomed Online 2008; 17: 454–460.
11. Scott L, et al. Human oocyte respiration-rate measurement – potential to improve oocyte and embryo selection? Reprod Biomed Online 2008; 17: 461–469.
12. Mastenbroek S, et al. In vitro fertilization with preimplantation genetic screening. New Engl J Med 2007; 357: 9–17.
13. Landwehr C, et al. Rapid comparative genomic hybridization protocol for prenatal diagnosis and its application to aneuploidy screening of human polar bodies. Fertil Steril 2008; 90: 488–496.
14. Wells D, et al. First clinical application of comparative genomic hybridization and polar body testing for preimplantation genetic diagnosis of aneuploidy. Fertil Steril 2002; 78: 543–549.
15. Hellani A, et al. Successful pregnancies after application of array-comparative genomic hybridization in PGS aneuploidy screening. Reprod Biomed Online 2008; 17: 841–847.
16. Saunders C, et al. PLC-zeta: a sperm-specific trigger of Ca^{2+} oscillations in eggs and embryo development. Development 2002; 129: 3533–3544.
17. Hamel M, et al. Identification of differentially expressed markers in human follicular cells associated with competent oocytes. Hum Reprod 2008; 23: 118–127.
18. Seli E, et al. Noninvasive metabolomic profiling of embryo culture media using Raman and near-infrared spectroscopy correlates with reproductive potential of embryos in women undergoing in vitro fertilization. Fertil Steril 2007; 88: 1350–1357.

Fertilitätsprotektion bei onkologischen Erkrankungen

MICHAEL VON WOLFF
FRANK NAWROTH

Pro Jahr erkranken in westlichen Ländern etwa 10/100 000 Frauen unter 40 Jahren an einer Krebserkrankung. Dies entspricht in Deutschland ~8000 Frauen unter 40 Jahren pro Jahr. Dank moderner onkologischer Therapien sind die Überlebensraten bei zahlreichen onkologischen Erkrankungen drastisch gestiegen. Da sich nach einer Studie von SCHOVER et al. (1) 76% der Frauen und Männer, die eine Krebserkrankung überleben, später ein Kind wünschen, gewinnt die Erhaltung der Fertilität an Bedeutung.

Bei Männern ist mit der Konservierung von Spermien bereits seit Jahren ein effektives Verfahren etabliert worden, um bei einer Sterilität infolge der zytotoxischen Therapie eine Schwangerschaft zu ermöglichen.

Bei Frauen ist der Erhalt der Fertilität jedoch ungleich komplexer und methodisch schwieriger. Die rasanten Fortschritte in der Reproduktionsmedizin der letzten Jahre und die aktuelle Entwicklung neuer Techniken zum Erhalt der Fertilität eröffnen aber inzwischen auch bei Frauen mit onkologischen Erkrankungen neue Chancen für den Fertilitätserhalt. Folglich sucht inzwischen eine zunehmende Anzahl von Frauen, vor allem bei einem Mammakarzinom oder einem HODGKIN-Lymphom (2), ein versiertes Zentrum für eine Beratung auf.

Im folgenden Beitrag werden die möglichen therapeutischen Optionen der Fertilitätsprotektion bei Männern und Frauen im Jugend- und Erwachsenenalter diskutiert. Des Weiteren werden mögliche Konzepte zur Fertilitätsprotektion beim Mammakarzinom dargestellt.

Fertilitätsprotektion bei Männern

Die Gewinnung von Spermien durch Masturbation und deren anschließende Kryokonservierung ist seit vielen Jahren eine etablierte Möglichkeit zur Fertilitätsprotektion vor Operationen, einer Radiatio und/ oder einer Chemotherapie. Bereits 1949 wurde erstmals publiziert, dass Spermien nach dem Auftauen weiterhin vital waren

(3). Durch die Erweiterung der Therapiemöglichkeiten um die intrazytoplasmatische Spermieninjektion (ICSI) war es ab Anfang der 1990er-Jahre möglich, auch bei hochgradig eingeschränkten männlichen Befunden im homologen System den oft Jahre späteren Kinderwunsch zu erfüllen. HORNE et al. (4) berichteten über eine Schwangerschaft und Geburt nach ICSI mit Spermien, welche über 21 Jahre kryokonserviert waren.

Bei Adoleszenten (14–17 Jahre) fanden sich keine signifikanten Unterschiede der Spermienparameter im Vergleich mit Erwachsenen, sodass auch bei Jugendlichen durchaus die Möglichkeit der Kryokonservierung diskutiert werden sollte. In der genannten Altersgruppe lag die Azoospermierate nach einer Chemotherapie ohne Alkylanzien bei 16%, mit Cisplatin bei 37% und mit Alkylanzien bei 68% (5). In einer anderen Studie gelang die Masturbation bei 86,1% (205/238) der Jugendlichen (medianes Alter: 16,7±1,8 Jahre), wobei 3 der Jungen erst 12 Jahre alt waren. Bei letzteren lag die Spermiendichte bei 7300±3700/ml, das Volumen bei 0,6±0,3 ml (6).

Vor allem bei hämatologischen/lymphatischen Systemerkrankungen findet sich bereits bei Diagnosestellung häufiger eine Einschränkung der Ejakulatparameter (7).

Aufgrund der für eine spätere ICSI erforderlichen (nur geringen) Spermienzahl sind bei einer Azoospermie vor Chemotherapie auch die Entnahme einer Hodenprobe und die Kryokonservierung eventuell vorhandener testikulärer Spermien gerechtfertigt (8).

Fertilitätsprotektion bei Frauen

Transposition der Ovarien

Soll das kleine Becken bestrahlt werden, so kann zum Schutz der Ovarien eine ovarielle Transposition durchgeführt werden, bei der eines oder beide Ovarien vom Uterus abgesetzt und meistens nach Präparation des Gefäßstiels in Richtung Diaphragma geschwenkt werden. Durch eine Transposition kann die Strahlenexposition der Ovarien erheblich gesenkt werden. Allerdings kann nicht ausgeschlossen werden, dass auch die Streustrahlung, welche bereits bei einer Stahlendosis ≤2 Gy eine Zerstörung von 50% der Oozyten verursacht (9), zwar nicht sofort zu einer Amenorrhö, aber später zu einem prämaturen Ovarialversagen führen kann.

Nachteile einer Transposition, die gefäßschonend auch per Laparoskopie durchgeführt werden kann, sind neben der Notwendigkeit einer operativen Intervention auch die Häufigkeit der Ausbildung von Ovarialzysten bei ~25% der Patientinnen (10). Das Risiko der ovariellen Ischämie, das unabhängig von der Bestrahlung zu einer Amenorrhö bei 4% der Patientinnen führte (10), ist in Relation zum Nutzen dieser Therapie als begrenzt relevant anzusehen.

Von Bedeutung ist jedoch, dass bei einer Transposition der Ovarien, die bis zum Diaphragma reichen kann, auch eine Durchtrennung der Tuben erforderlich sein dürfte – dann kann eine spätere Schwangerschaft nur durch eine In-vitro-Fertilisation (IVF) erzielt werden.

Ob eine Transposition der Ovarien ohne Durchtrennung der Tuben, die derzeit in einigen Zentren experimentell durchgeführt wird, nach Rückverlagerung der Ovarien zu einer spontanen Schwangerschaft führen kann, ist noch ungewiss.

Kryokonservierung von fertilisierten Oozyten

Entsprechend dem Vorgehen bei einer IVF lassen sich durch ovarielle Stimulation und Follikelpunktion Oozyten gewinnen. Diese können in Abhängigkeit vom andrologischen Befund des Partners durch eine IVF oder ICSI fertilisiert und im Pronukleus-(Vorkern-)Stadium kryokonserviert werden.

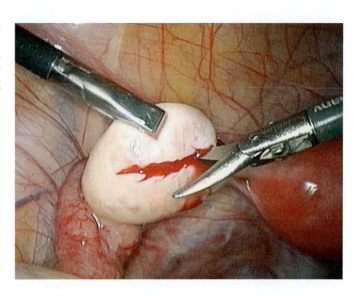

Abb. 62 Laparoskopische Entnahme von 50% des Ovarkortex zur Kryokonservierung des Gewebes

Die Überlebensraten nach konventioneller Kryokonservierung liegen bei ~70–80% (11, 12).

Voraussetzung für die ovarielle Stimulation ist neben der abgelaufenen Menarche als Grundlage der Stimulierbarkeit der Ovarien eine gewisses Zeitfenster. Man geht grundsätzlich davon aus, dass ab dem Zyklusbeginn noch etwa 14 Tage bis zur Follikelpunktion benötigt werden. Neuere Untersuchungen zeigen, dass man diesen Zeitbedarf bei Notwendigkeit minimieren kann, indem man bereits in der Lutealphase die Stimulation startet, nachdem zeitgleich durch die Gabe eines GnRH-Antagonisten die Luteolyse induziert wurde (13).

Problematisch könnte (zumindest theoretisch) die ovarielle Stimulation bei hormonabhängigen Tumoren (z. B. Mammakarzinom) sein. Hier wurden spezielle Stimulationsprotokolle mit Tamoxifen oder Aromatasehemmern (eventuell in Kombination mit niedrigen Gonadotropindosierungen) entwickelt, die bei niedrigeren Estradiolwerten zu einer Eizellreifung (wenn auch meist in geringerer Zahl) führen (14).

Die aufgetauten Pronukleuszellen können später, z. B. in einem supplementierten Zyklus, transferiert werden. Nach der Kryokonservierung von Vorkernzellen publizierte das Deutsche IVF-Register 2007 eine klinische Schwangerschaftsrate pro Transfer von 19,12% (15).

Kryokonservierung von unfertilisierten Oozyten

Aufgrund der geringen Überlebensraten unfertilisierter Oozyten nach konventioneller langsamer Kryokonservierung galt diese Option lange als nicht erfolgversprechend, was letztendlich alle Patientinnen ohne Partner betraf. Mit der Etablierung der sog. Vitrifikation – einer ultraschnellen Einfriermethode ohne Kristallisation – hat sich dies grundlegend geändert. Hierbei werden die Zellen nur kurzzeitig (ohne vollständige Äquilibrierung) in relativ hochmolaren kryoprotektiven Lösungen kultiviert und dann in entsprechenden Trägersystemen direkt in flüssigen Stickstoff getaucht. Unter Verwendung dieser Methode liegen die Überlebensraten un-

Tab. 44

Autor (Jahr)	Pat. (n)	Lagerung	Erkrankung	Alter bei Konservation
Oktay, Karlikaya (2000)	1	~½ Jahr	Benigne	29 Jahre
Radford et al. (2001)	1	~2 Jahre	Hodgkin-Lymphom	36 Jahre
Callejo et al. (2001)	1		Benigne	47 Jahre
Kim et al. (2004)	1		Zervixkarzinom	37 Jahre
Oktay et al. (2004)	1	~6 Jahre	Mammakarzinom	30 Jahre
Donnez et al. (2004)	1	~6 Jahre	Hodgkin-Lymphom	25 Jahre
Wolner-Hanssen et al. (2005)	1	~4½ Jahre	Aplasie	30 Jahre
Meirow et al. (2004)	1	~2 Jahre	Non-Hodgkin-Lymphom	28 Jahre
Donnez et al. (2006)	1	~7 Jahre	Sichelzellanämie	21 Jahre
Oktay et al. (2006)	2	~4 Jahre	Hodgkin-Lymphom	29 Jahre
Demeestere et al. (2007)	2	~2 Jahre	Hodgkin-Lymphom	24 Jahre
Andersen et al. (2008) Rosendahl et al. (2006)	6	~2 Jahre	Hodgkin-Lymphom (3×), Non-Hodgkin-Lymphom, Mammakarzinom, Ewing-Sarkom	25, 26, 27 Jahre 28 Jahre 32 und 36 Jahre
Silber et al. (2008)	1	~3 Jahre	Vorzeitige Menopause	28 Jahre
Dittrich et al. (2007)	1	~2 Jahre	Analkarzinom	28 Jahre
Sanchez et al. (2008)	4		Mammakarzinom, Hodgkin-Lymphom (3×)	32 Jahre 33, 34, 39 Jahre
Donnez et al. (2008)	3	~5–8 Jahre	Hodgkin-Lymphom, Non-Hodgkin-Lymphom, Wegener-Granulomatose	22 Jahre 28 Jahre 22 Jahre

fertilisierter Oozyten in Metaphase II bei Werten >80% (16).

Kryokonservierung von Ovargewebe

Die Entnahme und die Kryokonservierung von Ovargewebe sind Techniken, die kurzfristig vor einer zytotoxischen Therapie durchgeführt werden können. Soll eine Konservierung von Ovargewebe erfolgen, so wird entweder laparoskopisch das ganze Ovar entnommen oder es werden 50% des Ovarkortex eines Ovars reseziert, präpariert und unter Verwendung von Kryoprotektiva konserviert. Nach jüngsten Beobachtungen scheint es von Vorteil zu sein, zumindest ein Restovar zu belassen, um später ein optimales »Bett« für eine homologe Transplantation zu haben.

Wie viel Gewebe entnommen und kryokonserviert werden sollte, hängt auch davon ab, mit welcher Wahrscheinlichkeit die zyto-

Tab. 44
Publizierte Transplantationen von kryokonserviertem Ovargewebe; modifiziert nach von Wolff et al. (18)

Lokalisation	Ergebnis
Peritoneumbecken	E2-Produktion
Ovar	E2-Produktion
Bauchwand	E2-Produktion
Bauchwand	E2-Produktion
Unterarm	IVF [1]
Peritoneumbecken	Geburt (spontan); LSK [2]
Unterarm	E2-Produktion
Oberarm	Geburt (IVF, 1 Embryo); Lap
Peritoneumbecken, Ovar	E2-Produktion
Bauchwand	1× Abort, Geburt (spontan) [3]
Bauchwand, Ovar, Peritoneumbecken	1× Abort, Geburt (spontan), LSK
Bauchwand, Ovar, Peritoneumbecken	2× Geburt, 2× Abort (IVF, 11 Embryos), LSK
Ovar	Geburt (spontan); Lap [4]
Peritoneumbecken	E2-Produktion
Ovar	2× E2-Produktion
Ovar	E2-Produktion

[1] 1 Embryotransfer, anschließend In-vitro-Fertilisation (IVF) oder intrazytoplasmatische Spermieninjektion

[2] Spontane Schwangerschaft; Transplantation von Gewebe per Laparoskopie (LSK) oder per Laparotomie (Lap)

[3] Spontane Schwangerschaft und Geburt nach heterotoper Transplantation in die Bauchwand, nicht in die Ovarien oder in das Peritoneum des Beckens

[4] Spontane Schwangerschaft und Geburt nach Transplantation von Gewebe zwischen monozygoten Zwillingen; kein Gewebe von der Patientin selbst

toxische Therapie zu einem kompletten Verlust der Ovarfunktion führen wird. Ist die Wahrscheinlichkeit deutlich über 50%, z. B. bei einer Radiatio des Beckens oder einer hoch dosierten Chemotherapie beim Hodgkin-Lymphom, kann es auch sinnvoll sein, das Gewebe eines ganzes Ovars zu konservieren. Ansonsten bietet sich die Entfernung von ~50% der Ovarkortex eines Ovars an (Abb. 62), was ambulant laparoskopisch erfolgen kann. Wichtig ist hierbei, das zu entnehmende Gewebe n i c h t e l e k t r i s c h zu koagulieren, sondern es scharf abzusetzen.

Besonders geeignet ist die Kryokonservierung von Ovargewebe für jüngere Patientinnen, da zum einen deren Ovarialreserve (und somit die Follikeldichte) sehr hoch ist und zum anderen noch einige Jahre bis zur Transplantation vergehen dürften und sie somit noch von etwaigen Fortschritten in der Transplantation des Ovargewebes profitieren können.

Auch ist diese Technik geeignet, wenn nur ungefähr ½ Woche Zeit bis zum Beginn der zytotoxischen Therapie verbleibt und somit eine ovarielle Stimulationsbehandlung mit Entnahme von Oozyten, die etwa 2 Wochen dauert, nicht mehr möglich ist. Zu bedenken ist jedoch, dass die Erfahrungen mit dieser Technik noch begrenzt sind, und dass bei der Retransplantation des Gewebes theoretisch auch maligne Zellen retransplantiert werden könnten.

Die Techniken der Konservierung, der Lagerung und die internen Qualitätskontrollen zum Nachweis einer effizienten Konservierungstechnik wurden von dem Netzwerk »FertiPROTEKT« (2) festgelegt. Diese Empfehlungen verdeutlichen, dass eine ausgewiesene Expertise erforderlich ist, um eine effiziente Konservierung zu ermöglichen. Entsprechend favorisieren viele Zentren die Versendung des vor Ort entnommenen Gewebes an eine versierte, zentrale Kryobank, welche die Logistik für den Transport zur Verfügung stellt (17).

Sollte später (nach einem ausreichend langen rezidivfreien Intervall) Kinderwunsch bei hypergonadotroper Ovarialinsuffizienz bestehen, kann dann das Gewebe transplantiert werden (18).

Publiziert wurden inzwischen 28 heterotope orthotope Transplantationen (Tab. 44). Schwangerschaften und Geburten traten jedoch nur nach orthotoper Transplantation auf, sodass dieser Technik der Vorzug gegeben werden sollte.

Die Transplantation erfolgt idealerweise entweder in das verbliebene Ovar oder in eine Peritonealtasche im Bereich der Fossa ovarica. Wenn durchführbar, wird eine Transplantation im Bereich des Ovars favorisiert, um eine spontane Schwangerschaft zu ermöglichen. Ansonsten ist eine IVF erforderlich. Eine detaillierte Darstellung der bisher durchgeführten Operationstechniken findet sich in entsprechenden Reviews zum Thema (18).

Bisher wurden 10 Schwangerschaften publiziert. 4 Schwangerschaften führten zu einem Abort, 6 zu einer Geburt (Tab. 44). Eine dieser Schwangerschaften trat spontan nach einer Transplantation in die Bauchwand auf (diese dürfte wohl durch eine Reaktivierung des Ovargewebes entstanden sein). Das Gewebe dieser Patientinnen war maximal 6 Jahre gelagert worden. 2 der Patientinnen wurden per Laparotomie transplantiert. Die anderen Patientinnen erhielten eine Transplantation per Laparoskopie. 5 Schwangerschaften traten spontan ein; 5 erforderten eine IVF (Tab. 44).

Nach heterotoper und orthotoper Transplantation wurden insgesamt 13 Embryonen transferiert. 5 Schwangerschaften traten ein, von denen 3 zu einer Geburt führten. Die Implantationsrate war mit 38% höher als jene bei einer konventionellen IVF, die nach dem Deutschen IVF-Register bei ~15% liegt (15).

Das maximale Alter der Patientinnen, deren Transplantation zu einer Geburt führte, war zum Zeitpunkt der Kryokonservierung des Ovargewebes 28 Jahre. Entsprechend wird als Altersgrenze bei der Kryokonservierung von Ovargewebe ein Alter von ~35 Jahren empfohlen (18).

Z u s a m m e n f a s s e n d : Die Kryokonservierung von Ovargewebe ist eine neue, aber zunehmend erfolgreiche Technik zur Fertilitätsprotektion. Allerdings erfordert die Komplexität dieser Technik ein hohes Maß an Expertise, und sie sollte aufgrund ihres experimentellen Charakters nur im Rahmen von Studien durchgeführt werden.

Medikamentöse Therapieoptionen

Ziel der Applikation der genannten Wirkstoffe ist ein passagerer hypogonadotroper Hypogonadismus, durch den die potenziell gonadotoxische Wirkung einer Chemotherapie auf das »ruhende« Ovarialgewebe – ähnlich der Präpubertät – reduziert werden soll.

GnRH-Agonisten erzeugen nach einer initialen Freisetzung der Gonadotropine (»Flare-up-Effekt«) innerhalb von etwa 7 Tagen eine

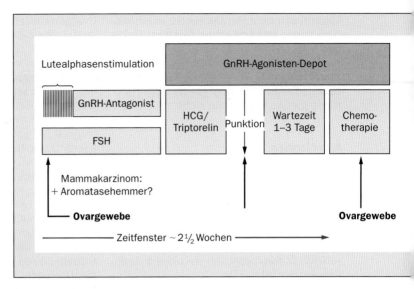

Abb. 63 Kombination der verschiedenen fertilitätsprotektiven Techniken zur Maximierung der Schwangerschaftschancen; modifiziert nach VON WOLFF et al. (28)

Downregulation des GnRH-Rezeptors, gefolgt von einem Hypogonadismus. GnRH-Antagonisten bewirken eine unmittelbare kompetitive Hemmung des GnRH-Rezeptors und führen innerhalb von etwa 8 Stunden zu einem Hypogonadismus ohne initialen »Flare-up-Effekt«. Aus der Gabe eines Ovulationshemmers resultiert ebenfalls innerhalb von etwa 7 Tagen eine – wenn auch geringere – Suppression der hypothalamohypophysären Achse.

Diese Zeitfenster zwischen der Initiierung der genannten Medikation und dem Beginn der onkologischen Therapie sollten abgewartet werden. Ob eine spätere Anwendung (kurz vor oder nach Beginn der Chemotherapie) hilfreich ist, lässt sich derzeit nicht entscheiden.

Zu den GnRH-Agonisten gibt es mehrere Studien, wenn auch weitere prospektiv randomisierte Untersuchungen wie die von BADAWY et al. (19) wünschenswert wären. Letztere zeigte einen protektiven Effekt bei Gabe eines GnRH-Agonisten parallel zur Chemotherapie. Die zuvor publizierten Arbeiten wurden in 2 Reviews zusammengefasst. Bei 12 Studien zwischen 1966 und Februar 2008 (nur 2 davon randomisiert) zeigte sich bei 59% von 234 Patientinnen nach Chemotherapie ein POF (premature ovarian failure) versus 9% nach Kombination der Chemotherapie mit einem GnRH-Agonisten (n = 345) (20). Eine Zusammenfassung von 9 Studien (1980–2008) bestätigte diese Aussage mit einer POF-Rate von 55,5% versus 11,1% (n = 189 versus n = 225) (21).

Eine Anwendungsmöglichkeit für die GnRH-Antagonisten ergibt sich möglicherweise aus der kombinierten Gabe mit einem GnRH-Agonisten (d. h. initiale Gabe eines GnRH-Antagonisten zur schnellen Downregulation und anschließende Applikation eines Depot-GnRH-Agonisten). Daraus resultiert innerhalb von 96 Stunden eine Downregulation (22). Weitere Studien dazu sind erforderlich.

Die Untersuchungen zu den hormonellen Kontrazeptiva sind limitiert. Daher ist auch hier keine abschließende Bewertung möglich. In 4 Studien (1980–2008) lag die POF-Rate bei 29,8% versus 13,2% (n = 275 versus n = 106), was eine mögliche protektive Wirksamkeit andeutet (21).

Theoretisch besteht das Risiko einer Minderung des onkologischen Therapieeffekts durch die Anwendung eines GnRH-Agonisten bei hormonrezeptor-positiven malignen Erkrankungen (z. B. Mammakarzinom). Eindeutige Beweise für oder gegen diese Hypothese gibt es momentan nicht.

Kombination der verschiedenen Techniken

Die Chancen, mit den beschriebenen einzelnen Techniken eine Schwangerschaft herbeizuführen, sind begrenzt. Deshalb sollte zur Steigerung der Effektivität der Maßnahmen eine Kombination mit anderen fertilitätsprotektiven Techniken erwogen werden (Abb. 63).

Für eine Kombination der Oozytengewinnung mit der Kryokonservierung von Ovargewebe bieten sich die folgenden Vorgehensweisen an (die Effektivität dieser Methoden muss jedoch noch in größeren Studien bestätigt werden).

○ Es kann 3–4 Wochen nach der Follikelpunktion (d. h. 2–3 Wochen nach dem 1. und kurz vor dem 2. Chemotherapiezyklus) Ovargewebe entnommen werden. Zu diesem Zeitpunkt haben sich die Follikel zurückgebildet und die Blutgerinnungswerte der Patientin wieder normalisiert, sodass eine Gewebeentnahme risikoarm möglich ist. Es wird angenommen, dass trotz der bereits initiierten Chemotherapie eine erfolgreiche Transplantation des Gewebes möglich ist. Ein definitiver Nachweis steht allerdings noch aus.

○ Es besteht auch die Möglichkeit, zunächst Ovargewebe laparoskopisch zu entnehmen und einige Tage später eine Gonadotropinstimulation einzuleiten. Diese Technik wurde (wie auch das zuvor genannte Verfahren) bereits in den Universitäts-Frauenkliniken in Tübingen und Heidelberg durchgeführt. 10 Patientinnen konnten jeweils mehr als 10 Oozyten entnommen werden, sodass die Zahl der Oozyten der ohne vorherige Entnahme von Ovargewebe vergleichbar zu sein scheint. Komplikationen (z. B. ovarielle Blutungen) traten nicht auf. Daten zur Schwangerschaftsrate nach dem Transfer dieser Embryonen liegen jedoch noch nicht vor.

○ Von einigen Zentren wurde eine weitere Option, nämlich die Gewebeentnahme zum

Tab. 45
Mammakarzinom. Chemotherapie-assoziiertes Amenorrhö-Risiko; modifiziert nach Walshe et al. (27)

A = Doxorubicin
C = Cyclophosphamid
E = Epirubicin
F = 5-Fluorouracil
M = Methotrexat

Alter	Chemotherapie	Amenorrhö-Rate
>40 Jahre <40 Jahre	6× C + M + F, 6× F + E + C, 6× F + A + C High-dose E + C	>80% (hohes Risiko)
30–39 Jahre >40 Jahre	6× C + M + F, 6× F + E + C, 6× F + A + C 4× A + C	20–80% (mittleres Risiko)
<30 Jahre <40 Jahre	6× C + M + F, 6× F + E + C, 6× F + A + C 4× A + C	<20% (niedriges Risiko)

	Adjuvanz (nach Tumorentfernung)		Neoadjuvanz	
	HR-negativ	HR-positiv	HR-negativ	HR–positiv
Hormonelle Stimulation und Oozyten- bzw. Pronukleuskonservierung	+	(+)[1]	(+)[1]	−
Ovargewebekonservierung	+	+	+	+
Kombination hormoneller Stimulation und Ovargewebekonservierung	+	(+)[1]	(+)[1]	−
GnRH-Agonisten	+	−	+	−

Tab. 46
Mammakarzinom. Fertilitätsprotektive Maßnahmen in Abhängigkeit vom Status des Hormonrezeptors (HR) und der onkologischen Therapieplanung bei Frauen mit einem mittleren und hohen Risiko für eine Amenorrhö (Tab. 45)

[1] gegebenenfalls in Kombination mit Letrozol

Zeitpunkt der Follikelpunktion, vorgeschlagen. Allerdings ist der Ovarkortex zu diesem Zeitpunkt aufgrund der zahlreichen Follikel stark komprimiert und somit nur bedingt zu verwenden; auch besteht ein erhebliches Blutungsrisiko aus den stimulierten Ovarien.

○ Zusätzlich können bei allen Patientinnen (Ausnahme: Frauen mit einem rezeptorpositiven Mammakarzinom) GnRH-Agonisten appliziert werden – idealerweise 1 Woche vor Beginn der Chemotherapie. Wird eine hormonelle Stimulation durchgeführt, so können die Depotpräparate zeitgleich mit der Ovulationsinduktion verabreicht werden.

○ Um das Zeitfenster für eine Kombination der Techniken auf maximal 2½ Wochen zu begrenzen, ist eine hormonelle Stimulation innerhalb von 2 Wochen erforderlich. Dieses ist durch neue Stimulationstechniken wie der Lutealphasenstimulation möglich (13). Sollen die Estradiolspiegel niedrig gehalten werden, kann die Stimulation mit Aromatsehemmern kombiniert werden (14). Besteht das Risiko einer ovariellen Überstimulation, so kann die Ovulation mit kurz wirksamen GnRH-Agonisten (z. B. Triptorelin) ausgelöst werden (23).

Fertilitätsprotektion bei Mammakarzinom

Risiko einer therapieinduzierten Amenorrhö

Aufgrund der begrenzten Datenlage ist das Risiko für eine chemotherapieinduzierte Amenorrhö nur bedingt abschätzbar. Tab. 45 subsummiert die vorliegenden Studien und ermöglicht eine grobe, altersabhängige Risikoeinschätzung. Für Taxane, monoklonale Antikörper, Bevacizumab *(Avastin)*, Lapatinib *(Tyverb)*, Trastuzumab *(Herceptin)* und Gemzitabin *(Gemzar)* ist die Datenlage für eine Risikokalkulation derzeit unzureichend.

*Möglichkeiten
der Fertilitätsprotektion*

Fertilitätsprotektive Maßnahmen sind in Tab. 46 aufgelistet. In der adjuvanten Situation, d.h. nach Entfernung des Tumors, ist das Zeitfenster von der Diagnosestellung bis zum Beginn der Chemotherpie in der Regel ≥2 Wochen, sodass theoretisch alle verfügbaren fertilitätsprotektiven Maßnahmen angeboten werden. Bei der neoadjuvanten Therapie ist das verfügbare Zeitfenster kleiner, sodass eine hormonelle Stimulation mit einer Konservierung von Oozyten/Pronukleusstadien meistens nicht möglich ist.

Bei einem rezeptor-positiven Mammakarzinom ist die Datenlage hinsichtlich des Risikos einer hormonellen Stimulation unzureichend. Theoretisch besteht das Risiko einer Tumorprogression unter erhöhten Estradiolwerten. Gegen diese Annahme spricht jedoch, dass die Patientinnen auch ohne fertilitätsprotektive Maßnahmen ihren Menstruationszyklus bis zur Chemotherapie behalten und somit weiterhin eine endogene Estradiolproduktion aufweisen. Außerdem ist es unwahrscheinlich, dass eine kurzfristige Steigerung der Estradiolspiegel – wie unter einer ovariellen Stimulation – zu einer relevanten Beschleunigung des Tumorzellwachstums führt. Auch zeigte eine Studie, in welcher 91 Patientinnen, die nach einem Mammakarzinom schwanger wurden, kein erhöhtes Rezidivrisiko (24).

Da das Rezidivrisiko letztlich noch ungeklärt ist, muss bei einem rezeptor-positiven Mammakarzinom eine ovarielle Stimulation (nach einer sorgfältigen Nutzen-Risiko-Analyse mit den behandelnden Onkologen) ausführlich mit der Patientin diskutiert werden, wobei auf die unzureichende Datenlage hinzuweisen ist.

Alternativ kann die Stimulationsbehandlung mit Aromatasehemmern kombiniert werden (14). Unter dieser Behandlung steigen die Estradiolwerte signifikant geringer an. Azım et al. (25) konnten bei 79 Patientinnen unter dieser Therapie kein erhöhtes Risiko für ein Rezidiv eines Mammakarzinoms feststellen. Kontrovers diskutiert wird jedoch, ob Aromatasehemmer zu einer erhöhten Fehlbildungsrate beim Kind führen könnten (26).

Bestehen keine Einwände gegen eine ovarielle Stimulation, so kann diese auch mit der Kryokonservierung von Ovargewebe kombiniert werden.

Eine Behandlung mit GnRH-Agonisten dürfte risikolos bei einem rezeptor-negativen Mammakarzinom möglich sein. Liegt ein rezeptor-positives Mammakarzinom vor, so ist theoretisch nicht ausgeschlossen, dass die niedrigen Estradiolspiegel unter einer Therapie mit GnRH-Agonisten zu einem verringerten Ansprechen der Tumorzellen auf die Chemotherapie führen.

Die Datenlage hierzu ist jedoch unzureichend. Aufgrund dessen muss bei einem rezeptor-positiven Mammakarzinom eine Therapie mit GnRH-Agonisten (nach einer sorgfältigen Nutzen-Risiko-Analyse mit den behandelnden Onkologen) ausführlich mit der Patientin diskutiert werden; die unzureichende Datenlage muss dabei betont werden.

> **Fazit für die Praxis**
>
> - Aufgrund der steigenden Überlebensraten bei onkologischen Erkrankungen sollte eine Beratung über die Möglichkeit der Durchführung von fertilitätserhaltenden Maßnahmen vor der zytotoxischen Therapie erfolgen.

- Möglich sind eine Transposition der Ovarien, eine ovarielle Stimulation und die Kryokonservierung von fertilisierten und unfertilisierten Oozyten, eine Kryokonservierung von Ovargewebe und eine Gabe von GnRH-Agonisten.

- Die Maßnahmen können zur Effektivitätssteigerung kombiniert werden; sie erfordern ein Zeitfenster von maximal 2½ Wochen.

- Viele dieser Maßnahmen sind noch nicht voll etabliert, weshalb eine Durchführung ausschließlich unter kontrollierten Bedingungen zu empfehlen ist.

- Fertilitätsprotektive Maßnahmen sollten in Deutschland nur von Zentren des Netzwerks »FertiPROTEKT« (www.fertiprotekt.de) durchgeführt werden.

Literatur

1. Schover LR, et al. Having children after cancer. A pilot survey of survivors' attitudes and experiences. Cancer 1999; 86: 697–709.

2. FertiPROTEKT. Website des »Netzwerks für Fertilitätsprotektion bei Chemo- und Strahlentherapien« (www.fertiprotekt.de). Inhaltlich Verantwortlicher: Prof. Dr. Michael von Wolff. Installiert Anfang 2007, letzte Überarbeitung: März 2009.

3. Polge C, Smith AU, Parkes AS. Revival of spermatozoa after vitrification and dehydration at low temperatures. Nature 1949; 164: 666.

4. Horne G, et al. Live birth with sperm cryopreserved for 21 years prior to cancer treatment: case report. Hum Reprod 2004; 19: 1448–1449.

5. Kliesch S, et al. Cryopreservation of semen from adolescent patients with malignancies. Med Pediatr Oncol 1996; 26: 20–27.

6. Bahadur G, et al. Semen quality and cryopreservation in adolescent cancer patients. Hum Reprod 2002; 17: 3157–3161.

7. Hallak J, Mahran AM, Agarwal A. Characteristics of cryopreserved semen from men with lymphoma. J Assist Reprod Genet 2000; 17: 591–595.

8. Schrader M, et al. »Onco-tese«: testicular sperm extraction in azoospermic cancer patients before chemotherapy – new guidelines? Urology 2003; 61: 421–425.

9. Wallace WH, Thomson AB, Kelsey TW. The radiosensitivity of the human oocyte. Hum Reprod 2003; 18: 117–121.

10. Chambers SK, et al. Sequelae of lateral ovarian transposition in unirradiated cervical cancer patients. Gynecol Oncol 1990; 39: 155–159.

11. Al-Hasani S, et al. Comparison of cryopreservation of supernumery pronuclear human oocytes obtained after intracytoplasmic sperm injection (ICSI) and after conventional in-vitro fertilization. Hum Reprod 1996; 11: 604–607.

12. Horne G, et al. A prospective evaluation of cryopreservation strategies in a two-embryo transfer program. Hum Reprod 1997; 12: 542–547.

13. von Wolff M, et al. Ovarian stimulation to cryopreserve fertilized oocytes in cancer patients can be started in the luteal phase. Fertil Steril 2008 (Epub ahead of print).

14. Oktay K, et al. Letrozole reduces estrogen and gonadotropin exposure in women with breast cancer undergoing ovarian stimulation before chemotherapy. J Clin Endocrinol Metab 2006; 91: 3885–3890.

15. Deutsches IVF-Register. D.I.R.-Jahrbuch 2007.

16. Yoon TK, et al. Survival rate of human oocytes and pregnancy outcome after vitrification using slush nitrogen in assisted reproductive technologies? Fertil Steril 2007; 88: 952–956.

17. van der Ven H, et al. Transportation of ovarian tissue for fertility preservation: investigation on the importance of transportation medium. Hum Reprod 2008; 23 (Suppl 1): i145.

18. von Wolff M, et al. Cryopreservation and autotransplantation of human ovarian tissue prior to cytotoxic therapy – a technique in its infancy but already

successful in fertility preservation. Eur J Cancer 2009; 45: 1547–1553.

19. Badawy A, et al. Gonadotropin-releasing hormone agonists for prevention of chemotherapy-induced ovarian damage: prospective randomized study. Fertil Steril 2009; 91: 694–697.

20. Beck-Fruchter R, Weiss A, Shalev E. GnRH agonist therapy as ovarian protectants in female patients undergoing chemotherapy: a review of the clinical data. Hum Reprod Update 2008; 14: 553–561.

21. Blumenfeld Z, von Wolff M. GnRH-analogues and oral contraceptives for fertility preservation in women during chemotherapy. Hum Reprod Update 2008; 14: 543–552.

22. Mardesic T, et al. Protocol combining GnRH agonists and GnRH antagonists for rapid suppression and prevention of gonadal damage during cytotoxic therapy. Eur J Gynaecol Oncol 2004; 25: 90–92.

23. Bodri D, et al. Triggering with human chorionic gonadotropin or a gonadotropin-releasing hormone agonist in gonadotropin-releasing hormone antagonist-treated oocyte donor cycles: findings of a large retrospective cohort study. Fertil Steril 2009; 91: 365–371.

24. Sankila R, Heinävaara S, Hakulinen T. Survival of breast cancer patients after subsequent term pregnancy: »healthy mother effect«. Am J Obstet Gynecol 1994; 170: 818–823.

25. Azim AA, Costantini-Ferrando M, Oktay K. Safety of fertility preservation by ovarian stimulation with letrozole and gonadotropins in patients with breast cancer: a prospective controlled study. J Clin Oncol 2008; 26: 2612–2613.

26. Elizur SE, Tulandi T. Drugs in infertility and fetal safety. Fertil Steril 2008; 89: 1595–1602.

27. Walshe JM, Denduluri N, Swain S. Amenorrhea in premenopausal women after adjuvant chemotherapy for breast cancer. J Clin Oncol 2006; 24: 5769–5779.

28. von Wolff M, Strowitzki T. Fertilitätsprotektion bei onkologischen Erkrankungen der Frau. J Reproduktionsmed Endokrinol 2009; 6: 52–57.

Habituelle Aborte

Standards in Diagnostik und Therapie

Erwin Strehler
Rainer Wiedemann

Hochwertige klinische Studien, systematische Übersichtsarbeiten und Leitlinien sind die Grundlage medizinischer Entscheidungsprozesse geworden. Die Bevorzugung systematischer Übersichten ist hochgradig effizient. Das Problemverständnis und die Entwicklung der individuell passenden Gesundheitsentscheidung werden dadurch optimal gefördert (1).

Für den praktisch tätigen Arzt ist die Bewertung der systematisch gesuchten Literatur essenziell. Er muss schnell erkennen können, ob die Information »klinisch relevant« ist. Die bewertete Information verbessert bei Ärzten den Kenntnisstand (2). Interessensdominierte Übersichten sind ungeeignet für die neutrale Information. Finanzierte Studien begünstigen übertriebene Schlussfolgerungen (3).

Ein Beispiel, wie durch unvollständige Berücksichtigung der Literatur und Verwendung von Studien untergeordneter Qualität falsche und übertriebene Schlüsse gezogen wurden, ist das rezidivierende Abortgeschehen.

In diesem Beitrag wird die Literatur systematisch gesucht und bewertet und die für den Kliniker wichtige Evidenz aktuell zusammengefasst (4).

Literatursuche und -bewertung

Die Suche nach systematischen Übersichtsarbeiten erfolgt über die Cochrane Library, über NHSCRD (Centre for Reviews and Dissemination, York), DARE, NHS EED, HTA (Zugang über Cochrane Library), in Medline und Clinical Evidence. Aktuelle evidenzbasierte Leitlinien sind mit berücksichtigt (GIN.net). Randomisierte, kontrollierte Studien (RCT = randomized controlled Trials) werden in PubMED, EMBASE und CENTRAL der Cochrane Library gesucht. Die Methodik orientiert sich an den Cochrane-Gruppen. Das QUOROM-Statement, die revidierten Ausführungen der Consort-Gruppe und die Qualitätsvorgaben von EQUATOR ([http://www.equator-network.org/index.aspx?o=1032] Library for health research reporting) werden verwendet (4).

Folgende Fragen sind zu beantworten:

- Gibt es gesichertes Wissen (randomisierte kontrollierte Studien, systematische Übersichten) zum Thema?
- Wie groß ist der klinische Effekt einer Behandlung gegenüber einer Nicht-Behandlung?
- Wie groß ist der eventuelle Schaden der Therapie?

Definition

Die ursprüngliche Definition von rezidivierenden oder habituellen Aborten bedeutet ≥3 Schwangerschaften, die mit einem Frühabort endeten. Der Terminus wird zunehmend auf Frauen mit 2 Aborten erweitert. Die qualitative Evidenz sagt, dass die Lebensqualität zumindest bei einigen Frauen nach 2 Aborten erheblich beeinträchtigt ist, sodass eine (begrenzte) Diagnostik gerechtfertigt erscheint. Eine verlässliche Nutzen-Schaden-Beurteilung der Diagnostik existiert nicht. Ob auch HCG-Erhöhungen ohne sonographisches Korrelat gezählt werden sollen, ob der Nachweis fetaler Strukturen essenziell ist, und wie die Patientinnen zu integrieren sind, die nach einer Geburt mehrere Aborte (sekundäre Aborte) erleiden, bleibt unklar. Je nach Definition kommen wiederholte frühe Aborte bei 0,5%–2% der Paare vor (5).

Ursachen

Es werden genetische, anatomische, endokrine, immunologische, infektiöse und thrombophile Ursachen definiert. Ein erheblicher Anteil der rezidivierenden Aborte wird unerklärbar bleiben; Häufigkeitsangaben sind wenig verlässlich. Es ist fraglich, ob anatomische Ursachen zahlenmäßig eine nennenswerte Rolle spielen. Weder für endokrine noch für infektiöse Ursachen gibt es eine Evidenz aus RCT (6–8).

Immundiagnostik und -therapie

Die Hinweise für eine Verbindung von Fehlgeburten mit dem Immunsystem entstammen Beobachtungs- und Fall-Kontroll-Studien, die Kausalität lässt sich damit aber aufgrund des Studientyps nicht beweisen. RTC sprechen nicht für diese Verbindung (5).

Die beste Evidenz kommt aus der systematischen Übersicht von Cochrane (2006: 20 hochwertige RCT, eine Suche 2009 ergab keine neuen RCT). Stimulationen mit paternalen Lymphozyten oder Immunglobulinen haben bei Frauen mit rezidivierenden Aborten sicher k e i n e n Vorteil auf die Lebendgeburtenrate. K e i n e dieser Behandlungen senkt das Risiko für eine weitere Fehlgeburt. Diese Maßnahmen sind ohne bewiesenen klinischen Nutzen; der Schaden überwiegt (ein klinisch relevanter Behandlungseffekt ist wohl auch für die Zukunft auszuschließen).

Die Immunisierung mit paternalen Zellen wurde in 12 RCT (641 Frauen) untersucht. Ohne Immunisierung traten genauso viele Lebendgeburten ein wie nach Immunisierung (OR: 1,23; 95%-CI: 0,89–1,70). Sowohl ohne wie auch mit Behandlung liegen die Chancen einer Frau bei 60%, dass die nächste Schwangerschaft in der Geburt eines Kindes endet. Nimmt man Spenderblutzellen, so sind die Ergebnisse nicht anders; 60% Erfolg sowohl bei Behandlung wie auch bei Nicht-Behandlung. Die Immunisierung mit Donorzellen, Trophoblastmembranbestandteilen und intravenösen Immunglobulinen erhöht die Chance auf eine Lebendgeburt ebenfalls nicht (60,8% versus 59,1%).

Der Einsatz von Immunglobulinen (intra venous immuno globulin therapy [IVIG]) erzielte in 8 Studien mit 303 Patientinnen eine OR von 0,98 (95%-CI: 0,61–1,58) (5).

Eine der wesentlichen Stärken der systematischen Übersicht von Cochrane ist, dass auch frühere Metaanalysen (mit weniger RCT), die eine Wirksamkeit der Immunstimulation möglich erscheinen ließen (5), analysiert werden. Einige der Übersichten errechnen klinisch nicht relevante Vorteile der Immunglobuline in Subgruppen (mit demselben Datenpool von 7 RCT wie bei Cochrane), was wohl dazu führt, dass die intravenöse Immunglobulintherapie bei Aborten nach wie vor an speziellen Zentren etabliert ist. Aber auch in dieser Subgruppenanalyse ist das Ergebnis für Immunglobuline und für Plazebo gleich (5).

Die IVIG Guideline Development Group hat die Literatur zum Einsatz von Immunglobulinen (IVIG) bei verschiedenen Indikationen systematisch bewertet, woraus die evidenzbasierte Leitlinie aus 2008 resultiert: Wegen fehlender Evidenz für eine Behandlung und wegen des Überwiegens des Schadens werden Immunglobuline bei wiederholten spontanen Aborten und bei Paaren mit mehreren IVF/ICSI Behandlungen ohne Schwangerschaft nicht empfohlen (9).

Die deutsche IVIG-Studie (i.v. Immunglobuline bei Implantationsversagen) wurde im Jahr 2007 vorzeitig beendet. Laut mündlicher Mitteilung des medizinischen Studienleiters bestand bezüglich der Schwangerschaftsrate kein signifikanter Unterschied zwischen der *Leukonorm*- und der Plazebogruppe. Das Paul-Ehrlich-Institut hat die bestehende Altzulassung für das humane Leukozytenultrafiltrat *Leukonorm* inzwischen widerrufen.

Die Empfehlungen von Fachgesellschaften und Leitlinienkommissionen (ESHRE, FDA) sprechen sich seit 2003 gegen Immundiagnostik und -stimulationen bei Frauen mit rezidivierenden Aborten bzw. mehrfachen IVF-Versuchen ohne Schwangerschaft aus (10). Die FDA hat IVIG nur als Therapie der autoimmunen Thrombozytopenie zugelassen (7). Für Patienten mit mehrfach fehlgeschlagenen IVF-/ICSI-Behandlungen finden sich keine methodisch ausreichenden Studien, die eine Verbindung zum Immunsystem belegen, ebenso keine, die eine Immuntherapie rechtfertigen.

Aus der aktuellen Evidenz leitet sich für die Aufklärung der Patientin Folgendes ab: Die Chance, dass die nächste Schwangerschaft in der Geburt eines Kindes endet, beträgt 60%, unabhängig davon, ob eine Immundiagnostik oder -therapie durchgeführt wird.

○ Bei der Immunbehandlung treten bei 4% der Patientinnen Nebenwirkungen wie Fieber, Muskelbeschwerden oder Kopfschmerzen auf.
○ Seltene schwerwiegende Nebenwirkungen sind bei IgA-defizienten Patientinnen (0,1% der Frauen, meist ohne deren Wissen) bekannt: Nephrotoxizität, Alopezia, aseptische Meningitis und Retinanekrose.

Die Killerzellen

Ein Defekt im Netzwerk der Zytokine und eine zu hohe Aktivität der Killerzellen sollen mit einem Implantationsversagen bei der IVF und wiederholten Aborten zusammenhängen. Die Lösung wären folglich Glukokortikoide, die als Immunmodulatoren agieren könnten und damit die Zytokinexpression normalisieren, sowie die Zahl der Killerzellen und die entzündliche Reaktion reduzieren würden.

Der Nutzen einer Kortisontherapie (Immunmodulation mit Prednisolon [7,5–20 mg]) wurde von Cochrane überprüft. Die Übersicht erfasst 13 qualitativ gute Studien mit 1759 Paaren: Es liegt keine Evidenz vor, dass Glukokortikoide das klinische Ergebnis verbessern (OR: 1,16; 95%-CI: 0,9–1,44). Ein großer klinischer Effekt ist nicht mehr zu erwarten (11).

Die sog. KIR (killer cell Ig-like receptors) sind Rezeptoren, die auf den natürlichen Killerzellen (NK-Zellen) vorkommen. Sie sind eine Komponente des angeborenen Immunsystems. Es finden sich keine randomisierten kontrollierten Studien (Literatursuche 1/2009), die einen Zusammenhang der rezidivierenden Aborte mit dem angeborenen Immunsystem belegen. Vieles spricht dagegen, vor allem die Ergebnisse der »Kortisonstudie« (11).

Antiphospholipidantikörper

Die Verbindung von Antiphospholipid- oder Lupus-erythematodes-Antikörpern und rezidivierenden Aborten wird seit langem postuliert. Antiphospholipidantikörper sind mit arterieller und venöser Thrombose assoziiert. Die Thrombosierung von Plazentargefäßen wird als eine Ursache für fetalen Tod gesehen. Aus In-vitro-Studien wird gefolgert, dass Antiphospholipidantikörper zu einer Proliferationshemmung des Trophoblasten führen (12).

Die im Serum gefundenen Antikörper sind Lupusantikoagulans, Antikardiolipinantikörper und neuerdings Beta-2-Glykoprotein-I-Antikörper. Diese Antikörper werden aber auch bei erfolgreich verlaufenden Schwangerschaften gefunden. Die Prävalenz von Antikardiolipinantikörpern liegt im geburtshilflichen Patientengut zwischen 2,7% und 7% (12).

Verschiedene Therapieansätze werden beschrieben, wie die Kombination von Prednison und Acetylsalicylsäure (ASS), Plasmapherese, die Gabe von Immunglobulinen sowie von unfraktioniertem oder niedermolekularem Heparin. Heute wird am häufigsten die Kombination von ASS (100 mg/d ab positivem Schwangerschaftstest) und niedermolekularem Heparin angewendet, wobei postuliert wird, dass die Vorteile neben der einmal täglichen Dosis vorwiegend in der geringeren Osteoporosegefahr liegen (12).

Die Evidenz für den therapeutischen Ansatz ist begrenzt. Die Übersicht aus der Cochrane Pregnancy and Childbirth Group ist 2005 erschienen (12), neue RCT wurden nicht gefunden (Stand 2009). Für ASS allein findet sich gegen Plazebo k e i n Therapieeffekt, auch nicht für Prednison. Immunglobuline erhöhen (wie Kortison) die Frühgeburtlichkeit. Gravierende Nebenwirkungen, wie Todesfälle und schwere Blutungen, wurden nicht berichtet.

In der Cochrane-Übersicht wurden 13 Studien von befriedigender Qualität mit 849 Teilnehmerinnen ausgewertet. Unfraktioniertes Heparin und ASS reduzieren das Abortrisiko (RR: 0,46; 95%-CI: 0,29–0,71; NNT: 3,2). Niedrig dosiertes Heparin ist ausreichend. Die Basis dieser Berechnung bilden 2 Studien mit 140 Patienten. In 3 Studien mit ASS wurde bei insgesamt 135 Patientinnen keine Reduktion der Abortrate festgestellt (RR: 1,05; 95%-CI: 0,66–1,68). Bei der Gabe von Prednison + ASS ist die Frühgeburtlichkeit erhöht (3 Studien, n = 286). Der zur Zeit beste Datenstand (keine Klasse I) zeigt k e i n e Evidenz für Kortison (12).

○ Bei anamnestisch Belasteten (Aborte, aber keine Antikörper) sollte niedrig dosiertes (unfraktioniertes) Heparin + ASS gegeben werden (niedermolekulares Heparin dürfte auch wirksam sein).

○ Liegen noch keine Aborte vor, wohl aber Antikörper, so ist die Empfehlung zwischen Zuwarten und Heparin + ASS weniger abgesichert und individuell zu entscheiden.

Die Patientin sollte über das allgemeine Blutungsrisiko unter ASS informiert werden. Das Blutungsrisiko verglichen mit Plazebo ist von der Dosierung unabhängig (Dosierungen: 75–325 mg). Das Risiko für eine größere Blutung (z. B. gastrointestinal, zerebral) ist erhöht (RR: 1,71; 95%-CI: 1,41–2,08), die NNH (number needed to harm) beträgt bei einjähriger Einnahme 769 (95%-CI: 500–1250). Das bedeutet ein zusätzliches Risiko für diese Blutungen von 0,1% (zusätzlich 1/1000 Frauen). Diese Zahlen entstammen Studien zur Einnahme von ASS bei Risikopatienten für Herz-Kreislauf-Erkrankungen. Für schwangere Frauen gibt es keine ähnlichen validen Daten (13).

Bislang gibt es keine verlässlichen Studien zu eingeschränkter uteriner Perfusion bei Aborten und zur Behandlung mit ASS oder Fettsäuren.

Hereditäre Thrombophilie

Der Zusammenhang von angeborenen Gerinnungsstörungen und Aborten ist nicht durch RCT belegt. Ein endgültiger Beweis einer Kausalität steht noch aus. REY et al.

(14) zeigten aus Beobachtungsstudien einen Zusammenhang zwischen Faktor-V-Leiden-Mutation, Prothrombinmutation, Protein-S-Mangel und habituellen Aborten. In der Arbeit von Rey et al. wurden auch Antithrombin und Protein C untersucht, ohne dass sich hier eine eindeutige Assoziation fand. Der Zusammenhang zwischen einem Antithrombin- bzw. Protein-C-Mangel und habituellen Aborten ist zwar nicht signifikant – hierbei ist allerdings zu berücksichtigen, dass die Prävalenz dieser beiden Veränderungen in der Allgemeinbevölkerung überaus niedrig ist (<0,01%), dies macht eine Abschätzung des Risikos auch in Fall-Kontroll-Studien schwierig (4).

Die eindeutige Tendenz zu vermehrten Aborten bei einem Antithrombin- bzw Protein-C-Mangel sollte aber hinreichender Hinweis darauf sein, dass ein solcher Zusammenhang angenommen werden kann. Eine gesteigerte Faktor-VIII-Aktivität ist ein bekannter Thrombophiliefaktor; im Hinblick auf die Assoziation mit habituellen Aborten gibt es allerdings nur wenige aussagekräftige Publikationen (4).

Der Plasminogen-Aktivator-Inhibitor (PAI 1) bewirkt in hoher Konzentration eine abnorm gehemmte Fibrinolyse. Ein Polymorphismus im PAI-1-Gen (4G) führt in homozygoter Anlage zu einer höheren PAI-1-Bildung, während der homozygote 5G-Polymorphismus eine normale PAI-Konzentration nach sich zieht (4). Eine Assoziation von PAI-1-Polymorphismus (4G/4G) und habituellen Aborten wird postuliert. Die Kausalität ist jedoch nicht bewiesen; es gibt k e i n e prospektiv kontrollierten Therapiestudien.

Eine Kausalität zwischen einer MTHFR-Mutation und habituellen Aborten ist ebenfalls nicht belegt (15).

Polyzystisches Ovarialsyndrom und Thrombophilie

Die Kombination von Thrombophilie, Hyperfibrinolyse und einem polyzystischen Ovarialsyndrom (PCOS) bedingt mehr Aborte, wobei die Ursachen unklar sind.

Experimentelle und klinische Studien legen präventive Effekte von Metformin auf Aborte nahe. Eine positive Einflussnahme auf die »Einnistbedingungen«, die endometriale Rezeptivität, die Embryonenqualität und die Trophoblasteninvasion wird für Metformin postuliert. Auch eine Abortprophylaxe durch Metformin bei Patienten mit PCOS erscheint pathophysiologisch konsequent.

In der Metaanalyse von Palomba et al. (16) finden sich keine positiven Effekte durch Metformin (565 Schwangere wurden untersucht), auch nicht in der Subgruppenanalyse. In der Metformingruppe traten 67 Aborte bei 321 Schwangeren auf, ohne Metformin waren 52 von 245 Frauen betroffen (OR: 0,89; 95%-CI: 0,65–1,21), obwohl Metformin auf viele Surrogatparameter (Insulinresistenz, PAI-1-Konzentration) günstig wirkt. Es laufen noch 2 randomisierte kontrollierte Studien, deren Ergebnisse abgewartet werden sollten (16).

ASS und Heparin bei idiopathischen rezidivierenden Aborten

In einer weiteren Cochrane-Übersicht wurde überprüft, ob die Gabe von ASS oder Heparin bei unerklärbaren rezidivierenden Aborten Vorteile besitzt. Die Übersicht ist 2009 aktualisiert worden; 2 Studien mit 189 Teilnehmern wurden gefunden.

In einer Studie war ASS bezüglich der Lebendgeburten nicht erfolgreicher als Plazebo. Enoxaparin (Natriumsalz eines niedermolekularen Heparins) und ASS führten in der anderen Studie (ebenso wie Plazebo) zu 80% (17).

Genetik

Eine Fall-Kontroll-Studie (6 Zentren für Genetik in den Niederlanden) fand 382 von fast 12 000 Paaren mit rezidivierenden

Aborten (Januar 1992 bis Januar 2001) eine relativ niedrige Rate struktureller chromosomaler Befunde (3,2%); bisher war man von 3–6% ausgegangen.

Insgesamt wurden 278 Paare mit struktureller Chromosomenabnormalität und 427 Kontrollpaare (unauffälliger Karyotyp) nachbeobachtet. Bei durchgeführter Pränataldiagnostik ist das Risiko für ein geborenes Kind mit Chromosomenauffälligkeit niedrig. Die Chance auf ein gesundes Kind ist genauso hoch wie im Normalkollektiv, auch wenn die Zahl der Aborte bei den vorbelasteten Paaren eindeutig höher ist. Die Chance auf ein gesundes Kind liegt bei über 80% (18).

Die Präimplantationsdiagnostik (PGD [in Deutschland »Polkörperdiagnostik«]) wurde ohne Vorliegen von randomisierten Studien als vorteilhaft für Frauen mit Aborten postuliert. In den wenigen bislang vorliegenden RCT findet sich generell kein Vorteil der Präimplantationsdiagnostik, sondern sogar eine geringere Zahl an Lebendgeburten gegenüber den Frauen, die auf die Diagnostik verzichten.

In der Subgruppe der Frauen mit einem oder mehreren Aborten hat die Präimplantationsdiagnostik bislang keine belegten Vorteile. Man darf der Empfehlung der amerikanischen Fachgesellschaft (Practice Committee of the American Society for Reproductive Medicine) zur PGD folgen: Die vorhandene Evidenz spricht nicht dafür, dass die Präimplantationsdiagnostik die Zahl der Lebendgeburten bei rezidivierendem Abortgeschehen erhöht (19).

Progesteron/humanes Choriongonadotropin (HCG)

Es gibt keine verlässliche Methode, um einen Progesteronmangel luteal oder in der Schwangerschaft zu messen. Die Progesteronsekretion durch das Corpus luteum ist pulsatil. Sowohl 2,3 ng/ml als auch 40,1 ng/ml wurden während eines Pulses mit der Dauer von 60–90 Minuten gemessen. Folgerichtig ist die Lutealphasenunterstützung empirisch (20).

Bei rezidivierenden Aborten erscheint die Gabe von HCG ebenso vertretbar wie die von Progesteron. Beide Behandlungen sind nicht abgesichert (keine Evidenzklasse I). Die Übersichtsarbeit von Cochrane zu HCG ist 2005 zurückgezogen worden, da die Arbeitsgruppe kein Update liefern kann. Eine Übersicht aus 2005 (21) findet einen positiven Effekt von HCG auf der Basis von 4 randomisierten kontrollierten Studien mit methodischen Schwächen. Ein neuer RCT (22) kann keine Wirkung bei nicht-rezidivierenden Aborten erkennen, wobei aber die Studie nicht aussagekräftig genug ist, um kleinere Differenzen festzustellen.

Progestagene als Therapie bei drohendem Abort werden seit 50 Jahren in Studien untersucht; sie werden ohne wissenschaftlichen Wirknachweis verordnet. Aufgrund der Studienqualität ist keine verlässliche Aussage zu Nutzen oder Schaden möglich.

Die systematische Cochrane-Übersicht zur allgemeinen Abortprophylaxe aus dem Jahre 2008 findet nur 2 Studien (n=85), die stringenten Qualitätskontrollen standhalten; eine Metaanalyse ist überhaupt nur zu vaginalem Progesteron gegen Plazebo möglich. Die Aussage lautet: Keine signifikante Reduktion der Abortrate mit Progesteron (RR: 0,47; 95%-CI: 0,17–1,30) (23).

In einer weiteren Übersicht von Cochrane (15 Studien, n=2118) war in der generellen Abortprophylaxe (unabhängig von der Gravidität und von der Zahl vorausgegangener Aborte) kein Vorteil von Progesteron gegenüber Plazebo (OR: 0,98; 95%-CI: 0,78–1,24) festzustellen, ebenso keine Zunahme der Nebenwirkungen unter Verum.

In einer Subgruppenanalyse, die 3 Studien von Frauen mit habituellen Aborten umfasst, zeigte eine Progesterongabe gegenüber Plazebo eine signifikante Senkung der Fehlgeburtsrate (OR: 0,38; 95%-CI: 0,20–0,70). Der Applikationsweg (oral, intramuskulär, vaginal) scheint dabei ohne Einfluss zu sein (24).

Wie sind diese Ergebnisse zu interpretieren? Der Patient muss wissen, dass die Gabe von Progesteron bei wiederholtem Abort nicht durch verlässliche wissenschaftliche Daten gestützt ist. Eine einzige gute Studie kann das Ergebnis kippen (Evidenzklasse II). Risiken sind nicht auszuschließen, aber in den wenigen Studien nachrangiger Evidenz sind Nebenwirkungen und fetale Anomalien nicht gehäuft aufgetreten und kausal nicht zuzuordnen.

Bettruhe

Für Bettruhe ist die Evidenz nicht überzeugend (ein RCT mit geringer Fallzahl findet die HCG-Gabe signifikant besser). In Studien der Evidenzklasse II oder geringer schneidet Bettruhe sowohl besser als auch schlechter als normale Aktivität ab. Die 2005 erschienene Übersicht findet für Bettruhe keine ausreichende Evidenz, stützt sich aber nur auf 2 randomisierte kontrollierte Studien (25).

Vermehrte Zuwendung

Vermehrte Zuwendung den Schwangeren gegenüber wird in Beobachtungs- bzw. Fall-Kontroll-Studien für die Erfolge in Kontrollgruppen verantwortlich gemacht. Eine negative Auswirkung wurde nicht berichtet. Randomisierte kontrollierte Studien, die positive Auswirkungen belegen, wurden nicht gefunden.

Eine 2002 erstmals erschienene Cochrane-Übersicht untersuchte den Einfluss von vermehrter Zuwendung auf ein zu niedriges Geburtsgewicht des Kindes. Die Schwangeren erhielten mehr Untersuchungen und Zuwendung von Ärzten und speziell geschulten Kräften (Schwestern, Sozialpädagogen). Der sekundäre Endpunkt war die Abortrate. Ein positiver Effekt war diesbezüglich nicht zu belegen. Insgesamt wurden mehr als 11 000 Frauen erfasst. Die Studien sind von guter Qualität. Stressmanagement und Psychotherapie scheinen (bei begrenzter Evidenz) unschädlich zu sein (26).

Frühzeitige Diagnostik der Schwangerschaft

Die therapeutischen Möglichkeiten bei rezidivierenden Aborten sind (wie bei mehrfach erfolglosen IVF-Behandlungen) begrenzt. Ingesamt kommt es hier häufig zu Überaktionismus, zum Festhalten an veraltetem Wissen – am wahrscheinlichsten ist am Ende immer die Geburt eines gesunden Kindes (6).

Wir empfehlen bei einer erneuten Schwangerschaft eine »Arbeitsdiagnose« für den Patienten: Eine Kombination von Blutuntersuchungen und Ultraschall bringt eine Sicherheit im Bereich >90%, dass diese Schwangerschaft in einer Geburt endet. Progesteron als einmalige Blutuntersuchung (>25 ng/ml) bedeutet eine hohe Sicherheit (97%) für eine intakte Schwangerschaft. Die Frage einer möglichen Progesterongabe wird aber nicht von der Höhe der Progesteronkonzentration abhängig gemacht.

Bei regelhafter positiver Herzaktion ist noch in 3,4–5,5% mit einem Abort zu rechnen (Evidenzklasse II, prospektive Studien), d. h., es liegt eine Wahrscheinlichkeit von 95% vor, dass diese Schwangerschaft (trotz Blutung) in einer Geburt endet (27). Diese Zahlen sind der Patientin mitzuteilen; individuell wird dann entschieden, ob Progesteron (unsichere Wirkung) gegeben oder ob schlichtweg zugewartet wird.

Bei Frauen, die nach rezidivierenden Aborten längere Zeit nicht schwanger werden, könnte die sog. »milde HMG-Stimulation« eine therapeutische Option sein. Sie bietet eine Chance auf eine Schwangerschaft von ~10% pro Zyklus, eventuell die Chance einer höheren Lebendgeburtenrate. Dies müsste in einer prospektiven randomisierten Studie untersucht werden. Die Überlegung entstammt einer randomisierten kontrollierten Studie, die eine signifikant niedrigere Aneuploidierate bei niedrig dosierter Stimulation fand. Die Studie wurde vorzeitig beendet, da die Wirkung von Verum belegt war (28).

Evidenzbasiertes Vorgehen in der Praxis

Das von der »SIGEP« (7) vorgeschlagene Vorgehen bei rezidivierenden Aborten entspricht im Wesentlichen der heutigen Evidenz: Geburtshilfliche Anamnese bzw. Familienanamnese, Alter, BMI, Frage der Toxinexposition, Blutbild, Antiphospholipidantikörper, elterliches Karyogramm sowie sonographische bzw. hysteroskopische Untersuchungen. Nur wenige Untersuchungen sind durch verlässliche Evidenz belegt.

Fazit für die Praxis

- Empfohlen wird die genetische Untersuchung beider Elternteile. Bei ~3% aller Paare mit habituellen Aborten liegt eine Karyotypanomalie bei einem der Partner vor.

- Antiphospholipidantikörper. Es sollten im Serum Lupusantikoagulans, Antikardiolipinantikörper und Beta-2-Glykoprotein-I-Antikörper bestimmt werden. Bei Vorliegen eines Antiphospholipidsyndroms ist die tägliche Gabe von Heparin, kombiniert mit 100 mg ASS, indiziert.

- Angeborene Thrombophilie. Untersucht werden Faktor-V-Leiden-Mutation, Prothrombinmutation, Protein-S-, Protein-C-, und Antithrombinmangel sowie Faktor VIII (Antigen oder Aktivität). Bei entsprechendem Nachweis ist die alleinige Gabe von Heparin ausreichend. PAI-1 kann mitbestimmt werden, wobei es keine Evidenz aus prospektiv kontrollierten Studien gibt, dass die Heparingabe (oder ASS) für Frauen mit Polymorphismus im PAI-1-Gen (4G) in homozygoter Anlage ein Vorteil wäre.

- Als nicht zwingend erforderlich wird die Suche nach anatomischen, endokrinen und infektiösen Ursachen angesehen, da die Verbindung zu Aborten nicht durch gute Studien sicher bewiesen ist. Wenn überhaupt vorhanden, sind diese Ursachen selten.

- Eine Ultraschalluntersuchung wird empfohlen, eine diagnostische Hysteroskopie kann durchgeführt werden. Der Wert von Hormonuntersuchungen ist nicht belegt.

- Immunologische Diagnostik- und Therapiemaßnahmen sind nicht indiziert; es gibt keine Evidenz dafür. Dies gilt auch für Frauen nach mehrfach erfolglosen Versuchen der In-vitro-Fertilisation. Seltene, aber schwerwiegende Komplikationen konnen eintreten. Der Patientin ist der Schmerz der falschen Erwartungen (dass eine bewiesen ineffektive Maßnahme wirkt) zu ersparen.

- Die Gabe von Progesteron ist bei habituellem Abort möglich, wie die von HCG. Allerdings wird dies nicht durch verlässliche wissenschaftliche Daten gestützt.

- Ein Schaden von vermehrter Zuwendung ist nicht beschrieben.

- Die Wirksamkeit von Bettruhe ist nicht bewiesen.

- Ein frühzeitig bestimmter hoher Progesteronwert (>25 ng/ml) hat, ebenso wie die positive Herzaktion, einen wichtigen prädiktiven Wert für den Patienten.

Literatur

1. Sweet M, Moynihan R. Improving Population Health: The Uses of Systematic Reviews. Milbank Memorial Fund. Produced in Collaboration with the Centers for Disease Control and Prevention (CDC) Dec 2007: 88 (www.milbank.org/reports/0712populationhealth/0712populationhealth.html).

2. Parkes J, et al. Teaching critical appraisal skills in health care settings (Cochrane Review). In: The Cochrane Library, Issue 4 2002. Oxford: Update Software.

3. Yank V, et al. Financial ties and concordance between results and conclusions in meta-analyses: retrospective cohort study. BMJ 2007; 335: 1202–1205.

4. Strehler E, et al. Habituelle Aborte. Geburtsh Frauenheilkd 2006; 66: R271–R298.

5. Porter TF, LaCoursiere Y, Scott JR. Immunotherapy for recurrent miscarriage. Cochrane Database Syst Rev 2006; 19 (2): CD000112.

6. Horne AW, Alexander CI. Recurrent miscarriage. Review. J Fam Plann Reprod Health Care 2005; 31: 103–107.

7. Jauniaux E, et al.; on behalf of ESHRE Special Interest Group for Early Pregnancy (SIGEP). Evidence-based guidelines for the investigation and medical treatment of recurrent miscarriage. Hum Reprod 2006; 21: 2216–2222.

8. Rai R, Regan L. Recurrent miscarriage. Review. Lancet 2006; 368: 601–611.

9. Provan D, et al.; on behalf of the UK Immunoglobulin Expert Working Group. Prescribing intravenous immunoglobulin: summary of Department of Health guidelines. BMJ 2008; 337: a1831.

10. Singh D. Royal college warns against »unsound tests« for infertility. BMJ 2003; 327: 641.

11. Boomsma CM, Keay SD, Macklon NS. Peri-implantation glucocorticoid administration for assisted reproductive technology cycles. Cochrane Database of Systematic Reviews 2007, Issue 1. Art. No.: CD005996.

12. Empson M, et al. Prevention of recurrent miscarriage for women with antiphospholipid antibody or lupus anticoagulant. The Cochrane Database of Systematic Reviews 2005, Issue 2. Art. No.: CD002859. DOI: 10.1002/14651858. CD002859.pub2.

13. McQuaid KR, Laine L. Systematic review and meta-analysis of adverse events of low-dose aspirin and clopidogrel in randomized controlled trials. Am J Med 2006; 119: 624–638.

14. Rey E, et al. Thrombophilic disorders and fetal loss: a meta-analysis. Lancet 2003; 361: 901–908.

15. Ren A, Wang J. Methylenetetrahydrofolate reductase C677T polymorphism and the risk of unexplained recurrent pregnancy loss: A meta-analysis. Fertil Steril 2006; 86: 1716–1722.

16. Palomba S, et al. Effect of preconceptional metformin on abortion risk in polycystic ovary syndrome: a systematic review and meta-analysis of randomized controlled trials. Fertil Steril 2008 (Epub ahead of print) (www.ncbi.nlm.nih.gov/entrez/query.fcgi).

17. Kaandorp S, et al. Aspirin or anticoagulants for treating recurrent miscarriage in women without antiphospholipid syndrome. Cochrane Database of Systematic Reviews 2009, Issue 1. Art. No.: CD004734. DOI: 10.1002/14651858.CD004734.pub3.

18. Franssen MT, et al. Reproductive outcome after chromosome analysis in couples with two or more miscarriages: index [corrected]-control study. BMJ 2006; 332: 759–763.

19. The Practice Committee of the Society for Assisted Reproductive Technology, Practice Committee of the American Society for Reproductive Medicine. Preimplantation genetic testing: a Practice Committee opinion. Fertil Steril 2008; 90: 136–143.

20. The Practice Committee of the American Society for Reproductive Medicine in collaboration with the Society for Reproductive Endocrinology and Infertility. Progesterone supplementation during the luteal phase and in early pregnancy in the treatment of infertility: an educational bulletin. Fertil Steril 2008; 90: 150–153.

21. Price M, et al. Clinical inquiries. What treatments prevent miscarriage after recurrent pregnancy loss? Review. J Fam Pract 2005; 54: 892–894.

22. Qureshi NS, et al. First trimester threatened miscarriage treatment with human chorionic gonadotrophins: a randomised controlled trial. BJOG 2005; 112: 1536–1541.

23. Wahabi HA, et al. Progestogen for treating threatened miscarriage. Cochrane Database of Systematic Reviews 2007, Issue 3. Art. No.: CD005943. DOI: 10.1002/14651858.CD005943.pub2.

24. Haas DM, Ramsey PS. Progestogen for preventing miscarriage. Cochrane Database of Systematic Reviews 2008, Issue 2. Art. No.: CD003511. DOI: 10.1002/14651858. CD003511.pub2.

25. Aleman A, et al. Bed rest during pregnancy for preventing miscarriage. The Cochrane Database of Systematic Reviews 2005, Issue 2. Art. No.: CD003576. DOI: 10.1002/14651858.CD003576.pub2.

26. Hodnett ED. Support during pregnancy for women at increased risk of low birthweight babies (Cochrane Review). In: The Cochrane Library, Issue 3, 2002 Oxford: Update Software.

27. Sotiriadis A, et al. Threatened miscarriage: evaluation and management. BMJ 2004; 329: 152–155.

28. Baart EB, et al. Milder ovarian stimulation for in-vitro fertilization reduces aneuploidy in the human preimplantation embryo: a randomized controlled trial. Hum Reprod 2007; 22: 980–988.

Gestationsdiabetes

Standards in Diagnostik und Therapie

MATTHIAS EPE

Als »Gestationsdiabetes« wird jede erstmalig während der Schwangerschaft erkannte Störung des Kohlenhydratstoffwechsels bezeichnet. In Mitteleuropa sind 2–5% aller Schwangeren betroffen. Die Prävalenz wird international mit Werten von 1–20% angegeben.

Am häufigsten handelt es sich um eine passagere Glukoseverwertungsstörung, die nach Schwangerschaftsende wieder verschwindet. Möglich sind auch ein neu manifestierter Diabetes Typ 1 oder Typ 2 oder eine Sonderform (wie z. B. ein MODY-Diabetes), sodass nach Entbindung eine erneute Definition erforderlich wird.

Grundlagen

An der Entstehung eines Gestationsdiabetes sind 2 Pathomechanismen wesentlich beteiligt:

○ Die Insulinresistenz ist durch die plazentare Produktion kontrainsulinärer Hormone bedingt, die zunehmend im Schwangerschaftsverlauf gebildet werden und so zu einer Abnahme der Glukosetoleranz führen. Sie kann genetisch bedingt sein und wird z. B. durch Übergewicht nochmals deutlich verstärkt.

○ Beim Vorliegen einer gleichzeitigen (relativen) Insulinsekretionsstörung kann der erhöhte Insulinbedarf nicht mehr ausgeglichen werden, und es kommt (häufig ab der 24. SSW) zu höheren Blutglukosewerten, die zur Entwicklung eines Gestationsdiabetes führen können.

Rechtzeitiges Erkennen und Behandeln eines Gestationsdiabetes verhindern Schäden bei Mutter und Kind. In den vergangenen Jahren gab es in Deutschland eine intensive Diskussion um die adäquate Form der Diagnostik und um die dabei geltenden Grenzwerte. Dies hat zu erheblichen Verunsicherungen bei Ärzten und manchmal auch bei den werdenden Eltern geführt. Auch bei den zu erreichenden Blutglukosewerten in der Schwangerschaft gab (und gibt) es unterschiedliche Auffassungen. Während so einerseits über Zahlen und Grenzwerte diskutiert wurde fand es andererseits bislang deutlich weniger Beachtung, dass es zur praktischen Umsetzung sinnvoller Therapieziele für Mutter und Kind einer einfühlsamen und dennoch konsequenten Betreuung der werdenden Mutter und einer engen interdisziplinären Zusammenarbeit zwischen Internisten und Gynäkologen bedarf.

Die hier beschriebenen Ausführungen nehmen Bezug auf die Veröffentlichungen der Deutschen Diabetes-Gesellschaft (1).

Risikofaktoren für das Auftreten eines Gestationsdiabetes:

○ Alter >25 Jahre.
○ Eine positive Familienanamnese für Diabetes mellitus Typ 2.
○ Geburtsgewicht bei vorangegangenen Schwangerschaften >4500 g.
○ Rauchen.
○ Adipositas (BMI >30 kg/m^2).

Auch die ethnische Herkunft geht in das Risiko mit ein: Das relative Risiko ist in anderen Kontinenten zum Teil deutlich höher, was die eingangs erwähnte breite Häufigkeitsverteilung des Gestationsdiabetes bedingt.

○ Europa und Nordamerika   1
○ Afrika   2
○ Lateinamerika   2,5
○ Australien   2–4
○ Asien   5

Risiken für Mutter und Kind

Als Hauptkomplikation für das Kind gilt die Makrosomie mit der Gefahr der Schulterdystokie bei Geburt, darüber hinaus besteht eine erhöhte Frühgeburtenrate. Die peri- und postpartalen Risiken sind u. a. durch Hypoglykämie, Hypokalziämie, Polyzythämie und Hyperbilirubinämie bedingt. Dabei verläuft ein langsamer Blutglukoseanstieg üblicherweise asymptomatisch, sodass die Mutter selbst nichts merkt, obwohl bereits eine Gefährdung des Kindes bestehen kann.

Sehr stark erhöhte Glukosespiegel gelten als Risikofaktor für den intrauterinen Tod; sie sind mit einer erhöhten Fehlbildungsrate assoziiert, vor allem auch dann, wenn sie bereits in der Frühschwangerschaft während der Organogenese bestehen. Deswegen sollte bei jeder weiteren Schwangerschaft einer Gestationsdiabetikerin bereits im 1. Trimenon eine erneute Diagnostik erfolgen. Es gibt deutliche Hinweise darauf, dass Kinder von Müttern mit insuffizient behandeltem Gestationsdiabetes im Laufe ihres Lebens eine Neigung zu Übergewicht entwickeln und eine Disposition für einen Diabetes Typ 2 haben.

Auch für die Mutter ist der Gestationsdiabetes mit einer erhöhten Morbidität verknüpft. So wird eine erhöhte Inzidenz von Harnwegsinfekten, Gestosen, Hydramnionbildung und geburtshilflichen Komplikationen (z. B. eine erhöhte Sectiofrequenz) beschrieben. Langfristig besteht für die Mutter ein erhöhtes Risiko für die Entwicklung eines Diabetes mellitus Typ 2, sodass Frauen mit Gestationsdiabetes postpartal regelmäßig untersucht werden sollten, um die Chance einer rechtzeitigen Behandlung zu nutzen.

Diagnostik

Die Diagnostik erfolgt mit dem oralen Glukose-Toleranz-Test (OGTT), wobei derzeit 2 unterschiedliche Vorgehensweisen diskutiert werden. Dabei handelt es sich um Empfehlungen der Fachgesellschaften, die bislang noch keinen Eingang in die gesetzlich geregelte Schwangerenvorsorge gefunden haben.

»Screeningtest« mit 50 g Glukose in 200 ml Lösung. Dieser Test ist zwar im Praxisalltag leicht durchführbar, allerdings nicht ausreichend evaluiert und ohne eindeutige Aussage.

Autor (Jahr)	Nüchtern-blutzucker	1 Stunde postprandial	2 Stunden postprandial	Glukosemenge
O'Sullivan et al. (1954)	90 mg/dl	165 mg/dl	145 mg/dl	100 g
Carpenter (1963)	95 mg/dl	180 mg/dl	155 mg/dl	100 g
NDDG (2001)	105 mg/dl	190 mg/dl	165 mg/dl	100 g
WHO (IGT-GDM) (1994)	<126 mg/dl <126 mg/dl		140–199 mg/dl >200 mg/dl	75 g
AWMF (2002)	95 mg/dl	180 mg/dl	155 mg/dl	75 g oder 100 g

Tab. 47
Historie der Diagnosekriterien

NDDG = National Diabetes Data Group
AWMF = Arbeitsgemeinschaft der Wissenschaftlichen Medizinischen Fachgesellschaften

Kurzbeschreibung:

○ Durchführung unabhängig vom Essen möglich.
○ 50 g Glukose in 200 ml Lösung in 3–5 Minuten trinken.
○ (In der Praxis) sitzen und nicht rauchen.
○ Bewertung durch eine einmalige Blutglukosebestimmung nach 60 Minuten: Bei Werten >140 mg/dl besteht der Verdacht auf einen Gestationsdiabetes, es muss ein »vollständiger OGTT« mit 75 g Glukose angeschlossen werden.
○ Bei Blutzuckerwerten ≥200 mg/dl ist keine weitere Diagnostik nötig, da ein Gestationsdiabetes gesichert ist.

Vollständiger OGTT mit 75 g Glukose in 300 ml Lösung.

Kurzbeschreibung:

○ Morgens, nach mindestens 8 Stunden Nahrungskarenz.
○ 3 Tage zuvor Kohlenhydrataufnahme nicht einschränken.
○ (In der Praxis) sitzen und nicht rauchen.
○ 300 ml Lösung in 3–5 Minuten trinken.

Es werden 3 Messungen durchgeführt (vor dem Test, nach 1 Stunde und nach 2 Stunden; bewertet werden alle 3 Messungen). Ist nur einer dieser 3 Werte erhöht, spricht man von einer gestörten Glukosetoleranz in der Schwangerschaft, sind 2 oder 3 Werte erhöht, ist ein Gestationsdiabetes gesichert. Für das weitere Vorgehen hat diese historisch-theoretische Unterscheidung allerdings keine praktische Relevanz.

Die Bestimmung der Harnglukose als Screeningparameter ist obsolet. Auch die Bestimmung des glykierten Hämoglobins (HbA_{1c}) reicht zum Ausschluss eines Gestationsdiabetes nicht aus. Bei der Angabe der Glukosemenge ist zu beachten, dass es sich um »anhydrierte Glukose« handelt. Bei Verwendung von vorgefertigten Oligosaccharidgemischen (z. B. in Form von »Dextro-OGT«) ist dies berücksichtigt – bei der Herstellung der Lösung aus reiner Glukose muss eine entsprechende Umrechnung erfolgen.

Die Diagnostik erfolgt mit qualitätsgesicherten Labormethoden. Eine Diagnosestellung durch alleinige Messung mit einem herkömmlichen Blutzuckermessgerät reicht nicht aus.

Die derzeit gültigen Diagnosekriterien sind nur eine »Momentaufnahme« einer seit der Erstbeschreibung 1954 anhaltenden Diskussion, die bereits verschiedene nationale und internationale Modifikationen erlebte. Diese sind in Tab. 47 aufgeführt und spiegeln die derzeitige Unsicherheit wider.

Die aktuellen Grenzwerte der Arbeitsgemeinschaft der Wissenschaftlichen Medizinischen Fachgesellschaften (AWMF) gelten seit 2002 und wurden von den diabetologischen und gynäkologischen Fachgesellschaften (DDG und DGGG) erarbeitet (1).

Zu beachten ist zudem, aus welchem Material die Glukosekonzentrationen bestimmt werden (Tab. 48). In Deutschland wird in Diabetesschwerpunktpraxen überwiegend die Messung aus kapillärem Vollblut vorgenommen.

Diese Diagnosekriterien stehen auch weiterhin in Diskussion. Bislang ist z. B. die Frage, inwieweit die mütterlichen Blutglukosespiegel im Rahmen eines OGTT in der Schwangerschaft das fetale Morbiditätsrisiko beeinflussen, nicht endgültig geklärt. Im Juni 2008 wurde eine prospektive, randomisierte Studie (2) veröffentlicht, mit der geklärt werden sollte, ab welchem Grenzwert im oralen Glukosetoleranztest denn nun ein erhöhtes Risiko für Mutter und Kind besteht. Die Daten ließen aber keinen eindeutigen Schwellenwert erkennen (es zeigt sich ein kontinuierlicher Anstieg verschiedenster Morbiditätsfaktoren bei ansteigenden Glukosewerten). Deshalb erfolgen eine weitere Analyse und die Interpretation von Studiendaten in Zusammenarbeit mit internationalen Gremien durch eine gemeinsame Arbeitsgruppe von DDG und DGGG. Sie sollen im Laufe des Jahres 2009 zu neuen verbindlichen Empfehlungen führen und so weltweit akzeptierte Diagnosekriterien beschreiben.

Therapie

Betreuung

Nach der Diagnose eines manifesten Gestationsdiabetes bei einer Schwangeren besteht häufig bei den Frauen (aber auch bei den mitbehandelnden Ärzten) Unsicherheit, welche Konsequenzen sich hieraus ergeben. Die Frauen sind oft (unbegründet) verängstigt und gleichzeitig hoch motiviert, alles für die Gesundheit ihres Kindes zu tun.

Beratung

Um die Ängste der Frauen durch Gespräche und Handlungsempfehlungen zu minimieren, sind eine zeitnahe bedarfsgerechte Beratung, Schulung und Therapie einzuleiten. Dies sollte innerhalb von 1–2 Tagen möglich sein. Die Anforderungen an eine Diabetes-Schwerpunkteinrichtung sind in Tab. 49 zusammengefasst.

Im Erstkontakt erhalten die Frauen einen Überblick über die aktuellen Stoffwechselveränderungen und über vermeidbare Komplikationen. Die Patientin weiß dann, dass durch die gemeinsame Betreuung durch den Frauenarzt, den Diabetologen und den Diabetesberatern in der Regel eine unkomplizierte weitere Schwangerschaft erlebt

Tab. 48
Blutglukosegrenzwerte sind abhängig vom eingesetzten Material

Messparameter	Kapilläres Vollblut	Venöses Plasma
Nüchtern/vor der Mahlzeit	≥ 90 mg/dl	≥ 95 mg/dl
1 Stunde nach Beginn der Mahlzeit	≥ 180 mg/dl	≥ 180 mg/dl
2 Stunden nach Beginn der Mahlzeit	≥ 155 mg/dl	≥ 155 mg/dl

und ihrem Kind eine gesunde Entwicklung ermöglicht wird.

Die Frau erlernt unverzüglich die Blutglukoseselbstkontrolle und erhält erste Informationen zu einer kohlenhydratkontrollierten Normalkost. Individuelle Ernährungsempfehlungen richten sich nach dem Tagesrhythmus, dem kulturellen Hintergrund und nach den persönlichen Vorlieben der Schwangeren.

Nach gesicherter Diagnose eines Gestationsdiabetes gelten die gleichen Zielwerte für die Blutglukose wie für schwangere Typ-1-Diabetikerinnen (Werte gemessen im kapillaren Vollblut) (Tab. 50). Um Zielwerte zu erreichen, wie sie in Tab. 54 gezeigt werden, muss die Patientin nach Diagnosestellung regelmäßig diabetologisch weiter betreut und geschult werden.

Ernährung

Bei vielen Patientinnen reicht eine Kostumstellung aus, um die Therapieziele zu erreichen. Wichtigstes Behandlungsziel ist dabei eine kohlenhydratkontrollierte Normalkost (Tab. 51) mit möglichst erhöhtem Ballaststoffgehalt. Bei übergewichtigen Patientinnen ist zudem der Gesamtenergiegehalt der Nahrung (besonders die Nahrungsfette) zu beachten. Falls die Patientin bislang vor allem r a s c h resorbierbare Kohlenhydrate in fester und flüssiger Form konsumiert, empfehlen wir eine sofortige Umstellung (Tab. 52) auf geeignetere Produkte.

Die Ernährungsempfehlungen definieren einen Energiegehalt von 30–35 kcal/kg KG (bezogen auf das Normalgewicht); eine »Diät« ist nicht gewünscht. Dies bedeutet für übergewichtige Patientinnen bereits eine Reduktionskost; die Kurve der Gewichtszunahme flacht ab, eine Gewichtsreduktion wird aber nicht angestrebt. Durch regelmäßige Gewichtskontrollen und Azetonmessungen im Harn werden zu starke Nahrungsrestriktionen entdeckt und können mit der Schwangeren besprochen werden.

Zeitnaher Kontakt zur Schwerpunktpraxis
- Minderung von unbegründeten Ängsten
- Klären von Fragen
- Therapieeinleitung

Schulung
- Stoffwechselvorgänge verstehen
- Verlaufskontrolle
- Therapieanpassung

Diabetologische Begleitung
- Klären von Unsicherheiten während des Schwangerschaftsverlaufs
- Informationen zur Entbindung mit Gestationsdiabetes
- Informationen zur Vorbereitung auf die Geburt
- Informationen zu sinnvollen diabetologischen prä- und postpartalen Kontrollen

Gegebenenfalls Nachsorge
- Durchführung eines OGTT

Fachärztlicher Austausch mit Gynäkologen bei auffälligen Verläufen

Tab. 49
Beratungsangebot der Diabetes-Schwerpunktpraxis

Tab. 50
Blutzuckerzielwerte bei Gestationsdiabetes

Messparameter	Einstellungsziele (kapilläres Vollblut)	
Nüchtern/ vor der Mahlzeit	60–90 mg/dl	3,3–5 mmol/l
1 Stunde nach Beginn der Mahlzeit	≤140 mg/dl	≤7,8 mmol/l
2 Stunden nach Beginn der Mahlzeit	≤120 mg/dl	≥6,7 mmol/l

- Brot, Reis, Nudeln, Kartoffeln
- Obst
- Milch, Buttermilch, Joghurt, Kefir, Molke, Milchmixgetränke
- Süßwaren
- Gebäck, Kuchen
- Zuckerhaltige Getränke (Cola, Brause, Softdrinks, auch Diätsäfte)

Tab. 51
Kohlenhydrathaltige Lebensmittel, die den Blutzucker erhöhen. Dazu gehören alle Lebensmittel, die Zucker und/oder Stärke enthalten

Werden die in Tab. 50 genannten Therapieziele innerhalb von 1–2 Wochen nicht erreicht, ist eine Insulintherapie erforderlich – hier empfiehlt sich die bedarfsgerechte Substitution mit humanen Insulinen.

Die Überwachung der Therapie erfordert eine enge interdisziplinäre Zusammenarbeit von Gynäkologie und Diabetologie.

Tab. 52
Wann ist ein schneller Blutzuckeranstieg zu erwarten?

- Bei zuckerhaltigen Getränken
- Bei großen Obstmengen
- Bei Fruchtsäften (auch bei solchen, die für Diabetiker geeignet sind)
- Bei Lebensmitteln mit hohem Anteil an Weißmehl und/oder Stärke
- Bei Süßwaren

Blutglukoseselbstkontrolle

Diese Maßnahme soll von der Patientin sofort und konsequent mit 6 Messungen pro Tag durchgeführt werden. Dabei sollte sie vor jeder Hauptmahlzeit und eine Stunde nach Beginn der Mahlzeit den Blutglukosewert dokumentieren. So kann sie feststellen, ob sie im Alltag Blutglukosespiegel im gewünschten Bereich erreichen kann. Die erste diabetologische Evaluation erfolgt nach spätestens 7 Tagen, bei deutlich erhöhten Blutglukosespiegeln bereits nach 2–3 Tagen.

Im weiteren Verlauf werden die Patientinnen gebeten, sich alle 2 Wochen zur Blutglukosebesprechung zu melden. Bei normalen Spiegeln werden die Mess- und Beratungsfrequenzen verringert.

Insulin

Orale Antidiabetika sind in der Schwangerschaft nicht indiziert. Bei 10–15% der betroffenen Frauen steigen die Glukosewerte jedoch über die genannten Grenzen an, sodass im weiteren Schwangerschaftsverlauf zusätzlich eine Insulintherapie notwendig werden kann. Dabei genügt es oft, kleine Mengen schnell wirkenden Humaninsulins vor den Hauptmahlzeiten zu injizieren. Das Insulin kann schmerzarm und problemlos mithilfe von Insulin-Pens ins Unterhautgewebe appliziert werden. Sind die gemessenen Glukosespiegel vor allem morgens nüchtern erhöht, ist die Gabe eines humanen Verzögerungsinsulins abends vor dem Schlafengehen indiziert, um die gesteigerte hepatische Glukoseproduktion zu hemmen.

Wenn auch durch Kombination dieser beiden Therapieoptionen keine ausreichend guten Blutglukosespiegel erreicht werden, ist (selten) auch eine Insulinpumpentherapie notwendig. Eine Therapie mit kurz wirksamen Insulinanaloga ist inzwischen ebenfalls zugelassen, sie wird aber nicht routinemäßig eingesetzt.

Messparameter	Kapilläres Vollblut		Bewertung
Nüchtern/ vor der Mahlzeit	<100 mg/dl	<5,5 mmol/l	Normal
	100–109 mg/dl	5,6–5,9 mmol/l	Gestörter Nüchternblutzucker
	≥110 mg/dl	≥6,0 mmol/l	Diabetes mellitus
2 Stunden nach Beginn der Mahlzeit	≤140 mg/dl	≤7,8 mmol/l	Normal
	140–199 mg/dl	7,9–11,0 mmol/l	Gestörte Glukosetoleranz
	≥200 mg/dl	≥11,1 mmol/l	Diabetes mellitus

Tab. 53
Bewertung des Ergebnisses des OGTT nach der Geburt

Im Verlauf der Schwangerschaft steigt der Insulinbedarf auf das 2–3fache gegenüber dem Ausgangswert an; d. h., es kann zu jedem Zeitpunkt der weiteren Schwangerschaft eine Insulinbehandlung notwendig werden.

Bei mit Insulin behandelten Patientinnen besteht prinzipiell auch ein Risiko für Hypoglykämien. Im Bemühen um normnahe Blutglukosespiegel sind sie nicht immer vermeidbar – insulinpflichtige Gestationsdiabetikerinnen erhalten deshalb ein entsprechendes Schulungsmodul zur Hypoglykämie.

Präpartale Phase

Zur interdisziplinären Schwangerenbetreuung gehört darüber hinaus die Beratung zur Vorbereitung auf die Geburt. Fragen zur Auswahl einer geeigneten geburtshilflichen Klinik, zur Stoffwechselführung unter der Geburt (bei mit Insulin behandelten Frauen) sowie zur eventuell notwendigen pädiatrischen Betreuung des Neugeborenen sind rechtzeitig abzuklären. Für die Koordination mit der Entbindungsklinik ist Sorge zu tragen.

Postpartale Phase

Die Betreuung von Gestationsdiabetikerinnen endet nicht mit Entbindung. Durch den Wegfall der kontrainsulinär wirkenden Hormone nach Entbindung normalisiert sich der Glukosestoffwechsel sofort. Fast immer liegen die Blutglukosespiegel auch ohne Therapie im Normbereich. Die während der Schwangerschaft durchgeführte Insulintherapie kann sofort beendet werden. Da die entgültige Definition der Diabetesform erst postpartal erfolgen kann, sind Blutglukosemessungen, vor allem bei insulinpflichtigen Gestationsdiabetikerinnen, direkt postpartal indiziert – hierzu reicht die Bestimmung der Blutzuckerwerte über 1–2 Tage aus.

Nur bei einem während der Schwangerschaft manifestierten Diabetes Typ 1 (selten) ist eine kontinuierliche weitere Insulinbehandlung erforderlich.

Ein erneuter oraler Glukosetoleranztest ist 6–12 Wochen postpartal empfohlen. Zu diesem Zeitpunkt könnte eine gestörte Glukosetoleranz (3) oder sogar ein (nichtinsulinpflichtiger) Diabetes Typ 2 diagnostiziert werden (4). Die Testung kann in der

Diabetes-Schwerpunktpraxis oder beim Gynäkologen erfolgen. Dabei gelten wieder die in Tab. 53 genannten höheren Grenzwerte.

Aufgrund des deutlich erhöhten Risikos für einen Diabetes Typ 2 sind Screeninguntersuchungen in Abständen von 1–2 Jahren wünschenswert. Das Risiko einen Diabetes Typ 2 zu entwickeln, beträgt nach einer neueren Untersuchung 9 Monate post partum 3,7% und nach 9 Jahren 18,9% (5).

Optimal wäre sicherlich die Durchführung eines oralen Glukosetoleranztests, dies ist aber durch Leitlinien-Empfehlungen bislang nicht abgesichert.

Fazit für die Praxis

- Alle Schwangeren sollten zwischen der 24. und der 28. SSW auf das Vorliegen eines Gestationsdiabetes untersucht werden.

- Untersuchungsmethode der Wahl ist ein oraler Glukosetoleranztest mit 75 g Glukose. Die Bewertung erfolgt aufgrund der Blutglukosemessungen zu den Zeitpunkten 0, 60 und 120 Minuten. Die aktuell geltenden Grenzwerte und die Rahmenbedingungen des Tests werden auf Grundlage neuerer Studien wohl in absehbarer Zeit eine Aktualisierung erfahren.

- Eine Diabetes-Schwerpunktpraxis bietet bei der interdisziplinären Betreuung von Gestationsdiabetikerinnen die Durchführung einer qualitätskontrollierten Diagnostik, eine zeitnahe Beratung und Behandlung der Gestationsdiabetikerin (d.h. innerhalb von 1–2 Tagen nach Diagnosestellung) sowie eine kontinuierliche Begleitung bis nach der Entbindung an.

- Ein erneuter Glukosetoleranztest ist 6–12 Wochen postpartal zu empfehlen, um eine Persistenz erhöhter Glukosewerte auszuschließen. Gestationsdiabetikerinnen haben darüber hinaus im Laufe ihres weiteren Lebens ein erhöhtes Risiko, einen Diabetes Typ 2 zu entwickeln – sie sollten sich deshalb regelmäßig untersuchen lassen.

Literatur

1. Praxisleitlinien »Diabetes und Schwangerschaft« und Evidenzbasierte Leitlinien der Deutschen Diabetes Gesellschaft (www.deutsche-diabetes-gesellschaft.de).
2. The HAPO Study Cooperative Research Group. Hyperglycemia and Adverse Pregnancy Outcomes. N Engl J Med 2008; 358. 1991–2002.
3. Hunger-Dathe W, et al. Prevalence of impaired glucose tolerance 6 years after gestational diabetes. Exp Clin Endocrinol Diabetes 2006; 114: 11–17.
4. O'Sullivan J. The Boston Gestational Diabetes Studies: Review and Perspectives. In: Sutherland H, Stowers J, Pearson D, editors. Carbohydrate Metabolism in Pregnancy and the Newborn IV. London: Springer; 1989. p. 287–294.
5. Feig DS, Zinman B, Wang X, Hux JE. Risk of development of diabetes mellitus after diagnosis of gestational diabetes. CMAJ 2008; 179; 229–234.

Schilddrüsenfunktion bei Subfertilität, in der Schwangerschaft und während der Stillzeit

GEORG BENKER
ONNO E. JANSSEN

Zwischen den reproduktiven Funktionen und der Schilddrüsenfunktion bestehen enge Beziehungen. Manifeste und okkulte Schilddrüsenerkrankungen finden sich daher in der gynäkologischen Sprechstunde häufig, besonders bei Kinderwunsch und in der Schwangerschaft.

Subfertilität

Zwischen 5% und 20% der Frauen in gebärfähigem Alter haben Schilddrüsenautoantikörper (nicht notwendigerweise mit Hyper- oder Hypothyreose). In 10 kontrollierten Studien wurde die Häufigkeit von Autoantikörpern bei Frauen mit Subfertilität ermittelt. Positive Assoziationen zwischen Subfertilität und Autoantikörpern ergaben sich bei 3 Gruppen von Frauen – solche mit einem polyzystischen Ovarialsyndrom (1), Frauen mit Endometriose (2) und die Gruppe mit prämaturem Ovarialversagen. In unselektierten Kollektiven subfertiler Frauen finden sich dagegen Schilddrüsenantikörper nicht gehäuft, vermutlich wegen der großen Heterogenität dieser Kollektive (2). Andererseits sind Schilddrüsenantikörper ein Prädiktor für die mögliche Entwicklung einer Hypothyreose (und die damit zusammenhängenden Schwangerschaftskomplikationen und fetalen Risiken).

Etwa 2–4% der Frauen in gebärfähigem Alter haben eine (gewöhnlich latente) Hypothyreose (2). Frauen mit Hypothyreose können – abhängig von der Schwere – durch Zyklusstörungen auffallen (2).

Ältere Studien zur subklinischen Hypothyreose bei Infertilität sind aus methodischen Gründen schwierig zu bewerten; wegen der damaligen mangelnden Sensitivität der TSH-Bestimmung wurde häufig der TRH-Test für die Diagnose benutzt, und viele Studien waren retrospektiv und unkontrolliert (2).

Es scheint aber, dass eine Hypothyreose zu Ovulationsstörungen prädisponiert, und dass daher die Einstellung der Schilddrüsenfunktion bei Frauen mit Kinderwunsch sehr wichtig ist. Diese Einstellung ist aber noch aus einem weiteren Grund obligat, weil nämlich nach der Konzeption auch leichtgradige Hypothyreosen zu Risiken sowohl für den Feten als auch für den Schwangerschaftsverlauf führen (3). Der TRH-Test wird heute zur Diagnose nicht mehr benötigt, da die heutigen TSH-Bestimmungsmethoden ausreichend sensitiv sind, und weil – aus Sicherheitsgründen – ein niedrigerer Grenzwert für das TSH (bei einer geplanten Schwangerschaft) gewählt wird (<2,5 mIE TSH/l). Formal gibt es für diesen Grenzwert aber noch keine offizielle Empfehlung und auch keine prospektive Studie.

Hyperthyreosen sollen vor Eintritt einer Schwangerschaft diagnostiziert und behandelt werden. Unbehandelte Hyperthyreosen haben ein wesentlich höheres Risiko für Schwangerschaftskomplikationen (3). Die Therapie sollte interdisziplinär festgelegt werden.

Früher waren Zyklusstörungen bei Hyperthyreose häufig (Oligomenorrhö und Amenorrhö bei 58% der Betroffenen). Heute ist eine Amenorrhö oder Oligomenorrhö selten (etwa 2%), wohl wegen der frühzeitigen Diagnostik und Therapie der Schilddrüsenerkrankung. Bei 19% der betroffenen Frauen finden sich aber andere Auffälligkeiten, wie Poly-, Hypo- oder Hypermenorrhö (4).

Fehlgeburten

Bereits eine leichte Schilddrüsenunterfunktion erhöht das Abortrisiko. Bei Frauen mit Schilddrüsenantikörpern oder vorbestehender grenzwertiger Schilddrüsenfunktionslage kann sich die Funktion im Verlauf der Schwangerschaft verschlechtern; eine adäquate Behandlung mit Levothyroxin reduziert das Abortrisiko auf das Risiko schilddrüsengesunder Frauen (3, 5). Es ist nicht auszuschließen, dass das Risiko nicht allein durch die Schilddrüsenfehlfunktion entsteht, sondern dass die autoimmune Störung dafür verantwortlich ist; darauf deuten tierexperimentelle Befunde und statistische Untersuchungen an Frauen mit Aborten (6). Die Untersuchungen hierzu sind in Tab. 54 zusammengefasst.

Retrospektive Untersuchungen bei habituellen Aborten (TSH-Messung und Antikörperbestimmung in zeitlichem Abstand zum Abort) finden bei diesen genannten Parametern nicht immer Unterschiede zu gesunden Kontrollen (7); das Problem dabei ist, dass man diese Untersuchungen in der Frühschwangerschaft durchführen muss, da die Funktionslage zu diesem Zeitpunkt entscheidend für den Verlauf ist; nach der Schwangerschaft kann sie sich verbessern oder normalisieren (3). In der Praxis sind etwa 50% der Frauen mit substituierter Unterfunktion in der Frühschwangerschaft unzureichend eingestellt (8).

Schwangerschaft und Schilddrüsenfunktion bei Mutter und Kind

TSH

Im 1. Trimenon kommt es zu einem starken Anstieg des HCG, das eine schwache Stimulationswirkung auf den TSH-Rezeptor hat. Der Gipfel des HCG-Anstiegs wird etwa in der 10.–12. SSW erreicht. Der TSH-Spiegel fällt entsprechend ab (meist innerhalb des Normbereichs; 10–20% der Frauen haben jedoch vorübergehend einen TSH-Wert unterhalb der üblichen Norm!). Man muss also in der Schwangerschaft eine leichte Verschiebung des unteren TSH-Referenzwerts (und damit niedrige TSH-Werte) akzeptieren (9). Dieser Effekt ist umso stärker, je höher das HCG und je niedriger der TSH-Ausgangswert ist (10) – noch ausgeprägter ist dies bei Zwillingsschwangerschaften (11).

TBG

Die Serumspiegel des thyroxinbindenden Globulins steigen in den ersten 3 Monaten der Schwangerschaft kontinuierlich um den Faktor 2–5 an. Dies resultiert nicht aus einer Zunahme der TBG-Synthese, sondern aus der Produktion eines durch die Östrogenwirkung veränderten Moleküls, das eine längere Serumhalbwertszeit hat (verminderte hepatische Clearance – ein ähnlicher Effekt tritt bei der Einnahme eines östrogenhaltigen Kontrazeptivums ein). Der Anstieg des TBG bewirkt eine Zunahme des Schilddrüsenhormonspeichers im Extrazellularraum, mit einem entsprechen-

Autor (Jahr)	Pat. (n)	TAI	Fehlgeburten Mit SdAk	Fehlgeburten Ohne SdAk	p-Wert	Besonderheiten
Stagnaro-Green et al. (1990)	552	19,6%	17,0%	8,4%	0,011	Nicht selektiert
Glinoer (1991)	726	6,2%	13,3%	3,3%	<0,005	Nicht selektiert
Lejeune et al. (1993)	363	6,3%	22,0%	5,0%	<0,005	<14 SSW
Pratt et al. (1993)	42	31,0%	67,0%	33,0%	k.A.	Habituelle Aborte
Singh et al. (1995)	487	22,0%	32,0%	16,0%	0,002	Assistierte Reproduktion
Bussen, Steck (1995)	66	17,0%	36,0%	7,0%	<0,03	Habituelle Aborte
Iijima et al. (1997)	1179	10,6%	10,4%	5,5%	<0,05	Nicht selektiert
Esplin et al. (1998)	149	33,0%	29,0%	37,0%	>0,05	Habituelle Aborte
Kim et al. (1998)	79	29,1%	40,0%	11,4%	<0,05	Assistierte Reproduktion
Kutteh et al. (1999)	900	20,8%	22,5%	14,5%	0,01	2 oder mehr Fehlgeburten
Muller et al. (1999)	173	14,0%	33,0%	19,0%	0,29	Assistierte Reproduktion
Bussen et al. (2000)	48	30,6%	54,2%	8,3%	0,002	Keine Konzeption nach 3-maliger IVF
Dendrinos et al. (2000)	45	32,5%	37,0%	13,0%	<0,05	Habituelle Aborte
Rushworth et al. (2000)	870	19,0%	42,0%	42,0%	k.A.	Anamnestisch Fehlgeburt
Bagis et al. (2001)	876	12,3%	50,0%	14,1%	<0,0001	Nicht selektiert
Poppe et al. (2003)	234	14,0%	53,0%	23,0%	<0,016	Assistierte Reproduktion
Sieiro Netto et al. (2004)	534	5,4%	10,3%	2,0%	<0,029	Unselektierte junge Schwangere
Negro et al. (2005)	484	15,0%	52,0%	26,0%	<0,034	Assistierte Reproduktion
Negro et al. (2007)	984	11,7%	13,8%	2,4%	<0,05	Schwangere

Tab. 54
Prozentsatz euthyreoter Frauen mit und ohne Schilddrüsenantikörper (SdAk) und Fehlgeburt; nach Poppe et al. (2)

den Anstieg der Sekretionsrate. Dies kann eine gesunde Schilddrüse bewältigen; bei eingeschränkter Schilddrüsenfunktion steigt dagegen der Substitutionsbedarf an.

Schilddrüsenhormone

Die Erhöhung der Bindungsproteine und die Stimulation der Schilddrüse durch HCG führen zu einem Anstieg von Gesamt-T_4 und Gesamt-T_3 (dies wird heute in der Regel nicht mehr gemessen), aber aus methodischen Gründen sieht man diesen Anstieg bei der Bestimmung der freien Hormone in der Regel nicht – FT_4 tendiert eher zu niedrigeren Werten (9, 12).

Unter normalen Bedingungen scheint der Anstieg der Schilddrüsenhormone keine negativen Auswirkungen auf die kindliche Entwicklung zu haben (13) – vielleicht ist dieser Anstieg sogar ein Vorteil, da die mütterlichen Schilddrüsenhormone in geringer Menge auf das Kind übergehen und dies für die normale kognitive Entwicklung des Feten von Bedeutung ist (3).

Antikörper

TSH-Rezeptorantikörper (TRAK [z. B. bei M. Basedow bzw. immunogener Hyperthyreose]) können auf das Kind übergehen und fetale Hyper- und Hypothyreosen hervorrufen (3). Die Konzentration von Thyreoid-Peroxidase-(TPO-)Antikörpern ist nicht entscheidend; meist fällt diese in der Schwangerschaft ab (5).

Die Höhe der TRAK korreliert nicht notwendigerweise mit der aktuellen Schilddrüsenfunktion der Mutter – diese kann (z. B. nach Operation bzw. Radiojodtherapie oder durch zu hoch dosierte Thyreostatika) auch hypothyreot sein!

Fetale und neonatale Schilddrüsenfunktion

Die fetale Schilddrüsenanlage erscheint in der 10.–12. SSW; obwohl sie sehr rasch Jod konzentriert, findet bis zur 18.–20. Woche nur wenig Hormonsynthese statt; danach steigt die Produktion allmählich an. Zum Zeitpunkt der Entbindung ist beim Feten das TSH höher, FT_4 ist niedriger, FT_3 ist nur halb so hoch wie bei der Mutter. Kurz nach der Geburt steigt TSH rasch auf 50–80 mIE/l an und fällt innerhalb von 48 Stunden auf 10–15 mIE/l ab; T_3 und T_4 steigen rasch an bis auf Werte oberhalb des Normbereichs von Erwachsenen.

Jodmangel und die Folgen

Global gesehen ist Jodmangel die häufigste Ursache für Schilddrüsenerkrankungen. Nach WHO-Schätzungen leiden 2,2 Milliarden Menschen unter Jodmangel, 740 Millionen haben hierdurch bedingte Krankheiten (einschließlich 43 Millionen mit verminderter Intelligenzentwicklung) (14, 15).

Der Jodbedarf steigt in der Schwangerschaft, weil die erforderliche Produktionsrate von Schilddrüsenhormon steigt (erhöhter Verteilungsraum wegen des Ansteigens von Gewicht und TBG!), weil die renale Jodclearance der Mutter ansteigt (Jodverlust im Harn) und weil die kindliche Schilddrüse ihre Hormonproduktion aufnimmt (16).

Diese Faktoren können bei schwangeren Frauen zu einer suboptimalen Jodbilanz führen, besonders in Ländern mit einer nur grenzwertig ausreichenden Jodversorgung. Folgen sind dann Strumaentwicklung und Knotenbildung bei der Schwangeren sowie eventuell eine Schilddrüsenvergrößerung beim Feten (bei schweren Verläufen sind spezifische Hirnleistungsstörungen oder sogar eine IQ-Verminderung möglich) (15).

Für Deutschland lautet die gegenwärtige Empfehlung, in der Schwangerschaft mit etwa 150 µg Jodid zu supplementieren. Damit wird zusammen mit der alimentären Jodaufnahme eine Zufuhr von ~250 µg/d erreicht (dies ist auch die WHO-Empfehlung). Der »sichere Bereich« der Jodsupplementation bei der Mutter geht bis etwa 500 µg/d, während bei Werten oberhalb von 500 µg/d das Schilddrüsenvolumen des Neugeborenen zunimmt (15).

Schilddrüsenerkrankungen

Hyperthyreose

Eine Hyperthyreose bei Kinderwunsch und in der Schwangerschaft erfordert stets eine enge interdisziplinäre Zusammenarbeit.

Definitionen

Manifeste Hyperthyreose: TSH supprimiert (≤0,02 mIE/l, FT_4 und/oder FT_3 erhöht).

Latente Hyperthyreose: TSH unterhalb des Normbereichs, FT_4 und FT_3 normal.

Wichtig: Die Grenzen sind fließend! Es besteht eine inverse Beziehung zwischen FT_4 und

TSH, es kommt also zu einem Anstieg von FT_4 (zunächst im Normbereich), wenn der TSH-Wert absinkt.

Eine floride Hyperthyreose sollte auf jeden Fall zunächst adäquat behandelt werden, speziell vor einer aktiven Kinderwunschbehandlung. Dies bedeutet als Minimum die Herstellung einer euthyreoten Stoffwechsellage, zunächst mit Thyreostatika.

Bei einer behandelten Hyperthyreose sind 4 Situationen zu unterscheiden:

○ Es liegt ein Zustand nach »definitiver Therapie« der Hyperthyreose vor, also nach einer Operation oder (eher selten) nach einer Radiojodtherapie. In der Regel hat die Patientin jetzt eine Hypothyreose. Sie ist mit Levothyroxin eingestellt, und es ist ein erhöhter Bedarf in der Schwangerschaft zu erwarten (siehe »Hypothyreose«). Empfohlene Wartezeit zwischen Radiojodgabe und Konzeption mindestens 6 Monate (Empfehlung der Nuklearmedizin beachten)!

○ Es handelt sich um eine Hyperthyreose unter laufender thyreostatischer Therapie. Hier muss mit der Betroffenen (vor der Schwangerschaft) überlegt werden, wie die Hyperthyreose geführt werden soll, und ob nicht doch eine definitive Behandlung (vor der Konzeption) sinnvoller ist. Diese Entscheidung ist sehr individuell. Konzeption kurz nach einer Thyreoidektomie führt eventuell zu dem Problem, dass die Mutter jetzt eine substitutionsbedürftige Hypothyreose, der Fetus aber eine TRAK-induzierte Hyperthyreose hat (17). Hier ist eine enge Zusammenarbeit mit Endokrinologen (gegebenenfalls auch Pränatalmedizinern) erforderlich (18).

○ Bei einer aktiven endokrinen Orbitopathie mit der eventuellen Notwendigkeit zu hoch dosierter Kortikoidtherapie, Retrobulbärbestrahlung oder immunsuppressiver Therapie ist dringend von einer Schwangerschaft abzuraten, solange die Erkrankung nicht zur Ruhe gekommen ist!

○ Wird eine Hyperthyreose nur in der Anamnese angegeben (und erfordert diese aktuell keine Behandlung), so ist in der Schwangerschaft nicht mit Besonderheiten der Schilddrüsenfunktion zu rechnen (19). Ein Rezidiv einer immunogenen Hyperthyreose in der Schwangerschaft ist ungewöhnlich.

Ein differenzialdiagnostisches und therapeutisches Problem besteht bei Frauen, bei denen bisher keine Hyperthyreose bekannt war (oder die nicht adäquat behandelt wurden), sich in der Frühschwangerschaft vorstellen und aktuell hyperthyreot sind. Die (unkontrollierte) Hyperthyreose erhöht das Risiko für Aborte, Präeklampsie, vorzeitige Wehen, kardiale Komplikationen bei der Schwangeren, aber auch für »SGA-Kinder« (small for gestational age) und für Totgeburten.

Das Risiko wird ganz oder teilweise über die erhöhten Schilddrüsenhormone vermittelt, wie sich in Familien mit Schilddrüsenhormonresistenz zeigen lässt; hat die Mutter eine Genmutation (erhöhte Schilddrüsenhormone, euthyreote Stoffwechsellage), der Fet aber nicht (erhöhte Schilddrüsenhormone, hyperthyreote Stoffwechsellage), so steigt das Risiko von Schwangerschaftskomplikationen (20).

Die möglichen Ursachen und die diagnostischen Kriterien für eine Hyperthyreose in der Schwangerschaft sind in Tab. 55 zusammengefasst.

Therapie der Hyperthyreose in Schwangerschaft und Stillzeit

Ziel der thyreostatischen Therapie in der Schwangerschaft ist es, den FT_4-Wert mit der minimal erforderlichen Dosis des Thyreostatikums im oberen Normbereich zu halten. Dies erfordert regelmäßige Kontrollen mindestens alle 4 Wochen, mit entsprechender Dosisanpassung. Die thyreostatische Therapie wird als Monotherapie durchgeführt, also ohne Zusatz von Schilddrüsenhormon (um die Dosis des Thyreostatikums niedrig zu halten). Aus dem gleichen Grund verzichtet man auf zusätzliche

Jodgaben (dies würde die Wirkung des Thyreostatikums antagonisieren).

Als Thyreostatikum der 1. Wahl wird Propylthiouracil (PTU) empfohlen (3). Der Hintergrund sind vereinzelte Berichte von schwerwiegenden Missbildungen (Choanal- oder Ösophagusatresie) und weniger schwerwiegenden, aber kosmetisch störenden Erscheinungen (Aplasia cutis) nach Carbimazol/Thiamazol. Der Kausalzusammenhang ist nicht klar.

Tab. 55
Mögliche Ursachen einer Hyperthyreose in der Schwangerschaft

Häufig (thyreostatische Therapie)

- Immunogene Hyperthyreose (sonographische Schilddrüsenveränderung, TRAK und meist auch TPO-Antikörper positiv, TSH <0,02 mIE/l, FT_4 und/oder FT_3 erhöht, Klinik)

Selten (meist keine spezifische Therapie erforderlich)

- HCG-induzierte Hyperthyreose (FT_3 gering erhöht)
- Hyperemesis gravidarum (FT_3 niedrig, keine sonographischen Veränderungen der Schilddrüse, keine Immunphänomene)

Extrem selten

- Hyperthyreose bei Schilddrüsenautonomie
- Molenschwangerschaft und Chorionkarzinom
- Schilddrüsenhormonresistenz der Mutter
- Überdosierung von Schilddrüsenhormonen

Auf der anderen Seite sind bei jüngeren Patientinnen, Jugendlichen und Kindern unter PTU wesentlich mehr ANCA-positive Vaskulitiden und gravierende Lebernebenwirkungen publiziert worden als nach Carbimazol (das häufiger mit Cholostasen bei älteren Patienten assoziiert wird). Die tatsächliche Inzidenz dieser Nebenwirkungen ist nicht klar, sie ist aber vermutlich sehr klein.

Eine umfassende Risikobewertung der Thyreostatika in der Schwangerschaft (unter Berücksichtigung aller genannten Probleme) steht gegenwärtig noch aus. Carbimazol/Thiamazol gelten deshalb auch n i c h t als g r u n d s ä t z l i c h kontraindiziert, zumal PTU in vielen Ländern auch nicht verfügbar ist.

Die transplazentare Passage von PTU und Carbimazol/Thiamazol unterscheidet sich nicht (früher wurde angenommen, der diaplazentare Übergang auf den Feten sei bei PTU geringer).

Die immunogene Hyperthyreose kommt in aller Regel in der Schwangerschaft in eine Remission, sodass die Dosis des Thyreostatikums vermindert und dieses schließlich (meist) ganz abgesetzt werden kann. Nach der Entbindung kommt es bei immunogener Hyperthyreose meist innerhalb von Monaten zu einem Rezidiv. Manchmal (ganz selten) ist die Hyperthyreose so schwer zu kontrollieren, oder die hierfür benötigte Dosis an Thyreostatika ist so hoch bzw. sind diese mit so schweren Nebenwirkungen (Agranulozytose, Leber) verbunden, dass eine Schilddrüsenresektion erfolgen muss, am besten dann im 2. Trimenon.

Zu beachten ist darüber hinaus Folgendes:

- Die subklinische Hyperthyreose in der Schwangerschaft ist k e i n e Behandlungsindikation per se, da sie keinen nachgewiesenen negativen Einfluss auf den Verlauf der Schwangerschaft hat.

○ Ist zum Zeitpunkt des HCG-Maximums (10.–12. Woche) TSH in den hyperthyreoten Bereich hinein supprimiert, und sind die FT$_4$-Werte erhöht, so spricht man von »HCG-Induzierter Hyperthyreose«. Diese Situation ist transient und erfordert (in der Regel) keine Behandlung (selten eine Betablockade).

○ Hyperemesis gravidarum (Übelkeit, Erbrechen und Gewichtsverlust ≥5% in der frühen Schwangerschaft) kann mit einer subklinischen oder milden manifesten Hyperthyreose einhergehen. Übelkeit und Erbrechen gelten aber als HCG- bzw. Östrogeneffekte.

○ Hyperthyreose bei Molenschwangerschaft oder Chorionkarzinom: Therapie durch Evakuation der Mole bzw. Resektion/Operation.

Fetale und neonatale Hyperthyreose: Die Inzidenz liegt bei 1–5% der Schwangeren mit immunogener Hyperthyreose. Übertragen werden die TSH-Rezeptorantikörper. Je höher der Titer der TSH-Rezeptorantikörper ist, desto höher ist die Wahrscheinlichkeit einer transplazentaren Passage und damit einer neonatalen Hyperthyreose. Bei Frauen ohne TRAK und ohne thyreostatische Therapie ist das Risiko für den Feten sehr gering. Eine Überwachung des Feten mittels Ultraschall wird bei Frauen mit immunogener Hyperthyreose empfohlen, die in der Schwangerschaft thyreostatisch behandelt werden oder deren TRAK-Werte hoch sind (3); ein Grenzwert ist hier allerdings nicht festgelegt.

Symptome bzw. Komplikationen der fetalen Hyperthyreose können sein: Hohe fetale Herzfrequenz (>160/min); Strumaentwicklung des Feten; Beschleunigung der Knochenreifung; Entwicklungsrückstand; Kraniosynostosen; bei schweren Verläufen Herzinsuffizienz und Hydrops fetalis.

Aus diagnostischen Gründen kann gegebenenfalls eine Schilddrüsenhormonbestimmung im Nabelschnurblut durchgeführt werden. Eine fetale Hyperthyreose kann – in Ausnahmesituationen – thyreostatisch behandelt werden (17). Nach der Entbindung sollte das Neugeborene durch einen pädiatrischen Endokrinologen mitbetreut werden.

Hypothyreose

Mögliche Konsequenzen einer Hypothyreose bei Schwangeren sind Aborte im 1. Trimenon, Präeklampsie, erhöhte perinatale Komplikationen (hier ist die Datenlage allerdings nicht eindeutig), Schwangerschaftshochdruck, Frühgeburten, eine höhere Rate an Entbindungen durch Sectio sowie neuropsychologische/kognitive Entwicklungshemmungen des Feten (dies auch bei subklinischer Hypothyreose) (3).

Definitionen

Manifeste Hypothyreose: T$_4$/FT$_4$ erniedrigt, bei erhöhtem TSH (dieser Wert liegt dann gewöhnlich weit über 10 mIE/l).

Latente Hypothyreose: Normales T$_4$/FT$_4$, TSH oberhalb des Referenzbereichs. Der häufigste Grund – wenn die Patientin nicht schilddrüsenoperiert oder radiojodbehandelt wurde – ist eine Autoimmunthyreoiditis (HASHIMOTO-Thyreoiditis). Für Kinderwunsch und Schwangerschaft ist der obere »Normwert« bei einem TSH von 2,5 mIE/l anzusetzen, um keine Unterversorgung des Kindes zu riskieren.

Die gesunde Schilddrüse passt sich an die Schwangerschaft durch Steigerung von Jodumsatz und Hormonproduktion an. Bei subklinischer Hypothyreose (und teilweise auch bei euthyreoten Patientinnen mit Schilddrüsenantikörpern) gelingt diese Anpassung nicht – es kommt zum TSH-Anstieg und auch zu einer relativen Verminderung von Thyroxin (»Hypothyroxinämie«). Ein ausgeprägter Jodmangel in der Schwangerschaft kann sehr ähnliche Folgen haben – auch dann sinkt T$_4$ ab, der T$_3$-/T$_4$-Quotient verschiebt sich (Autoregulation ohne Mitwirkung von TSH!), und damit steht weniger T$_4$ für die Versorgung des

Feten zur Verfügung. Die möglichen Ursachen sind in Tab. 56 aufgeführt.

Manifeste Hypothyreosen sind in der Schwangerschaft selten, sie kommen jedoch z. B. bei einer Autoimmunthyreoiditis junger Frauen vor. Die Häufigkeit wird mit etwa 0,3–0,4% angegeben. Die meisten Funktionsstörungen der Schilddrüse sind latent (2–3% der Schwangeren).

Tab. 56
Mögliche Ursachen einer Hypothyreose bzw. eines Mangels an Schilddrüsenhormon nach der Konzeption

---

Manifeste, vorbestehende Schilddrüsenerkrankungen der Mutter

○ Autoimmunthyreoiditis

○ Zustand nach Schilddrüsenoperation

○ Zustand nach Radiojodtherapie

○ Schilddrüsenkarzinome (Zustand nach Thyreoidektomie und eventuell auch Radiojodtherapie)

○ Angeborene Hypothyreose

○ Hypophysenerkrankungen mit sekundärer Hypothyreose (meist fehlen dann auch die Gonadotropine!)

Autoimmunität

○ Schilddrüsenantikörper (ohne weitere Schilddrüsenfunktionsstörung)
→ Risikofaktor für einen TSH-Anstieg oder für die Entwicklung einer latenten Hypothyreose

Medikamente

○ Beispielsweise Thyreostatika bei vorbestehender Hyperthyreose (Medikamentenanamnese!)

Jodmangel

○ Hypothyreose nur bei sehr schwerer Ausprägung des Jodmangels

---

Therapie der Hyperthyreose in der Schwangerschaft

Die Prinzipien der Behandlung (vgl. auch Abb. 64):

○ Bei Frauen mit neu entdeckter Hypothyreose in der Schwangerschaft soll die Schilddrüse rasch auf euthyreote Verhältnisse eingestellt werden (3).

○ Bei Frauen mit bekannter Hypothyreose soll die Schilddrüsenfunktion innerhalb der ersten Wochen nach der Konzeption überprüft werden, danach mindestens einmal pro Trimenon – unabhängig davon aber stets 4–6 Wochen nach jeder Dosisänderung von (oder Neueinstellung mit) Schilddrüsenhormonen.

○ Etwa 75–85% der Frauen benötigen eine Dosiserhöhung – der erhöhte Bedarf beginnt etwa ab der 4.–6. SSW und kann bis zu 30–50% der bisherigen Dosis betragen (3). Auch wenn der Dosisbedarf im 1. Trimenon nicht steigt, benötigen 25% dieser Frauen später eine höhere Dosis von Levothyroxin; wird auch im 2. Trimenon keine höhere Dosis benötigt, haben immer noch 35% dieser Frauen einen erhöhten Bedarf im 3. Trimenon (3). Letztendlich müssen daher alle Frauen mit eingeschränkter Schilddrüsenfunktion in der gesamten Schwangerschaft sorgfältig überwacht werden.

○ Der Zielwert des mütterlichen TSH liegt unterhalb von 2,5 mIE/l im 1. Trimenon; am besten strebt man aber TSH-Werte um 1 mIE/l an.

○ Diese Empfehlungen gelten für die klinische und für die subklinische Hypothyreose, obwohl die Evidenz für die subklinische Hypothyreose schwächer ist als für die manifeste (3).

Stillperiode und postpartale Thyreoiditis

Mit der Entbindung gehen die veränderten Schilddrüsenparameter sehr rasch zur Norm zurück. Bei thyreostatisch behandel-

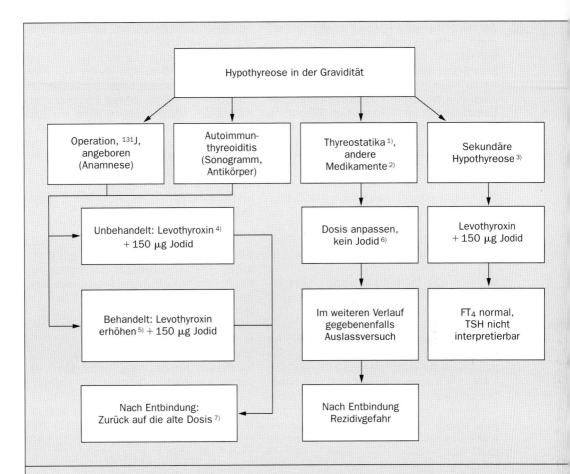

Abb. 64
Therapie der Hypothyreose in der Schwangerschaft (je nach Ursache)

ter Hyperthyreose können in der Stillzeit niedrige Thyreostatikadosen weiter gegeben werden, da der Übergang auf das Kind gering ist – meist ist aber die Hyperthyreose zu diesem Zeitpunkt (noch) in Remission. War die Hyperthyreose am Ende der Schwangerschaft in Remission (also ohne thyreostatische Behandlung), muss nach der Entbindung im Abstand von einigen Monaten mit einem Rezidiv gerechnet werden.

Bei Hypothyreosen kann nach der Entbindung die Dosis von Levothyroxin auf die vor der Schwangerschaft gegebene Dosis reduziert werden (mit Schilddrüsenkontrolle nach 4–6 Wochen).

Während der Stillzeit soll Jodid weiter gegeben werden (Ausnahme: Eine thyreostatisch behandelte Hyperthyreose).

Die postpartale Thyreoiditis (PPT) ist eine Variante der Immunthyreoiditis. Sie kann nach der Entbindung in 2 Phasen auftreten – mit einer transienten hyperthyreoten und mit einer transienten hypothyreoten Phase. Gelegentlich tritt aber auch nur eine dieser beiden Phasen auf. Eine aktuelle Übersicht ist bei ABALOVICH (3) zu finden.

Systematischen Untersuchungen zufolge kommt es bei etwa 3–16% aller Schwangerschaften zu einer PPT. Die Häufigkeit klinisch manifester Erkrankungen ist aber viel niedriger. Das Risiko ist bei Schwangeren mit Diabetes mellitus Typ 1 (bis zu 25%) und bei Patientinnen mit Schilddrüsenantikörpern höher. Die PPT kann selbst nach einer Fehlgeburt auftreten, sogar nach Abbruch ektoper Schwangerschaften, und sie kann sich in folgenden Schwangerschaften wiederholen.

Diagnose und Verlauf der PPT:

○ Hyperthyreote Phase. Beginn: Meist nach 3 Monaten (Streubreite 3–6 Monate), Dauer: 1–2 Monate. Die Symptome sind meist relativ mild, 30% der Patientinnen sind asymptomatisch, und das Szintigramm – wenn es denn angefertigt wird – zeigt einen hochgradig verminderten Uptake (meist wird aber in dieser Zeit noch gestillt, sodass nuklearmedizinische Untersuchungen nicht infrage kommen). Abnahme des Milchvolumens kann ein Symptom der PPT sein. Im Ultraschall wird eine Echoarmut der Schilddrüse beobachtet (3). Die Patientinnen haben so gut wie immer TPO-Antikörper, aber keine TRAK. Eine Therapie ist nicht erforderlich – im Ausnahmefall symptomatisch mit einem Betablocker.

○ Hypothyreote Phase. Beginn: Meist nach 3–8 Monaten, im Mittel nach 6 Monaten. Die Hypothyreose tritt früher auf, wenn eine hyperthyreote Phase vorausgegangen ist. Dauer: ~4–6 Monate (nur selten ist die Hypothyreose permanent – dann handelt es sich eher um die Manifestation einer vorher nicht erkannten Autoimmunthyreoiditis). Häufigste Symptome: Müdigkeit, Konzentrationsstörungen, Gedächtnisprobleme, Obstipation, eventuell Depressionen (allerdings sind die Beziehungen zwischen der PPT und der postpartalen Depression nicht gut belegt) (3). Therapie: Einstellung auf Levothyroxin; nach etwa 6 Monaten Auslassversuch.

Die Differenzialdiagnosen umfassen (für die hyperthyreote Phase) eine immunogene Hyperthyreose – die Diagnose wird erleichtert, wenn die Patientin Augensymptome und eine typisch veränderte, stark hypervaskularisierte Struma hat, wenn sie TRAK-positiv ist, und wenn sie bereits vor der Schwangerschaft einen M. BASEDOW hatte.

Für die hypothyreote Phase ist die wichtigste Differenzialdiagnose eine postpartal exazerbierte Autoimmunthyreoiditis. Diese ist gekennzeichnet durch eine transiente oder permanente Hypothyreose, eventuell mit einer ebenfalls transienten oder permanenten Vergrößerung der Schilddrüse. Histologisch/zytologisch sind die PPT und die Autoimmunthyreoiditis sehr ähnlich; die klinische Abgrenzung ist daher unscharf.

Fazit für die Praxis

- Schilddrüsenfunktionsstörungen sind gehäuft zu erwarten bei Frauen mit einem polyzystischen Ovarialsyndrom, Endometriose und prämaturem Ovarialversagen.

- Eine (auch subklinische) Hypothyreose muss bei Kinderwunsch sorgfältig eingestellt werden (TSH aus Sicherheitsgründen <2,5 mIE/l, der Zielwert eher um 1–2 mIE/l).

- Bei der Beurteilung der Schilddrüsenfunktion in der Schwangerschaft sind die physiologischen Veränderungen des TSH und der Schilddrüsenhormone zu beachten.

- Frauen, bei denen eine Unterfunktion der Schilddrüse oder Schilddrüsenantikörper bekannt sind, müssen auch nach Eintritt der Schwangerschaft überwacht werden, da sich die Schilddrüsenunterfunktion häufig verschlechtert. Bei bekannter autoimmuner Schilddrüsenerkrankung oder Hypothyreose soll TSH auf jeden Fall gemessen werden, und zwar 4–6 Wochen nach der Konzeption (selbst wenn bekannt ist, dass der Wert vor der Schwangerschaft normal war); 4–6 Wochen nach jedem Beginn einer Levothyroxintherapie sowie bei jeder Änderung der Levothyroxindosis; außerdem mindestens einmal pro Trimenon.

- Autoimmune Schilddrüsenerkrankungen erhöhen das Risiko von Fehlgeburten. Ob dies auf die Funktionseinschränkung oder auf die Antikörper bezogen werden muss, ist gegenwärtig nicht klar. Jede (auch eine milde) Funktionseinschränkung der Schilddrüse sollte daher diagnostiziert und behandelt werden.

- Diese Intervention reduziert Schwangerschaftskomplikationen und wahrscheinlich auch die Risiken für die fetale Entwicklung (bei Hypothyreose der Mutter).

- In der Schwangerschaft sollten 150 µg Jodid/d supplementiert werden. Dies gilt auch für Patientinnen mit Autoimmunthyreoiditis (hier würde man normalerweise kein Jodid geben). Ausnahme ist nur die thyreostatisch behandelte Hyperthyreose.

- Der Standard bei der immunogenen Hyperthyreose ist eine niedrig dosierte thyreostatische Monotherapie. Differenzialdiagnose, Therapieentscheidung und -überwachung sind Gegenstand interdisziplinärer Zusammenarbeit.

- Nach der Entbindung und während der Stillzeit muss mit dem Wiederauftreten immunogener Hypothyreosen und mit der Exazerbation einer Autoimmunthyreoiditis gerechnet werden. Eine Besonderheit ist die phasenhaft verlaufende postpartale Thyreoiditis, die oft nur geringe Beschwerden verursacht. Bei neu auftretenden Beschwerden sollte immer eine Schilddrüsendiagnostik durchgeführt werden.

Literatur

1. Janssen OE, et al. High prevalence of autoimmune thyroiditis in patients with polycystic ovary syndrome. Eur J Endocrinol 2004; 150: 363–369.
2. Poppe K, Velkeniers B, Glinoer D. The role of thyroid autoimmunity in fertility and pregnancy. Nat Clin Pract Endocrinol Metab 2008; 4: 294–405.
3. Abalovich M, et al. Management of thyroid dysfunction during pregnancy and postpartum: an endocrine society clinical practice guideline. J Clin Endocrinol Metab 2007; 92: s1–s47.
4. Krassas GE. Thyroid disease and female reproduction. Fertil Steril 2000; 74: 1063–1070.
5. Negro R, et al. Levothyroxine treatment in euthyroid pregnant women with autoimmune thyroid disease: effects on obstetrical complications. J Clin Endocrinol Metab 2006; 91: 2587–2591.
6. Prummel MF, Wiersinga WM. Thyroid autoimmunity and miscarriage. Eur J Endocrinol 2007; 150: 751–755.
7. Esplin MS, et al. Thyroid autoantibodies are not associated with recurrent pregnancy loss. Am J Obstet Gynecol 1998; 179: 1583–1586.
8. Hallengren B, et al. Pregnant women on thyroxine substitution are often dysregulated in early pregnancy. Thyroid: official journal of the American Thyroid Association 2009; 19: 391–394.
9. Stricker R, et al. Evaluation of maternal thyroid function during pregnancy: the importance of using gestational age-specific reference intervals. Eur J Endocrinol 2007; 157: 509–514.
10. Haddow J, et al. Variability in thyroid-stimulating hormone suppression by human chronic gonadotropin during early pregnancy. J Clin Endocrinol Metab 2008; 93: 3341–3347 (Erratum: 93: 4552).
11. Dashe JS, et al. Thyroid-stimulating hormone in singleton and twin pregnancy: importance of gestational age-specific reference ranges. Obstet Gynecol 2005; 106: 753–757.
12. Lee R, et al. Free T4 immunoassays are flawed during pregnancy. Am J Obstet Gynecol 2009; 200: 260.e1–6.
13. Casey BM, et al. Perinatal significance of isolated maternal hypothyroxinemia identified in the first half of pregnancy. Obstet Gynecol 2007; 109: 1129–1135.
14. Delange FM, Dunn JT. Iodine deficiency. In: Braverman LE, Utiger RD, editors. The Thyroid. A fundamental and clinical text. 9 ed. Philadelphia: Lippincott Williams & Wilkins; 2005. p. 264–288.
15. Zimmermann MB. The adverse effects of mild-to-moderate iodine deficiency during pregnancy and childhood: a review. Thyroid 2007; 17: 829–835.
16. Gärtner R. Schilddrüsenerkrankungen in der Schwangerschaft. Dtsch Med Wochenschr 2009; 134: 83–86.
17. Laurberg P, et al. Management of Graves' hyperthyroidism in pregnancy: focus on both maternal and foetal thyroid function, and caution against surgical thyroidectomy in pregnancy. Eur J Endocrinol 2009; 160: 1–8.
18. Luton D, et al. Management of Graves' disease during pregnancy: the key role of fetal thyroid gland monitoring. J Clin Endocrinol Metab 2005; 90: 6093–6098.
19. Luton D, et al. Thyroid function during pregnancy in women with past Graves' disease. BJOG 2005; 112: 1565–1567.
20. Anselmo J, et al. Fetal loss associated with excess thyroid hormone exposure. JAMA 2004; 292: 691–695.

Endometriose

Klinik, Diagnostik und Therapie

UWE ULRICH
FRANK NAWROTH
CHRISTOPH DORN

Als »Endometriose« wird das Auftreten von endometriumartigen Zellverbänden außerhalb des Cavum uteri bezeichnet. Die Endometriose ist eine der häufigsten gynäkologischen Erkrankungen in der Geschlechtsreife (1, 2).

Ätiologie – Pathogenese – Prävalenz

Ätiologie und Pathogenese der Endometriose sind nur teilweise entschlüsselt, sodass wir unseren Patientinnen eine kausale Therapie noch immer vorenthalten müssen. Unter den vielen Erklärungsversuchen beanspruchen vor allem die Implantationstheorie, die Zölommetaplasietheorie und das Archimetrakonzept Aufmerksamkeit. Dennoch kann dem Arzt keine unbegrenzte Freiheit in der Wahl seiner Mittel bei Diagnostik und Therapie der Erkrankung zugestanden werden, weil sich einige diagnostische und therapeutische Maßnahmen nun einmal bewährt haben (und andere eben nicht). Wir können die Erkrankung lindern und die durch sie verursachte Morbidität insgesamt reduzieren.

Valide Angaben zur Prävalenz gibt es nicht. Anhand von Schätzungen wird in Deutschland mit etwa 40 000 Neuerkrankungen pro Jahr gerechnet (3).

Symptomatik

Die Symptome sind vielfältig. Neben dem Kardinalsymptom »Dysmenorrhö« sind Beschwerden wie Dyschezie, Dyspareunie, Dysurie, Tenesmen, wechselnde Stuhlgewohnheiten und Schmerzen, die bis in das Bein ausstrahlen können, als mögliche Hinweise auf eine Endometriose anzusehen. Die Dysmenorrhö fehlt so gut wie nie. Man sollte meinen, dass bei entsprechender Schilderung der Patientin differenzialdiagnostisch rasch eine Endometriose erwogen wird. Dennoch liegen in Deutschland im Durchschnitt 6 Jahre zwischen dem Auftreten der Symptome und der Diagnosestellung. Bei Frauen mit Kinderwunsch ist dieses Intervall kürzer (3).

Interessanterweise sind einige der betroffenen Frauen völlig asymptomatisch. Eine weitere wichtige Erfahrung ist, dass die Ausprägung der Erkrankung nicht mit dem Grad der Beschwerden korreliert (4). Be-

- Pelvines Peritoneum
- Ovarien
- Ligg. sacrouterina
- Uterus (Adenomyose)
- Septum rectovaginale/Fornix vaginae posterior
- Rektum/Rektosigmoid
- Colon sigmoideum
- Appendix/Zäkum
- Dünndarm
- Harnblase
- Diaphragma

Tab. 57
Lokalisation der Endometriose (Häufigkeit von oben nach unten abnehmend)

sonders schwierig ist es, einen eindeutigen Zusammenhang zwischen einem Endometriosebefall und einem konkreten Beschwerdebild herzustellen. Die am häufigsten betroffenen Organe sind in Tab. 57 dargestellt.

Liegen keine Symptome vor, besteht auch keine prinzipielle Indikation für eine operative oder medikamentöse Therapie. Als wichtige Ausnahme sei die endometriosebedingte Harnleiterstenose mit Hydronephrose genannt, bei der (um die Niere zu retten) eine absolute Anzeige zur chirurgischen Intervention besteht.

Histologie – Differenzialdiagnostik

Eine histologische Sicherung der Erkrankung sollte immer erfolgen, nicht zuletzt auch aus differenzialdiagnostischen Erwägungen – nicht jeder Herd im Peritoneum, der bei der Laparoskopie wie eine Endometriose aussieht, wird dann auch als solche nachgewiesen. Umgekehrt zeigt sich histologisch in manchen Gewebeproben eine Endometriose, obwohl man inspektorisch nicht davon ausging.

Klinisch und pathologisch-histologisch ist die Endometriose eine gutartige Erkrankung. Sie vermag aber in Organe zu invadieren, und es gibt weitere histologische Eigenschaften (wie z. B. Neoangiogenese), die Malignomen und der Endometriose gleichermaßen zu eigen sind. Die Entwicklung eines Karzinoms aus einer Endometriose ist glücklicherweise eine ausgesprochene Rarität. Es wird diskutiert, ob eine alleinige Östrogensubstitution dies begünstigen könnte (5).

Stadieneinteilung

Eine Stadieneinteilung der Endometriose, mit der man einen konkreten Befall umfassend und befriedigend beschreiben könnte, gibt es leider nicht. Traditionell wird die Stadienfestlegung der American Society for Reproductive Medicine (sog. rASRM-Stadien) verwendet, aber mit ihr lässt sich die retroperitoneale Ausbreitung nicht erfassen, d. h., die tiefe infiltrierende Endometriose wird damit nicht abgebildet (6). Hierfür gibt es seit einigen Jahren in Anlehnung an das TNM-System die »ENZIAN«-Klassifikation, mit der man die Manifestationen der tiefen infiltrierenden Endometriose reproduzierbar dokumentieren kann (7).

Die klassische, einfache Einteilung in Endometriosis genitalis externa, Endometriosis genitalis interna sowie Endometriosis extragenitalis hatte sich im (deutschsprachigen) klinischen Alltag über lange Zeit bewährt (1).

Diagnostik und Therapie

Eine Endometriose ist eine Indikation für eine Behandlung, weil sie Schmerzen verursacht, weil sie ein Organ in seiner anatomischen Integrität bzw. Funktion beeinträchtigt, oder weil die betreffende Patientin unter unerfülltem Kinderwunsch leidet. Eine valide Einschätzung bei Endometrioseverdacht kann nur über eine Laparoskopie erfolgen.

Nach dem derzeitigen Stand des Wissens ist im Rahmen der Primärtherapie die Operation zur Symptomkontrolle das Mittel der Wahl (8).

Tiefe infiltrierende Endometriose

Am Beispiel der tiefen infiltrierenden Endometriose lässt sich die Komplexität des Problems »Endometriose« veranschaulichen. Deshalb soll diese schwere Form der Endometriose hier besondere Berücksichtigung finden. Als tiefe infiltrierende Endometriose wird der Befall des Septum rectovaginale, des Fornix vaginae, des Retroperitoneums (Beckenwand, Parametrium) sowie des Darmes, der Harnblase und der Ureteren bezeichnet. Die chirurgische Behandlung kann dabei den Umfang einer onkologischen Operation annehmen.

Bei Darmbefall präsentiert sich die typische Patientin mit Dyspareunie, Dyschezie, Blähungen, Tenesmen, rektalem Schleim- und Blutabgang (eher selten), wechselnden Stuhlgewohnheiten u. a. Aber auch hier gilt, dass so manche Patientin trotz massiven Befalls keine Symptome aufweist.

Bei Blasenendometriose kann eine Dys- und Hämaturie vorliegen. Eine Ureterummauerung kann zum Harnstau führen. Die Beeinträchtigung (Kompression, Irritation) pelviner Nerven (Plexus sacralis L5, S1–4) vermag vom Gesäß bis in das Bein ausstrahlende Schmerzen auszulösen, die zunächst an orthopädische bzw. neurologische Ursachen denken lassen und eine entsprechende differenzialdiagnostische Abklärung erfordern. Rektum- und Blasenfunktion können durch Alteration der Nn. splanchnici pelvini kompromittiert sein.

Die Diagnose erfolgt klinisch: Durch die von der Patientin beschriebenen typischen Symptome, die Inspektion mit zweiblättrigen Spekula (kein Entenschnabelspekulum) sowie die vaginale und rektale Palpation (9). Als bildgebende Maßnahme ist zunächst die vaginale Sonographie (nicht zuletzt auch wegen der gleichzeitigen Möglichkeit ovarieller Endometriome) durchzuführen. Hiermit ist ein tiefer Rektumbefall bei entsprechender Erfahrung offenbar gut zu diagnostizieren (10). Manche Kliniker bevorzugen dafür die rektale Endosonographie. Zwar liefert das MRT bei der tiefen infiltrierenden Endometriose hervorragende Bilder, ist aber für die klinische Routine nicht zu fordern (Tab. 58 und 59).

Besteht der Verdacht auf eine Rektumendometriose, wird oft automatisch eine Kolorektoskopie veranlasst. Allerdings ist eine Endometrioseinfiltration der Mukosa äußerst selten. Die Erkrankung macht fast immer in der Muscularis propria halt, sodass dann ein negativer rektoskopischer Befund zu erwarten ist, ein Darmwand-

Tab. 58
Obligate Untersuchungen zur Abklärung einer tiefen infiltrierenden Endometriose (1)

Inspektion (zweiblättrige Spekula)
○ Sichtbare Endometriose im Fornix posterior

Palpation (immer auch rektal)
○ Uterus häufig retroflektiert
○ Derbe, knotige, dolente Infiltration des Septum rectovaginale (retrozervikal)

Vaginale Sonographie
○ Veränderung des Uterus bei gleichzeitiger Adenomyose und Information über mögliche ovarielle Endometriome

Nierensonographie
○ Cave: Harnstau (parametrane, Beckenwand- und Ureterendometriose)

Kolorektoskopie

○ Impression von außen, Mukosabefall (selten!)

○ Differenzialdiagnose: primäre Darmerkrankung

Magnetresonanztomographie

○ Befall der Darmwand?

Rektale Endosonographie

○ Befall der Darmwand?

Kolonkontrasteinlauf

○ Darmbefall in höheren Abschnitten

Pyelogramm i.v.

○ Harnleiterstenose

○ Hydronephrose

Zystoskopie

○ Blasenbefall

Tab. 59
Zusätzliche Untersuchungen zur Abklärung einer tiefen infiltrierenden Endometriose (1)

befall aber eben nicht ausgeschlossen werden kann. Eine Stenose von außen ist natürlich endoluminal darstellbar. Auf die Kolorektoskopie könnte also häufig verzichtet werden. Man wird sie immer dann durchführen, wenn Darmblutungen bestehen, und wenn es gilt, eine mögliche primäre Darmpathologie (Polypen, Tumoren, entzündliche Darmerkrankungen) differenzialdiagnostisch abzugrenzen (9).

Die organübergreifende Chirurgie der tiefen infiltrierenden Endometriose erfordert ein gutes Konzept unter Einschluss von Viszeralchirurgie und Urologie. Wer solche Patientinnnen operiert, der sollte sich als Gynäkologe auch intensiv mit den erforderlichen Techniken auseinandersetzen, auch wenn sie primär vielleicht nicht in das eigene Fachgebiet fallen.

Bei stenosierendem, ausgedehntem Darmbefall ist die Segmentresektion mit Schonung des Mesenteriums – also möglichst darmwandnah – anzustreben. Das gilt umso mehr, je tiefer die Resektion erfolgt (besonders unterhalb des Niveaus der V. uterina), um die operationsbedingte Traumatisierung der hypogastrischen Innervation so gering wie möglich zu halten (11). Die Beeinträchtigung der Blasenfunktion bis hin zur komplett atonen Blase ist u. U. irreversibel. Für Details der laparoskopisch assistierten tiefen anterioren kolorektalen Resektion mit »Mini-Laparotomie« sei auf die Literatur verwiesen (12).

Bei kleineren oberflächlichen Herden ohne Stenosierung werden von manchen Operateuren die mukosaschonende Resektion oder bei transmuralem Befall die Vollwand-Scheibenexzision (»disc excision«) bevorzugt (13).

Spezifische Komplikationen der Darmchirurgie betreffen die Anastomoseninsuffizienz mit der potenziellen Folge einer Peritonitis, tiefe Abszessen im Paraproktium, Stenosen im Anastomosenbereich, Rektum-Scheiden-Fisteln – und, wie erwähnt, eine gestörte Innervation der Blase (11, 13, 14). Postoperativ ist daher immer auf eine gute Entleerung der Blase zu achten, damit die oft nur passagere und partielle Blasenatonie nicht zusätzlich durch eine Überdehnung der nicht als übervoll empfundenen Blase mit irreversibler Schädigung des Detrusors verschlimmert wird.

Auch eine asymptomatische tiefe infiltrierende Endometriose ohne Kinderwunsch bedarf nicht zwingend einer Operation – eine wichtige Ausnahme und absolute Operationsindikation ist allerdings (wie bereits erwähnt) die Hydronephrose auf dem Boden einer Harnleiterendometriose.

Bleibt man (in der Regel unter medikamentöser Therapie) konservativ, stellt sich die Frage, ob die Erkrankung letztlich nicht doch progressiv verläuft. Gute Daten hierzu gibt es leider nicht, aber in einer Beobachtungsstudie wurde bei nur 10% der Patientinnen ein Fortschreiten gesehen. Spontane Perforation und Ileus bei Darmendometriose sind absolute Ausnahmen (15). Dass bei der konservativen Führung einer solchen Patientin die regelmäßige Überwachung der Nieren durch Sonographie dazugehört, kann nicht oft genug betont werden.

Ein Vorteil der prä- oder postoperativen Therapie mit GnRH-Analoga ist bei der tiefen infiltrierenden Endometriose nicht belegt. Eine medikamentöse Therapie muss natürlich als Alternative zur Operation erfolgen (z. B. dann, wenn letztere nicht gewünscht wird). Die medikamentöse Behandlung ist auch die Domäne im wiederholten Rezidivfall – man darf diese Frauen nicht zu oft operieren; »Schmerz« lässt sich bei ausgebrannter, nicht florider Endometriose und ausgedehnter Fibrose nach mehreren pelvinen Eingriffen nun einmal nicht operativ entfernen.

Für eine medikamentöse Behandlung, die in der Regel über eine längere Zeit beizubehalten ist, stehen die Gestagenmonotherapie und die Gabe eines monophasischen oralen Antikonzeptivums ohne Pause oder GnRH-Analoga (nicht ohne Knochenschutz) zur Induktion einer therapeutischen Amenorrhö zur Auswahl. Als weitere nicht-chirurgische Option ist die Einlage eines Levonorgestrel freisetzenden Intrauterinpessars (IUP) zu nennen (1, 16).

Abschließend ist darauf hinzuweisen, dass Patientinnen, die sich einer ausgedehnten Endometrioseoperation unterzogen haben, eine angemessene Rehabilitation (Anschlussheilbehandlung) ermöglicht werden sollte.

Peritoneale und ovarielle Endometriose

Da man den peritonealen Befall weder tasten noch mit dem Ultraschall darstellen kann, bleibt hierfür die Laparoskopie die entscheidende diagnostische Maßnahme. In der gleichen Sitzung können die peritonealen Herde beseitigt werden. Ob man sie mit der Schere exzidiert, thermisch koaguliert oder mit dem Laser vaporisiert ist sekundär, so lange die Herde vollständig entfernt werden (allerdings darf bezweifelt werden, dass das durch Koagulation immer erreicht wird; manchmal reichen die Herde tiefer als zunächst vermutet). Implantate entlang der Beckenwand oberhalb des Ureters erfordern zunächst dessen präparatorische Darstellung (Ureterolyse); gerade der Ureter befindet sich häufig an die Herde herangezogen.

Entgegen früherer Annahmen bringt die zusätzlich durchgeführte uterine Nervenablation (Laparoscopic uterine nerve ablation [LUNA]) keine größeren Erfolge (1, 17).

Durch die Suppression der ovariellen Funktion lassen sich peritoneale Endometrioseimplantate regressiv umwandeln. GnRH-Analoga entfalten dabei eine größere Wirkung als orale Antikonzeptiva oder Gestagene. In Bezug auf die Beschwerden sind die genannten endokrinen Optionen ebenbürtig, allerdings unterscheiden sich deren Nebenwirkungsprofile (1, 18).

Die Therapiedauer mit GnRH-Analoga bei Schmerzpatientinnen beträgt 6 Monate. Ob eine danach fortgesetzte medikamentöse Therapie das Ergebnis zu verbessern vermag, wurde bisher nicht untersucht. Wenn diese endokrine Therapie in Bezug auf die Symptome unzureichend ist (oder nicht gewünscht wird), kommen nicht-steroidale Antirheumatika und Antiphlogistika zum Einsatz.

Die vaginale Sonographie ist die diagnostische Maßnahme der Wahl zur Abklärung ovarieller Raumforderungen. Insofern erfolgt die primäre Verdachtsdiagnose einer ovariellen Endometriose – neben der Tastuntersuchung – durch Ultraschall. Das Endometriom weist häufig ein typisches Echomuster auf. Da sich differenzialdiagnostisch auch sonographisch komplexe Prozesse mit heterogenem Erscheinungsbild finden, kann eine Abgrenzung zu funktionellen Zysten einerseits und zu Dermoiden, Kystomen sowie zu einem Ovarialkarzinom andererseits manchmal schwierig sein (1).

Das CA-125 ist bei Endometriosepatientinnen zwar häufig erhöht; die Spezifität dabei jedoch unzureichend, sodass seine Bestimmung zur Abklärung bei Endometrioseverdacht in der klinischen Routine n i c h t zu empfehlen ist (1).

Ovarielle Endometriome sollte man am besten komplett laparoskopisch enukleieren. Früher wurde zum Teil auch die thermische Zerstörung des Zystengrundes propagiert; nach einer Cochrane-Analyse ist jedoch die Exzision des Zystenbalges der thermischen Destruktion hinsichtlich der Schmerzsymptomatik sowie der Rezidiv- und Schwangerschaftsraten insgesamt überlegen (19). Eröffnen und Spülen eines Endometrioms als alleinige operative Maßnahmen sind insuffizient, da dies mit einer hohen Rezidivrate (~80%) belastet ist. Bei Patientinnen mit Sterilität ist gelegentlich Zurückhaltung mit kleineren Rezidivendometriomen geboten, um die follikuläre Reserve durch einen wiederholten Eingriff am Ovar nicht zu kompromittieren.

Ovarialendometriome können durch eine endokrine Therapie (GnRH-Analoga, orale Antikonzeptiva oder Gestagene) nicht beseitigt werden. Zwar kann die präoperative Gabe von GnRH-Analoga zur Verkleinerung eines Endometrioms führen; ob das aber Vorteile für die Operation oder die Verringerung der Rezidivrate mit sich bringt, wird in der Literatur kontrovers dargestellt. Eine unvollständige Resektion wird durch postoperative GnRH-Analoga nicht wettgemacht. Die postoperative kontinuierliche Applikation eines monophasischen hormonalen Antikonzeptivums kann allerdings die Rezidivrate reduzieren (1).

Adenomyosis uteri

Frauen mit symptomatischer Adenomyosis uteri berichten über besonders schmerzhafte, starke und zum Teil auch unregelmäßige Blutungen sowie unerfüllten Kinderwunsch. Gleichzeitig ist uns bewusst, dass sich eine Adenomyose häufig zufällig im Hysterektomiepräparat von Frauen zeigt, die sich aus anderen Gründen einer Hysterektomie unterzogen hatten. Wie oft eine Adenomyose zu den entsprechenden klinischen Symptomen führt, ist nicht bekannt.

Der Verdacht auf eine Adenomyose ergibt sich aus der Symptomatik, dem Tastbefund und dem nicht selten typischen Bild im Ultraschall (Tab. 60). Die Kernspintomographie ist ebenfalls für die Diagnose der Adenomyose geeignet.

Leider gibt es für den histologischen Nachweis einer Adenomyose – auch intraoperativ – kein gutes, reproduzierbares Routine-

Tab. 60
Untersuchungen zur Abklärung einer Adenomyose (Tab. 61–64 aus [1], mit freundlicher Genehmigung des Kramarz-Verlages)

Klinische Untersuchung (bimanuelle Palpation)

○ Dolenter, vergrößerter Uterus

Vaginale Sonographie

○ Schlecht abgrenzbare heterogene Areale
○ Zum Teil zystische intramurale Veränderungen
○ Diskrepanz zwischen Vorder- und Hinterwand zugunsten letzterer

Magnetresonanztomographie

○ Verbreiterte Junktionalzone in der T_2-gewichteten Darstellung
○ Hohe Sensitivität und Spezifität

verfahren. Mehrere Kliniker haben sich mit dem bioptischen Nachweis beschäftigt, wobei naturgemäß nur der positive Befund verwertbar ist. Ein Ausschluss ist dadurch nicht möglich (1, 9, 20).

Die Hysterektomie ist bei abgeschlossener Familienplanung die beste Behandlung für die symptomatische Adenomyose. Auch die laparoskopische suprazervikale Hysterektomie ist dafür adäquat, sofern keine retrozervikale Endometriose vorliegt (1, 2). Bei Patientinnen mit Sterilität oder Wunsch nach Uteruserhalt mag es wünschenswert sein, einen fokalen Adenomyoseherd zu exzidieren. Der Effekt eines solchen Vorgehens ist allerdings anhand mehrerer Beobachtungen noch nicht überprüft worden (20). Als konservative Alternative zur Hysterektomie werden Gestagene, hormonelle Antikonzeptiva sowie Systeme, die Gestagene lokal freisetzen, zur Induktion einer therapeutischen Amenorrhö eingesetzt (1).

Endometriose und Sterilität

Ein kausaler Zusammenhang zwischen Endometriose und Sterilität – außer bei Vorliegen von Adhäsionen und mechanischen Alterationen der Adnexe – ist nicht bewiesen (21). Andererseits ist die Endometriose häufig mit einer Sterilität assoziiert, wobei Einschränkungen der Follikelreifung, Fertilisation und Implantation gefunden wurden (22). Zahlreiche Studien wiesen aktivierte Makrophagen, Prostaglandine, Interleukin-1, Tumornekrosefaktoren und Proteasen in der Peritonealflüssigkeit von Endometriosepatientinnen nach, welche die Eizell- und Embryonenentwicklung bzw. die Tubenfunktion negativ beeinflussen können. Dies wurde auch durch Studien in Eizellspendeprogrammen belegt (23).

Ein Vorteil der medikamentösen Therapie (GnRH-Analoga oder Medroxyprogesteronazetat) bei Sterilität und geringgradiger Endometriose (rASRM I und II) konnte in einer Metaanalyse nicht belegt werden (24). Die primäre Therapie ist auch hier immer eine Laparoskopie (inkl. Chromopertubation) mit operativer Entfernung der Endometrioseherde (rASRM I und II) bzw. auch mit kompletter Resektion einer tiefen infiltrierenden Endometriose. Vor jeglicher operativer Intervention bei Kinderwunsch sollten aber immer begleitende Sterilitätsursachen, wie z. B. andrologische und endokrinologische Faktoren, abgeklärt sein.

Im Rahmen der Kinderwunschbehandlung zeigt die Insemination nach FSH- oder Clomifenstimulation bei geringgradiger Endometriose verbesserte Schwangerschaftsraten (25).

Die Studiendaten zum Einfluss einer Endometriose auf die Ergebnisse bei der IVF sind kontrovers. In einigen Arbeiten wurden niedrigere Schwangerschaftsraten bei Endometriosepatientinnen gegenüber einer tubaren IVF-Indikation beschrieben (26). Nach anderen Untersuchungen hingegen wurden keine signifikanten Unterschiede gefunden (27). Dennoch sollte bei einer bekannten und primär schon operierten, ausgedehnten Endometriose und dringendem Kinderwunsch die IVF gegenüber einer weiteren Operation wegen der besseren Schwangerschaftsraten präferiert werden (28). Daneben konnten neuere Daten zeigen, dass die Entfernung von Endometriomen vor einer IVF bezüglich der Schwangerschaftsrate sowie des Ansprechens der Stimulation keinen signifikanten Vorteil gegenüber der IVF ohne Endometriomsanierung zeigte (29). Eine operative Intervention von bilateralen Endometriomen scheint das IVF-Ergebnis sogar eher nachteilig zu beeinflussen (30). Daher bleibt die Operation eines Endometrioms in dieser Situation eine individuelle, klinische Entscheidung, die natürlich vor dem Hintergrund bestehender Schmerzen und übriger Symptome sowie differenzialdiagnostische Erwägungen zu treffen ist.

Die Therapie mit einem GnRH-Analogon bei bekannter Endometriose rASRM Grad III und IV vor einer IVF führt zu höheren Schwangerschaftsraten (31). Deshalb wird auch eine entsprechende postoperative Therapie mit GnRH-Analoga empfohlen, wenn eine IVF unmittelbar nach dem Eingriff geplant ist (32).

Fazit für die Praxis

- Als Endometriose bezeichnet man das Auftreten von endometriumartigen Zellverbänden außerhalb des Cavum uteri. Die Endometriose ist eine der häufigsten Erkrankungen der geschlechtsreifen Frau mit einer bemerkenswerten Morbidität.

- Die Primärtherapie der Wahl ist die operative Entfernung der Endometrioseherde. Das Problem dabei ist, dass mit Blick auf die Rezidivrate der Erkrankung eine möglichst komplette Entfernung erfolgen sollte, was sich bei jungen Frauen mit Kinderwunsch wegen des gebotenen Organerhalts oft nur als Kompromiss realisieren lässt.

- Ziel der medikamentösen, endokrinen Therapie der Endometriose ist idealerweise die Induktion einer therapeutischen Amenorrhö. Werden GnRH-Analoga gegeben, sollte eine osteoprotektive Begleitmedikation dazugehören.

Literatur

1. Leitlinie für die Diagnostik und Therapie der Endometriose. Berlin: Kramarz; 2008.
2. Ulrich U. Diagnostik und Therapie der Endometriose. Frauenarzt 2007; 48: 654–657.
3. Schweppe KW. Endometriose – Eine Erkrankung ohne Lobby. Zentralbl Gynäkol 2003; 125: 233.
4. Gruppo Italiano per lo Studio dell' Endometriosi. Relationship between stage, site and morphological characteristics of pelvic endometriosis and pain. Hum Reprod 2001; 16: 2668–2671.
5. Ulrich U, et al. Parametrial and rectovaginal adenocarcinoma arising from endometriosis. Int J Gynecol Cancer 2005; 15: 1206–1209.
6. American Society for Reproductive Medicine. Revised American Society for Reproductive Medicine classification of endometriosis. Fertil Steril 1997; 67: 817–822.
7. Tuttlies F, et al. ENZIAN-score. Eine Klassifikation der tiefen infiltrierenden Endometriose. Zentralbl Gynäkol 2005; 127: 275–281.
8. Garry R. The effectiveness of laparoscopic excision of endometriosis. Curr Opin Obstet Gynecol 2004; 16: 299–303.
9. Ulrich U, Keckstein J. Diagnostik der Endometriose. Zentralbl Gynäkol 2005; 127: 295–298.
10. Hudellst G, et al. Can transvaginal sonography predict infiltration depth in patients with deep infiltrating endometriosis of the rectum? Hum Reprod 2009; 24: 1012–1017.
11. Possover M. Laparoscopic management of neural pelvic pain in women secondary to pelvic surgery. Fertil Steril 2009; 91: 2720–2725.
12. Keckstein J, et al. Die laparoskopische Therapie der Darmendometriose und der Stellenwert der medikamentösen Therapie. Zentralbl Gynäkol 2003; 125: 259–266.
13. Ulrich U, et al. Laparoskopische Therapie der Endometriose. Gynäkologe 2005; 38: 977–982.
14. Darai E, et al. Feasibility and clinical outcome of laparoscopic colorectal resection for endometriosis. Am J Obstet Gynecol 2005; 192: 394–400.
15. Decker D, et al. Terminal ileitis with sealed perforation – a rare complication of intestinal endometriosis. Arch Gynecol Obstet 2004; 270: 230–234.
16. Fedele L, et al. Use of a levonorgestrel-releasing intrauterine device in the treatment of rectovaginal endometriosis. Fertil Steril 2001; 75: 485–488.
17. Vercellini P, et al. Laparoscopic uterosacral ligament resection for dysmenorrhea associated with endometriosis: results of a randomized, controlled trial. Fertil Steril 2003; 80: 310–319.
18. Howard FM. An evidence-based medicine approach to the treatment of endometriosis-associated chronic pelvic pain: placebo-controlled studies. J Am Assoc Gynecol Laparosc 2000; 7: 477–488.
19. Hart RJ, et al. Excisional surgery versus ablative surgery for ovarian endometriomata. Cochrane Database Syst Rev 2005; 20: CD004992.

20. Keckstein J, Ulrich U. Endokrine und operative Therapie der Adenomyose. Gynäkol Endokrinol 2004; 2: 11–18.
21. Pritts EA, Taylor RN. An evidence-based evaluation of endometriosis-associated infertility. Endocrinol Metab Clin North Am 2003; 32: 653–667.
22. Gupta S, et al. Pathogenic mechanisms in endometriosis-associated infertility. Fertil Steril 2008; 90: 247–257.
23. Garrido N, et al. The endometrium versus embryonic quality in endometriosis-related infertility. Hum Reprod Update 2002; 8: 95–103.
24. Hughes E, et al. Ovulation suppression for endometriosis. (Cochrane Review). In: The Cochrane Library, Issue 1. Chichester, UK: John Wiley & Sons, Ltd., 2005.
25. Tummon IS, et al. Randomized controlled trial of superovulation and insemination for infertility associated with minimal or mild endometriosis. Fertil Steril 1997; 68: 8–12.
26. Barnhart K, et al. Effect of endometriosis on in vitro fertilization. Fertil Steril 2002; 77: 1148–1155.
27. Brosens I. Endometriosis and the outcome of in vitro fertilization. Fertil Steril 2004; 81: 1198–1200.
28. Pagidas K, et al. Comparison of reoperation for moderate (stage III) and severe (stage IV) endometriosis-related infertility with in vitro fertilization-embryo transfer. Fertil Steril 1996; 65: 791–795.
29. Tsoumpou I, et al. The effect of surgical treatment for endometrioma on in vitro fertilization outcomes: a systematic review and meta-analysis. Fertil Steril 2009; 92: 75–87.
30. Somigliana E, et al. IVF-ICSI outcome in women operated on for bilateral endometriomas. Hum Reprod 2008; 23: 1526–1530.
31. Rickes D, et al. Increased pregnancy rates after ultralong postoperative therapy with gonadotropin-releasing hormone analogs in patients with endometriosis. Fertil Steril 2002; 78: 757–762.
32. Sallam HN, et al. Long-term pituitary down-regulation before in vitro fertilization (IVF) for women with endometriosis. Cochrane Database Syst Rev. 2006; 25: CD004635.

Autorenverzeichnis

BENKER G., Prof. Dr.
Endokrinologikum Ruhr
Zentrum für Hormon- und
Stoffwechselerkrankungen
Alter Markt 4
44866 Bochum

georg.benker@endokrinologikum.com

BIRKHÄUSER M., Prof. Dr. em.
Gynäkologische Endokrinologie
und Reproduktionsmedizin
Universitätsfrauenklinik Bern
Korrespondenzadresse:
Gartenstraße 67
CH-4052 Basel

martin.birkhaeuser@balcab.ch

DIEDERICH S., Priv.-Doz. Dr.
Endokrinologikum Berlin
am Gendarmenmarkt
Friedrichstraße 76
10117 Berlin

berlin@endokrinologikum.com

DORN ALMUT, Dr. Dipl. Psych.
Gynäkologische Psychosomatik
Endokrinologikum Hamburg
Zentrum für Hormon- und Stoffwechsel-
erkrankungen, Reproduktionsmedizin
und Pränatale Medizin
Lornsenstraße 4–6
22767 Hamburg

almut.dorn@endokrinologikum.com

Dorn C., Priv.-Doz. Dr.
Endokrinologikum Hamburg
Zentrum für Hormon- und Stoffwechselerkrankungen, Reproduktionsmedizin
und Pränatale Medizin
Lornsenstraße 4–6
22767 Hamburg

Christoph.Dorn@endokrinologikum.com

Epe M., Dr.
Endokrinologikum Hamburg
Zentrum für Reproduktionsmedizin
und gynäkologische Endokrinologie
Lornsenstraße 4–6
22767 Hamburg

matthias.epe@endokrinologikum.com

Foth Dolores, Priv.-Doz. Dr.
Klinik und Poliklinik für
Frauenheilkunde und Geburtshilfe
Uniklinik Köln
Kerpener Straße 34
50931 Köln

dolores.foth@uk-koeln.de

Griesinger G., Priv.-Doz. Dr. M. Sc.
Klinik für Frauenheilkunde
und Geburtshilfe
Universitätsklinikum Schleswig-Holstein
Campus Lübeck
Ratzeburger Allee 160
23538 Lübeck

georg.griesinger@frauenklinik.uni-luebeck.de

Jacobeit J. W., Dipl. Med.
Endokrinologikum Hamburg
Zentrum für Reproduktionsmedizin
und gynäkologische Endokrinologie
Lornsenstraße 6
22767 Hamburg

jens.jacobeit@endokrinologikum.com

Janssen O. E., Priv.-Doz. Dr.
Endokrinologikum Hamburg
Lornsenstraße 4–6
22767 Hamburg

onno.janssen@endokrinologikum.com

Köster Maria, Dr.
Abteilung für Gynäkologische
Endokrinologie und Reproduktionsmedizin
Universitätsklinikum
Sigmund-Freud-Straße 25
53127 Bonn

maria.koester@ukb.uni-bonn.de

Kuhl H., Prof. Dr.
Universitätsklinik für Gynäkologie
und Frauenheilkunde
Johann Wolfgang Goethe Universität
Theodor-Stern-Kai 7
60596 Frankfurt am Main

H.Kuhl@em.uni-frankfurt.de

Ludwig M., Prof. Dr.
Endokrinologikum Hamburg
Zentrum für Hormon- und
Stoffwechselerkrankungen
Reproduktionsmedizin und Pränatale
Medizin
Lornsenstraße 4–6
22767 Hamburg

Michael.Ludwig@endokrinologikum.com

Mann W. A., Priv.-Doz. Dr.
Endokrinologikum Frankfurt
Zentrum für Hormon- und
Stoffwechselerkrankungen,
Rheumatologie,
Osteologie und gynäkologische
Endokrinologie
Stresemannallee 1/3
60596 Frankfurt am Main

alexander.mann@endokrinologikum.com

Montag M., Prof. Dr.
Abteilung für Gynäkologische
Endokrinologie und Reproduktionsmedizin
Universitätsklinikum
Sigmund-Freud-Straße 25
53127 Bonn

markus.montag@ukb.uni-bonn.de

Nawroth F., Prof. Dr.
Endokrinologikum Hamburg
Zentrum für Hormon- und
Stoffwechselerkrankungen
Reproduktionsmedizin und Pränatale
Medizin
Lornsenstraße 4–6
22767 Hamburg

Frank.Nawroth@endokrinologikum.com

Richter-Unruh Annette, Priv.-Doz. Dr.
Endokrinologikum Ruhr
Alter Markt 4
44866 Bochum

annette.richterunruh@endokrinologikum.
com

Römer T., Prof. Dr.
Geburtsh.-Gynäkologische Klinik
Evangelisches Krankenhaus
Weyertal 76
50931 Köln

thomas.roemer@evk-koeln.de

Strehler E., Dr.
Praxisklinik Frauenstraße
Endokrinologikum Ulm
Frauenstraße 51
89073 Ulm

erwin.strehler@bnv-gz.de

Ulrich U., Prof. Dr.
Klinik für Gynäkologie und
Geburtshilfe
Zertifiziertes Endometriosezentrum
Martin-Luther-Krankenhaus
Caspar-Theyß-Straße 27–31
14193 Berlin

u.ulrich@mlk-berlin.de

van der Ven H., Prof. Dr.
Abteilung für Gynäkologische
Endokrinologie und Reproduktionsmedizin
Universitätsklinikum
Sigmund-Freud-Straße 25
53127 Bonn

hans.van_der_ven@ukb.uni-bonn.de

van der Ven Katrin, Dr.
Abteilung für Gynäkologische
Endokrinologie und Reproduktionsmedizin
Universitätsklinikum
Sigmund-Freud-Straße 25
53127 Bonn

katrin.van-der-ven@ukb.uni-bonn.de

Wiedemann R., Prof. Dr.
Medizinisches Versorgungszentrum
Marienstraße 39–41
70178 Stuttgart

Wiegratz Inka, Priv.-Doz. Dr.
Zentrum für Frauenheilkunde
und Geburtshilfe
Universitätsklinikum
Theodor-Stern-Kai 7
60590 Frankfurt am Main

Inka.Wiegratz@kgu.de

von Wolff M., Prof. Dr.
Abteilung für Gynäkologische
Endokrinologie und Reproduktionsmedizin
Frauenklinik
Effingerstraße 102
CH-3010 Bern

michael.vonwolff@insel.ch

Abkürzungsverzeichnis

ACTH	Adrenokortikotropes Hormon	DDG	Deutsche Dermatologische Gesellschaft
ADH	Antidiuretisches Hormon	DES	Diethylstilbestrol
AFS	American Fertility Society	DHEA	Dehydroepiandrosteron
AGS	Adrenogenitales Syndrom	DHEAS	Dehydroepiandrosteronsulfat
AHA	American Heart Association	DHT	Dihydrotestosteron
AMH	Anti-Müller-Hormon	DIR	Deutsches In-vitro-Fertilisation Register
ANP	Atriales natriuretisches Peptid	DMG	Demegeston
ART	Assistierte reproduktionsmedizinische Techniken	DNG	Dienogest
ASS	Acetylsalicylsäure	DOC	Deoxykortikosteron
AWMF	Arbeitsgemeinschaft der Wissenschaftlichen Fachgesellschaften	DRSP	Drospirenon
		DSG	Desogestrel
BfArM	Bundesinstitut für Arzneimittel und Medizinprodukte	DVO	Dachverband Osteologie
		DYD	Dydrogesteron
BfR	Bundesinstitut für Risikobewertung	EE	Ethinylestradiol
BMD	Bone mineral density	EK	Evidenzklasse
BMI	Bodymass-Index	eSET	Elektiver Single-Embryo-Transfer
BPD	Biliopankreatische Diversion	ETY	Ethynodioldiacetat
BPDDS	Biliopankreatische Diversion mit duodenalem Switch		
BRCA	Breast cancer antigen	FACS	Fluoreszenz-Analyse-Cell-Sorter
		FHH	Familiäre hypokalziurische Hyperkalzämie
CEE	Konjugierte equine Östrogene	FSH	Follikelstimulierendes Hormon
CGRP	Calcitonin-Gen-Related Peptid	FSP	Fallopian tube sperm perfusion
CHT	Chemotherapie		
CMA	Chlormadinonacetat		
COH	Controlled ovarian hyperstimulation	GnRH	Gonadotropin-Releasing-Hormon
CPA	Cyproteronacetat	GSD	Gestoden

hCG	Humanes Choriongonadotropin	NNT	Number-needed-to-treat
HDL	Lipoproteine hoher Dichte	NST	Nestoron
HH	Hypogonadotroper Hypogonadismus	NYD	Norethynodrel
hMG	Humanes Menopausengonadotropin		
HOS-Test	Hypoosmotischer Schwelltest	OAT	Oligoasthenoteratozoospermie
HPT	Hyperparathyreoidismus	OGTT	Oraler Glukose-Toleranz-Test
HRT	Hormonersatztherapie	OHD	Ovulationshemmdosis
HSG	Hysterosalpingographie	OHSS	Ovarielles Hyperstimulationssyndrom
HT	Hormontherapie		
HZA	Hemizona-Assay		
		PAI	Plasminogen-Aktivator-Inhibitor
ICSI	Intrazytoplasmatische Spermainjektion	PCO	Polyzystische Ovarien
		PCOS	Polyzystisches Ovarialsyndrom
IGF	Insulin-ähnlicher Wachstumsfaktor	PCT	Postkoitaltest
IHH	Idiopathischer hypogonadotroper Hypogonadismus	PGD	Präimplantationsdiagnostik
		PGS	Präimplantationsscreening
IMSI	Injektion morphologisch selektierter Spermien	PLAP	Plazentare alkalische Phosphatase
		PMG	Promegeston
IUI	Intrauterine Insemination	PMS	Prämenstruelles Syndrom
IUP	Intrauterinpessar	POF	Premature ovarian failure
IVF	In-vitro-Fertilisation	PPT	Postpartale Thyreoiditis
IVIG	Intravenous immunoglobulin therapy	PR	Progesteronrezeptor
		PTHrP	Parathormon-releated protein
KDG	3-Keto-Desogestrel	PTU	Propylthiouracil
KEV	Konstitutionelle Entwicklungsverzögerung		
		QUS	Quantitativer Ultraschall
KHK	Koronare Herzkrankheit		
KIR	Killer cell Ig-like receptors	rhCG	Rekombinantes humanes Choriongonadotropin
LDL	Lipoproteine niedriger Dichte		
LH	Luteinisierendes Hormon	RR	Blutdruck
LHRH	Luteinising hormone releasing hormone	SCO-Syndrom	Sertoli-cell-only-Syndrom
LNG	Levonorgestrel	SD	Standardabweichung
LUNA	Laparoscopic uterine nerve ablation	SERM	Selektiver Östrogenrezeptormodulator
LYN	Lynestrenol		
		SET	Single-embryo-transfer
MAG	Megestrolacetat	SHBG	Sexualhormonbindendes Globulin
MAR-Test	Mixed antiglobulin reaction test	SSRI	Selective Serotonin Reuptake Inhibitor
MDG	Medrogeston		
MESA	Microsurgical epididymal sperm aspiration	TAFI	Thrombin-aktivierbarer Fibrinolyse-Inhibitor
MGA	Megestrolacetat	TESE	Testicular sperm extraction
MPA	Medroxyprogesteronacetat	TFD	Transformationsdosis
MSOME	Motile Sperm Organelle Morphology Examination	TFPI	Tissue Factor Pathway Inhibitor
		TIB	Tibolon
NDDG	National Diabetes Data Group	TIN	Testikuläre intraepitheliale Neoplasie
NET	Norethisteron	TMG	Trimegeston
NETA	Norethisteronacetat	TMSC	Total motile sperm count
NG	Norgestrel	TNF	Tumornekrosefaktor
NGM	Norgestimat	TSH	Thyreoideastimulierendes Hormon
NGMN	Norelgestromin		
NHLBI	National Heart, Lung, and Blood Institute	uhCG	Urinäres humanes Choriongonadotropin
NMGA	Nomegestrolacetat		
NNH	Number-needed-to-harm	VTE	Venöse Thromboembolie

Sachverzeichnis

Abort, habitueller 9, 15, 189, 192
–, idiopathisch rezidivierender 193
–, Prophylaxe 194
Abortrate 16
Acetylsalicylsäure 192
Achse, gonadotrope 130
ACTH s. adrenokortikotropes Hormon
Adenomyosis uteri 224
Adipositas 93
–, abdominelle 94
–, perimenopausale 93
–, Therapie, nicht-invasive 96
Adipositaschirurgie 100
–, restriktive und malabsorptive Verfahren 100, 101
Adrenogenitales Syndrom 39
Adrenokortikotropes Hormon 41
AFS-Klassifikation, Uterusfehlbildungen 10
AGS s. Adrenogenitales Syndrom 39
Amenorrhö 31, 32
–, Rate 184
–, therapieinduzierte 185
Anabolika 142
Anamnese, andrologische 123
Androgenquellen 40
Androgenrezeptor 58
Androgensynthese 43
Andrologie 121
Androstendion 40

Aneuploidien 172
–, Testung 173
Angelica sinensis L. s. Dong Quai
Anomalien, genetische 127
Antibiotika 165
Antidiabetika, orale 204
Antihypertensiva 90
Antikonvulsivum 89
Antikörper 192
Antiphospholipidantikörper 192, 196
Aromatasehemmer 179
Arrhenoblastom 23
Arzneimittelnebenwirkungen, Clomifen 116
Aspermie 127, 129
Ätiologie 9
–, genitale Fehlbildungen 9
Autoimmunerkrankungen 27
Autoimmunität 214
Autoimmunthyreoiditis 214
Azoospermie 127, 129, 178

Bakteriologie 125
Ballonmethode, hysteroskopische Septumdissektion 18, 19
Bardet-Biedl-Syndrom 25
Bauchhoden 135
Befruchtungskaskade 173
Begleitung, diabetologische 203
Behandlungszyklus 172

Beratung, Gestationsdiabetes 202
–, psychologische 103, 108
–, psychosoziale 109
Beschwerden, klimakterische 83
Bettruhe 195
Bewegung 98
Bewegungstherapie 97
Bindegewebe 96
Blasenendometriose 221
Blastomerenbiopsie 173
Blutdruck 94
Blutglukose 201, 202
–, Grenzwerte 202
–, Selbstkontrolle 204
–, Zielwerte 203
Blutung, vaginale, Kindesalter 25
Blutungsrisiko, ASS 192
Blutungsstörungen 31, 35
Bodymass-Index 93
–, vasomotorische Symptome 72
Brustdrüsenschwellung 25
Brustkrebsrisiko, Hormonersatztherapie 76, 78

Cafe-au-Lait-Flecken 22
Chemotherapie 23, 27, 181, 183, 184
Chiptechnologie, Array-CGH 173
Chirurgie, bariatrische 100
Chlormadinonacetat 62
Choriongonadotropin, humanes 194
Chorionkarzinom 213
Chromosomen 172
–, Analyse 127
–, Anomalien 131, 194
–, Fehlverteilung 172
Cimicifuga racemosa 83, 84, 86
Clauberg-Test 59
Clomifen 37, 151
–, Stimulation 113, 115, 145, 163
Cochrane-Analyse 161, 191, 192, 195
Cushing-Syndrom 23
Cyproteronacetat 61

Dehydroepiandrosteron 39, 40
Denudierung 170
Depression 106, 107
DES s. Diethylstilbestrol
DES-Anomalien 19
Desogestrel 65
Dexamethason 37
DHEA s. Dehydroepiandrosteron
Diabetes mellitus 205
Dienogest 65
Diethylstilbestrol 19
Dihydrotestosteron 39
Dioscorea villosa s. Yamswurzel
DNS-Integrität 170

Dong Quai 88
Drospirenon 66
Dydrogesteron 62
Dysfunktion, hypothalamisch-hypophysäre 114

Eizellen 170
–, M-I 171
–, M-II 171
–, Qualität 171, 172
–, Reifung 153
–, Spende 107
Ejakulat 121, 125
–, Analyse 125
–, Präparation 162
Eltern-Kind-Beziehung 108
Endokrinopathie 25
Endometriom, ovarielles 224
Endosonographie, rektale 222
Embryo 172
–, Schutzgesetz 172
–, Transfer 105, 164, 172, 181
Endometriose 219
–, ovarielle 223
–, peritoneale 223
–, tiefe infiltrierende 221
Endometrium 13, 56, 66, 86
Energiebilanz 94
Entwicklungsverzögerung, konstitutionelle 26
Epidemiologie 9
–, genitale Fehlbildungen 9
Epiphysenfugen 28
–, vorzeitiger Schluss 28
Erektion 121
Erkrankungen, onkologische 177
Ernährung 203
–, Beratung 97
–, Gestationsdiabetes 203
Erstgebärende 103
Estradiol 35
Estradiolvalerat 27, 28
Eumenorrhö 31, 113

FACS s. Fluoreszenz-Analyse-Cell-Sorter 170
Fehlbildungen, uterine 9
Fehlgeburt 208
Ferriman-Gallwey-Score 42
Fertilisation 145, 169, 173
Fertilität 14,
–, eingeschränkte 105
Fertilitätsprotektion 177, 178, 185, 186
Fertilitätsstörungen 104
–, männliche 128
–, psychogene 105
Fettverteilungsmuster 96
Fettverzehr 97
Fluoreszenz-Analyse-Cell-Sorter 170

Follikel 178
–, Punktion 178
–, Reifungsstörung 114, 163
–, Zahl 165
Follikelstimulierendes Hormon 35, 149
–, lang wirksames 155
Follikulogenese 172
Formuladiät 98
Fremdsamenspende 107
Fruchtbarkeit, Abnahme 103, 104
Frühgeburt 15
FSH s. Follikelstimulierendes Hormon

Gabapentin 90
Genetik 95, 193
Genitale, männliches 121
–, weibliches, inneres 24
Gerinnungsstörung, angeborene 192
Geschlechtsmerkmale, sekundäre 21, 22, 26
Geschlechtsverkehr 105, 106, 118
Gestagene 51, 66
–, hormonale Aktivitäten 54
–, Partialwirkungen 66
–, synthetische 52
Gestationsdiabetes 199
Gestoden 65
Gewichtsreduktion 97, 98, 101
Ginseng 88
Globulin, thyroxinbindendes 208
Glukokortikoidrezeptor 58
Glukokortikoidsynthese, adrenale 43
Glukose 94
Glukosetoleranz 199
–, oraler Test 200
GnRH s. Gonadotropin-Releasing-Hormon
GnRH-Agonisten 146, 154, 182, 186
GnRH-Analoga 145, 149
GnRH-Antagonisten 146, 147, 183
GnRH-Pulsgenerator 21, 25
GnRH-Rezeptor 145
Gonaden 135
Gonadotropine 21, 117, 145, 150
–, Präparate 150
Gonadotropin-Releasing-Hormon 21, 145
Gonadotropinstimulation 117, 147, 149, 163
Gynäkomastie 121, 133, 140
–, Stadieneinteilung 141
–, Therapie 141

Hamartom, hypothalamisches 23
Hämatometra 15
Hämochromatose 135
HCG s. Humanes Choriongonadotropin
HDL-Cholesterin 94

Heparin, niedermolekulares 192
Herz-Kreislauf-System, Horomonersatz- therapie 75
Hirsutismus 42, 48
Hitzewallungen 71, 83, 85, 89
Hoden, Biopsie 121, 138
–, Sonographie 123, 124
–, Tumoren 123, 135, 136
Hodgkin-Lymphom 180, 181
Hormon, follikelstimulierendes 35
–, luteinisierendes 145
–, Parameter 34
–, Profil 35
–, thyreoideastimulierendes 35
–, Untersuchung 196
Hormonanalytik 138
Hormonersatztherapie 71
–, Gestagene 51, 66
–, individualisierte 83
–, perimenopausale 83
–, Pubertas tarda 28
HOS-Test 127
HRT s. Hormonersatztherapie
Humanes Choriongonadotropin 194
21-Hydroxylaxe-Mangel 45
Hyperandrogenämie, adrenale 37, 39
–, ovarielle 37
Hyperemesis gravidarum 213
Hypermenorrhö 31, 32
Hyperprolaktinämie 37
Hyperstimulationssyndrom, ovarielles 162
Hyperthyreose 211, 213
–, fetale und neonatale 213
–, immunogene 212
–, manifeste und latente 210
Hypogonadismus, hypogonadotroper 26, 27, 129, 132
–, sekundärer 129
Hypomenorrhö 31, 32
Hypophyse 21, 27
Hypothalamus 21, 27
Hypothyreose 211, 213
–, manifeste und latente 213
Hysterektomie 225
Hyteroskopie 12

ICSI s. Intrazytoplasmatische Spermien- injektion
Immundiagnostik 190
Immunglobuline 190
Immunologie 127
Immunsystem 190
Immuntherapie 190
Infektionen 135
Infektionsrate 165
Infertilität 19
Insemination, intrauterine 163

Inspektion 221
Insulin 199, 204
–, Resistenz 199
–, Sekretionsstörung 199
Integrität, chromosomale 172
Intraepitheliale testikuläre Neoplasie 137
Intrauterine Insemination 161
Intrazytoplasmatische Spermieninjektion 170
In-vitro-Fertilisation 145, 169, 196
Isoflavone 83–85
IUI s. Intrauterine Insemination
IVF s. In-vitro-Fertilisation
IVF-Labor 169

Jodbedarf 210
Jodmangel 210

Kallmann-Syndrom 25, 129
Kavaextrakt 88
Keimzellen 135
Killer cell Ig-like receptors 191
Killerzellen 191
Kinderwunsch 9, 36, 48
–, Blutungsstörungen 36
–, Paar 105
–, Therapie 103
–, unerfüllter 9, 105
Klassifikation, Adipositas 94
–, Uterusfehlbildungen 11
Klima, vasomotorische Symptome 72
Klimakterium 71, 89
Klinefelter-Syndrom 131, 133, 135, 141
Knochen 74
Knochenalterbestimmung 22
Knochendichte 75
Knochenmasseverlust, Östrogenmangel 74, 75
Kohabitation 14, 113
Kohlenhydratstoffwechsel 199
Kolonkarzinomrisiko, Hormonersatztherapie 76
Kolonkontrasteinlauf 222
Kolorektoskopie 222
Komplikationen, intrauterine Insemination 165
Kontrazeption, hormonale 51
Kontrazeptiva, orale 36, 48
Körpergewicht, Entwicklung 94
–, Klassen 94
Körpergewichtsreduktion 98
Körperliche Aktivität 98
Kortisolresistenz-Syndrom 23
Kortison 48
–, Therapie 191
Krebserkrankungen 76, 177
–, Hodentumoren 136
–, Hormonersatztherapie 76

Kryokonservierung 154, 178
–, Oozyten 178, 179
–, Ovargewebe 179
–, Spermien 154, 177
Kryptorchismus 135

Labor 123
–, andrologisches 123
–, Untersuchungen 138
Langerhans-Zell-Histiozytose 27
Laparoscopic uterine nerve ablation 223
Laparoskopie 12, 178, 223
Lebendgeburtsrate 16
Lebensqualität 71
Lebensstil 95
Leuprorelin 24
Levonorgestrel 64
LH s. Luteinisierendes Hormon
LUNA s. Laparoscopic uterine nerve ablation
Lutealphase 117, 164
–, Stimulation 183
Luteinisierendes Hormon 145
–, rekombinantes 152
Luteinising hormone releasing hormone (LHRH) 21

Magnetresonanztomographie 222, 224
Makrosomie 200
Maldescensus testis 135
Malformationen, kongenitale 23, 27
Mammakarzinom 179, 185
–, Fertilitätsprotektion 185
–, Isoflavone 86
–, Risiko, Hormonersatztherapie 76
–, viriles 142
MARIE-Studie, Hormontherapie 78
Mayer-Rokitansky-Küster-Hauser-Syndrom 14
McCune-Albright-Syndrom 23
Medrogeston 60
Medroxyprogesteronacetat 60
Megestrolacetat 60
Mehrlingsrate 107, 165
Mehrlingsschwangerschaft 107
Menopause 95
Menorrhagie 31, 32
Metaanalyse 116, 147, 150, 153, 161, 190
Metabolisches Syndrom, Diagnosekriterien 94
Metabolismus, peripherer 40
Metabolomics 173, 174
Metaphase I und II 170
Metformintherapie 116
Metroplastik, abdominale 13, 15, 16, 19
Metrorrhagie 31, 32
Mikropenis 131
Mineralokortikoidrezeptor 58
Mineralokortikoidsynthese 44
Mischkost, energiereduzierte 97

Molekulargenetik, adrenogenitales Syndrom 46
Molenschwangerschaft 213
Morphologie, Spermien 125
Motile Sperm Organelle Morphology Examination 169
MSOME s. Motile Sperm Organelle Morphology Examination
Müller-Gänge 9

Nachtkerzenöl 88
Nahrungsergänzungsmittel 83, 89
Nebennierenkarzinom 47
Nebennierenrinde 39, 40
Negativspirale 106
Neoplasie, testikuläre intraepitheliale 137
Neovagina 14, 19
Nestoron 62
Neurofibromatose Recklinghausen 22
Nicht-hormonelle Therapien, klimakterische Beschwerden 89
Nierensonographie 221
Nomegestrolacetat 62
Non-Hodgkin-Lymphom 180
Norehisteron 63
Norehisteronacetat 63
Norgestimat 65
Norgestrel 64
Norpregnanderivate s. 19-Nortestosteron-Derivate
19-Nortestosteron-Derivate 52, 62, 63
Nurses Health Study, Hormontherapie 77

Oenothera biennis L. s. Nachtkerzenöl
Off-label-Anwendung 141
OGTT s. Oraler Glukose-Toleranz-Test
17-OH-Progesteron 41, 47
OHSS s. Ovarian Hyperstimulation Syndrom 154
Oligomenorrhö 31
Omics-Verfahren 173, 174
Oozyten 178, 179
–, fertilisierte 178
–, Konservierung 185
–, unfertilisierte 179
Operation 19
–, Adipositaschirurgie 100
–, Indikation 10
–, Techniken, hysteroskopische 18
–, Unterusfehlbildungen 19
Oraler Glukose-Toleranz-Test 200
Orlistat 99
Osteoporose 75, 83
–, postmenopausale 83
Östrogen 21, 27, 28, 56
–, Präparate, vasomotorische Symptome 72
–, Substitution 83

Östrogen-Gestagen-Substitution 83
Ovargewebe 183
–, Konservierung 185
Ovarialfunktion 71
Ovarialgewebe 180
Ovarialsyndrom, polyzystisches 37, 39, 193
Ovarialzysten 23, 178
Ovarian Hyperstimulation Syndrom 154
Ovarien 39, 178
–, Transposition 178
–, Tumoren 23
Ovulation 115
–, Hemmdosis, Gestagene 57
–, Induktion 115, 163

Paarbeziehung 108
Palpation 221
Panax ginseng s. Ginseng
Partialwirkungen, Gestagene 58, 66
–, –, androgene 67
–, –, antiandrogene 68
–, –, antimineralokortikoider Effekt 69
–, –, antiöstrogener Effekt 66
–, –, glukokortikoide 69
–, –, östrogene 66
Partnerschaftskonflikte 106
PCOS s. Polyzystisches Ovarialsyndrom
Peritonealscheide 19
Peri- und Postmenopause 71
–, Stoffwechselveränderungen 96
Pharmakotherapie, Adipositas 99
Phytoöstrogene 83, 84
Piper methysticum s. Kava
Plasmaglukose 94
Plazebo 89
Polarisationsmikroskopie 170
Polkörperbiopsie 173
Polkörperdiagnostik 194
Polymenorrhö 31
Polyzystisches Ovarialsyndrom 37, 39, 116, 193
Postkoitaltest 161
Postmenopause 86
Prader-Willi-Syndrom 131
Präimplantationsdiagnostik s. Polkörperdiagnostik
Präimplantationsscreening 173
Präparate, pflanzliche, Hormonersatztherapie 84
Prävention 83
Prednisolon 191
Pregnanderivate s. Progesteronderivate
Progesteron 60, 194, 196
–, Derivate 52, 60
–, Rezeptor 58
Prolaktinhemmer 37
Promegeston 62

Pronukleuskonservierung 185
Propylthiouracil 212
Prostata 123
–, Karzinom 142
Proteomics 173, 174
Pseudo-Pubertas-praecox 23
Psychotherapie 141, 195
Pubarche, premature 25
Pubertas praecox 21
–, periphere 22
–, zentrale 22, 23
Pubertas tarda 25, 129
–, primäre 25
–, zentral bedingte 25
Pubertät 21
–, Entwicklung 22
–, früh-normale 25
–, verspätete 26
–, vorzeitige 23
–, Zeichen 25
Pyelogramm 222

Rauchen, vasomotorische Symptome 72
Referenzwerte, Ejakulatparameter 128
Regulationsstörung, zentrale 33
Reifung, polyfollikuläre 166
–, sexuelle 21
Renin-Angiotensin-System 44
Reproduktionsmedizin, assistierte 105
Respirationsrate 172
Retroprogesteronderivate 52, 62
Rimonabant 100
Risikofaktoren, Gestationsdiabetes 200
–, Hodentumor 137
Rotkleepräparate 84, 85
Ruhephase 164

Samenwege, ableitende 138
Sauerstoffverbrauch 172
Schädelbestrahlung 23, 27
Schädel-Hirn-Trauma 23, 27
Schilddrüse 207
–, Erkankungen 210
–, Funktion 207
–, –, fetale und neonatale 210
–, Hormone 209
Schlafstörungen 96
Schlaganfall, Hormonersatztherapie 80
Schulterdystokie 200
Schwangerschaft 107, 181
–, Betreuung, Gestationsdiabetes 205
–, Chancen 183
–, Komplikationen 217
–, Schilddrüsenfunktion 208
–, spontane 181
Schwangerschaftsrate 161, 164
Schweißausbrüche 71, 83
SCO-Syndrom s. Sertoli-cell-only-Syndrom

Screeningtest, Glukosetoleranz 200
Scrotum, rudimentäres 131
Sectiorate 107
Selbsthilfegruppen 109
Selektive Serotonin-Wiederaufnahmehemmer 89, 90
Seminalplasma 125
Semimom 124
Septumdissektion, hysteroskopische 17, 19
Sertoli-cell-only-Syndrom 135
SET s. Single-Embryo-Transfer
Sexualität 108
Sexualsteroide 56
SGA-Kinder 211
Sibutramin 99
Sicherheit, Phytoöstrogene 86, 87
Single-Embryo-Transfer 108, 169
Small for gestational age s. SGA-Kinder
Sojapräparate 84, 85
Sonographie 24
–, vaginale 24, 221, 223, 224
Spätgebärende 103
Spermien 125, 127, 169
–, Beurteilung, polarisationsmikroskopische 169
–, Defekte, monomorphe 136
–, Funktionstest 127
–, Gewinnung 162
–, Injektion, intrazytoplasmatische 170, 178
–, Konzentration 128
–, Kryokonservierung 177
–, motile 162
–, Perfusion 164
–, Polymorphismus 125
–, Präparation 162
Spermiogramm 105, 125–127, 162
Spindel 171
Spindel-Imaging 170
Spirolactonderivate 52, 66
Spontanschwangerschaft 15
Spontanzyklus 163
SSRI s. Selektive Serotonin-Wiederaufnahmehemmer
Sterilität 15, 19
–, Endometriose 225
–, idiopathische 105, 114, 161
Sternenkartenphänomen 137
Steroidbiosynthese 41
Stillzeit 211
Stimulation, ovarielle 113, 145, 163, 183
Störungen, posttestikuläre 129, 138
–, prätestikuläre 128, 129
–, testikuläre 128, 131
Stressmanagement 195
Subfertilität, andrologische 162
–, männliche 121
–, Schilddrüsenfunktion

Swim-up-Präparation 162
Symptome, psychovegetative 71
–, vasomotorische 71, 84
Systemerkrankungen 135

Taillenumfang 94
Tamoxifen 141, 179
TBG s. Thyroxinbindendes Globulin
Techniken, fertilitätsprotektive 183
Tempoanomalie 31
Teratom 124
Testosteron 21, 39
–, Mangel 139
–, Präparate 139
–, Substitution 139
Thelarche, prämature 25
Therapie, andrologische 139
–, zytotoxische 177, 184, 187
Thromboembolierisiko, Hormonersatztherapie 79
Thrombophilie, hereditäre 192
Thrombosen, venöse 79
Thyreoideastimulierendes Hormon 35, 207
Thyreoiditis 214
–, Autoimmunthyreoiditis 214
–, postpartale 214
Thyreostatika 212
Thyroxinbindendes Globulin 208
Tibolon 64, 65
TIN s. Intraepitheliale testikuläre Neoplasie 137
Tod, intrauteriner 200
Total motile sperm count 162
Transcriptomics 173
Transformationsdosis, Gestagene 57
Transplantation, Ovargewebe 181
Transposition, Ovarien 178
Traubensilberkerze s. Cimicifuga racemosa
Trimegeston 62
Triptorelin 24
TSH s. Thyreoideastimulierendes Hormon
TSH-Rezeptorantikörper 210
Tuben 163
–, Diagnostik 163
–, Durchgängigkeit 105
Tubulusinsuffizienz, idiopathische 136
Tumoren, hormonabhängige 179
Typusanomalie 31

Übergewicht 36, 94
Übersichten, systematische 189
Ullrich-Turner-Syndrom 27
Ultraschalluntersuchung 196, 223, 224
Unfruchtbarkeit, männliche 121
Untersuchung, chemische 125
–, genetische 196
–, klinische 224

Untersuchung, körperliche 123
Urethra 138
Uterus 9, 178, 221
–, Agenesie 14, 19
–, arcuatus 19, 20
–, bicornis 13, 15, 19
–, DES-Anomalien 19
–, duplex 15, 19
–, Fehlbildungen 9, 19
–, myomatosus 33
–, septus 13, 17, 19
–, subseptus 17
–, unicornis 14, 19

Vagina 9
Varikozelen 123
Veränderungen, hormonelle, Menopause 96
Verhaltenstherapie 98
Verstimmung, depressive 96
Vitamine 84
–, Vitamin E 83, 88
Vitrifikation 179
Voraussetzungen, rechtliche, intrauterine Insemination 165

Wachstumskurve 22
Wechseljahresbeschwerden 83
Weight Cycling 101
WHI-Study 76
Williams-Beuren-Syndrom 23
Wirkung, unerwünschte, Phytoöstrogene 86, 88
Wirkungsspektrum, hormonales 59
Wirkungsstärke, Gestagene 56

X-Chromosom 134

Yamswurzel 88
Y-Chromosom 134

Zentralnervensystem 23, 27
–, Abnormalitäten 27
–, Tumoren 23
Zervix 9
Zervixfaktor, pathologischer 161
Zona-Imaging 170–172
Zona pellucida 170
Zuwendung, vermehrte 195
Zyklus 164
–, Länge 32
–, Monitoring 114
–, Störungen 31
Zystoskopie 222
Zytokine 191